周術期管理
ナビゲーション

野村 実●編集
東京女子医科大学麻酔科学教室教授

Guidebook of
Perioperative
Patient Care

医学書院

周術期管理ナビゲーション

発　行	2014年2月15日　第1版第1刷Ⓒ
	2020年7月1日　第1版第2刷

編　集　野村　実
　　　　　のむら　みのる

発行者　株式会社　医学書院
　　　　代表取締役　金原　俊
　　　　〒113-8719　東京都文京区本郷1-28-23
　　　　電話　03-3817-5600(社内案内)

印刷・製本　アイワード

本書の複製権・翻訳権・上映権・譲渡権・貸与権・公衆送信権(送信可能化権を含む)は株式会社医学書院が保有します.

ISBN978-4-260-01550-9

本書を無断で複製する行為(複写,スキャン,デジタルデータ化など)は,「私的使用のための複製」など著作権法上の限られた例外を除き禁じられています.大学,病院,診療所,企業などにおいて,業務上使用する目的(診療,研究活動を含む)で上記の行為を行うことは,その使用範囲が内部的であっても,私的使用には該当せず,違法です.また私的使用に該当する場合であっても,代行業者等の第三者に依頼して上記の行為を行うことは違法となります.

JCOPY〈出版者著作権管理機構　委託出版物〉
本書の無断複製は著作権法上での例外を除き禁じられています.複製される場合は,そのつど事前に,出版者著作権管理機構(電話 03-5244-5088, FAX 03-5244-5089, info@jcopy.or.jp)の許諾を得てください.

執筆者一覧

●編集
野村　実　　東京女子医科大学麻酔科学教室教授

●編集協力
布川麻代　　結美株式会社代表

●執筆者（五十音順）
稲垣喜三　　鳥取大学医学部器官制御外科学講座麻酔・集中治療医学分野教授
岩出宗代　　東京女子医科大学麻酔科学教室講師
氏家良人　　岡山大学名誉教授、函館市病院局長
大杉浩一　　東京女子医科大学麻酔科学教室
尾崎　眞　　医療法人成和会西新井病院看護専門学校学校長
片山勝之　　手稲渓仁会クリニック院長
川村隆枝　　介護老人保健施設たきざわ施設長
国沢卓之　　旭川医科大学病院手術部准教授
桑原　淳　　立川綜合病院麻酔科
佐藤暢夫　　東京女子医科大学集中治療科講師
讃岐美智義　呉医療センター・中国がんセンター麻酔科科長
杉浦孝広　　東京医療センター麻酔科
鈴木広隆　　仙台医療センター麻酔科
清野雄介　　東京女子医科大学集中治療科
高木俊一　　日本大学麻酔科学系麻酔科学分野准教授
坪川恒久　　東京慈恵会医科大学麻酔科教授
冨田優子　　東京女子医科大学麻酔科学教室
平崎裕二　　済生会宇都宮病院麻酔科
深田智子　　東京女子医科大学麻酔科学教室准教授
山内豊明　　放送大学大学院教授、名古屋大学名誉教授
山田達也　　元・杏林大学医学部麻酔科学教室教授

序文　チーム医療としての周術期管理

◎周術期チーム医療をとりまく現状

　患者の高齢化が進み、合併症を抱える患者が増えるなかで、手術の長時間化や再手術が増加しています。

　周術期における望ましいチーム医療のあり方について、各学会などでの話し合いが開始されてから一定の時間が経過していますが、方向性の一本化には至っていません。医師の偏在が問題となるなか、各施設において周術期を担う医療者数は異なっているのが現状です。

　長らく麻酔科医の不足がさけばれていますが、米国に比べて手術件数に対する麻酔科医の人数が少ないのは明らかです。日本麻酔科学会の会員数は増加してはいますが、麻酔科といっても、ICU、ペインクリニックおよび心臓麻酔などのサブスペシャリティ、女性麻酔科医が増加していますので、会員数が増えたとはいっても、手術麻酔に直接携わる医師は決して増えていないと思います。さらに、DPC導入が本格化し、どの急性期病院でも手術件数の増加が大きなテーマとなっていますので、麻酔科医が相対的に不足している状況は変わっていません。

　そういった状況のなかで、周術期における術前・術後のアセスメントや、麻酔のモニタリング、術後鎮痛や呼吸・循環管理などの術後管理にたずさわることのできる医療スタッフをトレーニングし、多職種がかかわることで、より安全な患者の全身管理をチームで関わっていこうという流れがでてきています。

◎看護師、コメディカルの役割拡大の実態

　看護師、コメディカルの医療における裁量権は国によって異なり、麻酔看護の定義もまた大きく異なっています。米国のCRNA（Certified Registered Nurse Anesthetist：看護麻酔師）のように厳しい養成教育を経て、基本的には医師の監督下において、直接、麻酔をかけられる資格を付与している国もあります。この言葉や内容がひとり歩きしておりますが、米国はむしろ特殊で、世界麻酔看護協会では麻酔科医の補助や指導のもとで麻酔を担当しているのが多くの諸外国の現状であり、術中だけではなく、術後のICU管理を同時に行っている国や施設は多く存在しています。

　日本では職種創設議論だけが先行し、職務範囲の定義がはっきりしていませんので、医師、看護師からさまざまな意見が出ています。その過程で日本麻酔科学会は

「周術期管理チーム」を構想しました。周術期管理医師（perioperative physician）という考え方も生まれているそうですが、手術室がコアとなって術前から術後まで多職種がかかわり、患者の全身管理をチームでトータルマネジメントしようという構想です。このチーム構想では、術中の麻酔業務への多職種の関与も重視しました。日本では一般的に麻酔科医が単独で手術麻酔を行う状況にありますが、医療安全面、質の向上といった意味から問題があります。そこで薬剤準備や使用時のダブルチェックを実施できる体制の確立や、麻酔器や人工呼吸器のチェックもチームで行うことを前提とし、そこには看護師、薬剤師、MEも参加するという想定で作成されていますが、現在の活動は学会で教科書を作製するというところでとまっていて認定制度は存在しません。

◎周術期のトータルケアができる看護師を目指して

　多くの国の状況を見ると周術期看護師は、ICUの経験は必須ですが、手術室の経験は問われません。現在手術室にいる方々や手術看護経験がない方も対象になると思いますが、クリティカルな場面におけるフィジカルアセスメント能力をまずはしっかりと身に着けてもらいたいと思っています。術前のアセスメントや、重症例の術前把握と麻酔科医への的確な情報伝達、また術後の疼痛管理をまずは主眼にしたいと思っています。

　侵襲的な業務は担わなくても、麻酔科医の傍で業務を見たり、手伝ったりしていれば、麻酔科医の動線で看護師は見られるようになります。片肺麻酔を行うと、サチュレーションが下がり、低酸素状態になり、血圧が降下する、という麻酔科医が常にチェックしている一連の流れや、特に注意を払っているポイントを、臨場感をもって体感するというのが、まず一歩です。麻酔科医の後ろにいながら情報と責任を共有していかないと、この構想はなかなか完成しません。麻酔科医と動線を共有することからスタートと考えております。

　知識はボーダーレスという意味で、本書は麻酔科医を中心に執筆されていますが、主な読者対象は看護師をはじめとする周術期管理を担うスタッフとしています。内容的には麻酔科の後期研修医でも充分役立つ内容に仕上がっていると自負しています。
　周術期をきちんと担えるチーム医療を実現するために、ともに質の高い周術期管理を目指していければと考えています。

2013年11月

著者を代表して
野村　実

contents

第1章
周術期管理総論

周術期管理に必要な基礎知識（野村実）**10**
クリティカルな場面におけるフィジカルアセスメント（山内豊明）**14**
薬剤の知識
　麻酔薬（深田智子）**20**
　吸入麻酔薬（深田智子）**22**
　静脈麻酔薬（讃岐美智義）**26**
　筋弛緩薬（讃岐美智義）**34**
　抗不整脈薬（讃岐美智義）**38**
　昇圧薬（讃岐美智義）**48**
　血管拡張薬（讃岐美智義）**54**
　術前投与薬（尾崎眞）**60**
輸液と輸血の基礎知識（清野雄介）**64**
呼吸管理
　人工呼吸管理（佐藤暢夫／氏家良人）**72**
　酸素マスク・カニューレ装着時の管理（冨田優子）**79**
　気道ケア（冨田優子）**82**
体位変換と早期離床（大杉浩一）**86**
手術部位感染（SSI）対策（深田智子）**90**
栄養管理（大杉浩一）**94**
疼痛管理（大杉浩一）**98**
精神症状とその対策（大杉浩一）**102**
排液・ドレーン管理（大杉浩一）
　排液・ドレーン管理の実際【総論】**106**
　排液・ドレーン管理の実際【各論】**110**
カテーテル管理（深田智子）
　カテーテル挿入の目的（注入・輸液等）**116**
　カテーテル管理の実際 **118**

第2章 周術期循環動態管理（モニターの見方）

[麻酔器／呼吸器]（讃岐美智義）

- 麻酔器 126
- 人工呼吸器 130

[各種モニター]（讃岐美智義）

- 循環器モニター 135
- 血圧モニター 142
- 心電図モニター 146
- 呼吸モニター 150
- 神経筋モニター 157
- 体温モニター 160

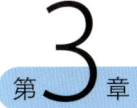

第3章 術前・術中・術後トラブルシューティング

[術前評価]

- 呼吸器系（坪川恒久）164
- 循環器系（坪川恒久）172
- 血液凝固系機能（平崎裕二）182
- 内分泌系（岩出宗代）186
- 感染（深田智子）188
- アレルギー（深田智子）191
- 骨格系（山田達也）194
- 中枢・末梢神経系（山田達也）199

[術中のトラブル]（桑原淳）
　麻酔導入時のトラブル 204
　神経ブロック時のトラブル 208
　手術開始後のトラブル 210

[術後のトラブル]
　覚醒遅延（鈴木広隆／川村隆枝）212
　筋弛緩の延長（鈴木広隆／川村隆枝）214
　抜管後呼吸困難（鈴木広隆／川村隆枝）216
　過換気症候群（片山勝之）219
　嗄声（鈴木広隆／川村隆枝）222
　手術創の疼痛（髙木俊一）224
　悪心・嘔吐（髙木俊一）227
　シバリング（髙木俊一）230
　電解質異常（低ナトリウム血症）（片山勝之）232
　限局した運動神経麻痺・片麻痺（片山勝之）236
　術後精神症状（片山勝之）240

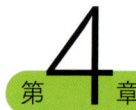

第4章
術後合併症予防と対策

　呼吸器合併症（杉浦孝広／国沢卓之）244
　循環器合併症（杉浦孝広／国沢卓之）248
　術後腸閉塞（イレウス）（杉浦孝広／国沢卓之）252
　術後感染（杉浦孝広／国沢卓之）254
　縫合不全（杉浦孝広／国沢卓之）258
　肺塞栓症・深部静脈血栓症（稲垣喜三）262
　術後せん妄（稲垣喜三）272

●ブックデザイン：デザインワークショップジン
●本文イラストレーション：田添公基

第 1 章

周術期管理総論

- 周術期管理に必要な基礎知識
- クリティカルな場面におけるフィジカルアセスメント
- 薬剤の知識
- 輸液と輸血の基礎知識
- 呼吸管理
- 体位変換と早期離床
- 手術部位感染(SSI)対策
- 栄養管理
- 疼痛管理
- 精神症状とその対策
- 排液・ドレーン管理
- カテーテル管理

周術期管理に必要な基礎知識

POINT
- ▶手術において術前の評価、特に手術侵襲の評価が重要
- ▶全身麻酔では、吸入麻酔よりもTCIを中心とした静脈麻酔を使用することが増えている
- ▶非侵襲的または低侵襲にモニタリングを行う。そのためにも、最低限の手技や合併症の理解は不可欠
- ▶手術が患者予後にどのような影響をおよぼすかを考慮する

手術と侵襲

▼術前評価

　術前回診は術前日などに病棟で行われることがありますが、真の意味での術前評価は循環器内科や呼吸器内科が行うように、外来レベルで時間をかけて行うことが理想的です。前日の短い時間の回診では、特に重症患者の評価を行うことは不可能です。
　呼吸・循環機能の評価はもちろん、全身の合併症、高血圧や糖尿病の投薬評価、抗凝固薬の調整などが主要評価項目ですが、原疾患と出血や体位を考慮した手術侵襲を考慮すると、ガイドライン通りにいかない症例も多く存在します。また、コントロール不良の内科疾患があれば、どの程度の期間でコントロールできるかも手術を行う原疾患、特に悪性腫瘍や重症心臓手術、整形外科で痛みをともなっているときには判断に迷うことが多くあります。

▼手術侵襲の評価

　麻酔をかけるにあたって、患者の術前評価として手術侵襲を予測することが重要です。
　従来の指標であるASA分類（表1-1）やNYHA心機能分類（☞p.180）は、患者の静的な状態の評価です。そのため、ASA Ⅲ以上やNYHA Ⅱ以上の値はハイリスクであることを意味しますが、それ未満であっても手術の安全性を保障するものではありません。
　手術侵襲を評価することは必ずしも容易ではありませんが、最近では運動耐容能であるメッツ（METs）という概念が術前評価に使われます（図1-1）。軽度な運動ができる4 METsに達しない患者は周術期の合併症が多いといわれています。

全身麻酔

▼静脈麻酔と吸入麻酔の選択

　最近では、TCI（Target controlled infu-

表 1-1 ASA 術前状態分類（ASA Physical Status classification）

class Ⅰ	器質的、生理的、生化学的あるいは精神的な異常がない。手術の対象となる疾患は局在的であって、全身的（系統的）な障害を引き起こさないもの。 例：鼠径ヘルニアあるいは子宮筋腫などがあるが、他の点では健康な患者
class Ⅱ	軽度〜中程度の系統的な障害がある。その原因としては外科的治療の対象となった疾患または、それ以外の病態生理学的な原因によるもの 例：AHA（American Heart Association）の心疾患の分類の1および2aに属するもの。軽度糖尿病、本態性高血圧症貧血、極度の肥満、気管支炎（新生児および80歳以上の老人ではとくに系統的疾患がなくともこのclassに入る）
class Ⅲ	重症の系統的疾患があるもの。この場合、系統的な障害を起こす原因は何であっても良いしはっきりした障害の程度を決められない場合でも差し支えない。 例：AHAの2bに属するもの。重症糖尿病で血管病変を伴うもの。肺機能の中〜高度障害。狭心症またはいったん治癒した心筋梗塞のあるもの。
class Ⅳ	それによって生命がおびやかされつつあるような高度の系統的疾患があって、手術をしたからといって、その病変を治療できるとは限らないもの。 例：AHAのⅢに属するもの。肺、肝、腎、内分泌疾患の進行したもの。
class Ⅴ	瀕死の状態の患者で助かる可能性は少ないが、手術をしなければならないもの。
class Ⅵ	脳死患者。

ASA：American Society of Anesthesiologists（米国麻酔学会）

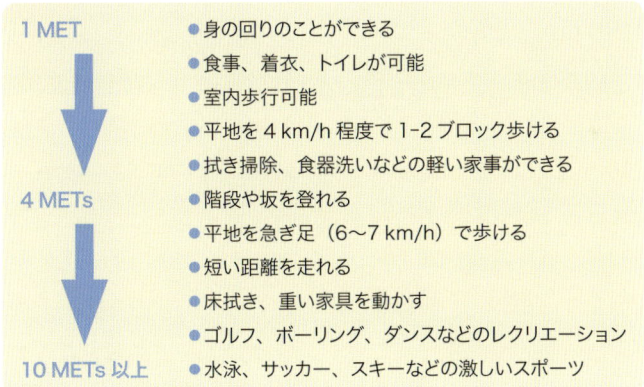

図 1-1 METs の一例

sion）を中心として、レミフェンタニルやプロポフォールによる静脈麻酔が、吸入麻酔よりも多く使われるようになってきました。麻酔科医の"好み"の部分はありますが、術後鎮痛につながり、麻酔の質が高いという麻酔科医の意見も多くあります。一方、セボフルランを中心とした吸入麻酔方法も多く使われていますが、フェンタニルやレミフェンタニルの併用で使われます。笑気の使用は、現在ではほとんど行われていません。

・麻酔深度のモニタリング

BIS モニターなどの麻酔深度モニターの出現は麻酔の導入、覚醒などを容易にしましたが、鎮痛を十分に推定できるモニタリングは、いまだ研究中であり、従来通り血圧や脈拍を間接的指標にしています。

・レミフェンタニル

レミフェンタニルはコストが高いため欧米での使用頻度は極端に少ないですが、保険で充足されている日本では、現在鎮痛薬の中心

となっています。その鎮痛効果は強く、麻酔深度の維持は容易ですが、術後の鎮痛をうまく麻酔覚醒前より開始しないと術後疼痛に難渋することになります。

・デスフルラン

2011年に最後のハロゲン化麻酔薬であるデスフルランが日本で発売されました。MACが高く麻酔深度が弱いことや、コストの問題、特殊な気化器が必要など、レミフェンタニル同様に海外での使用頻度は少ない傾向です。最近の日本でのデスフルランの使用経験をみると、嚥下機能の回復が早いことや高齢者などの覚醒が特に早いことなどより、麻酔における適応が模索されています。

▼鎮痛を考慮した麻酔方法の変遷

麻酔は、従来より術後鎮痛や術中のストレスフリーを目指して、硬膜外麻酔やエコー下ブロックの併用や、レミフェンタニルなどの強力な鎮痛方法が導入されてきました。特に、最近導入されたエコー下ブロックの併用は、確実な鎮痛効果が得られ、抗凝固薬の投与があっても試行可能なことが多く、高齢者や虚血性心疾患で脳虚血抗凝固療法を行っている患者が増えているため、適応は広がっています。

モニタリングの意義

非侵襲的または低侵襲のモニタリング装置が開発されてきており、新しいパラメーターもでてきています。

麻酔中は、パルスオキシメーターやカプノメータは必須になってきましたが、パルスオキシメーターでCOやヘモグロビン値が非侵襲的に測定可能な装置が臨床応用されてい

ます。また動脈ラインから生体の輸液状態や心拍出量が測定できる装置も多く使われており、肺動脈カテーテルの精度に近づいてきています。

▼エコーの術中使用

循環系における大きな進歩の代表はエコーの術中使用です。経食道心エコー（TEE）であり、三次元エコーなどよりわかりやすい表示も可能となり、心臓外科手術の手術評価や人工心肺のカテーテル位置だけではなく、非心臓手術や集中治療領域の循環虚脱などの救急診断に必須なツールとなっています。

日本では日本心臓血管麻酔学会が中心となり経食道心エコー試験（JB-POT）が2004年より行われています。米国では米国麻酔学会と米国心臓麻酔学会がジョイントして、経食道心エコー試験の基礎試験（introduction TEE）がすでに開始されています。また、頸静脈エコー穿刺時や神経ブロックにおいて超音波ガイド下に行うことは、安全性や手技の確実性を高めることとして確認されており、超音波に関する知識の習得は周術期管理を行う者にとって必須となってきました。

このような流れに則して、周術期管理を一緒に行う看護師、コメディカルの医療従事者においても、基本的な手技や合併症の理解は不可欠と考えます。

麻酔の予後

麻酔領域の研究は薬理学、生理学、生化学を包括した広範な領域にわたっていますが、大きな流れとして、研究のランダマイズ化および予後との関連（outcome study）が重視されてきています。特に、麻酔薬や手術侵

襲、輸血など周術期の管理が患者の予後にどのような影響をおよぼすかは、これから考慮すべき課題です。

　麻酔薬でも小児期の吸入麻酔と発達障害が関連づけされるなど、従来のように麻酔科医の好みだけで麻酔薬や周術期管理の方法が決定されることは考え直す時期に来ています。

〈野村　実〉

クリティカルな場面における フィジカルアセスメント

> **POINT**
> ▶ 本人の主観的情報である「症状」を切り口に、検査結果などその症状を裏打ちする事象や、患者本人には自覚できていない事などの客観的情報である「徴候」を確認することが有効
> ▶ モニター機器は、モニタリングに必要な情報を収集する装置であり、最終的な判断は機械ではなく、人間が行う
> ▶ アセスメントで得た情報を医療チームメンバーに誤ることなく伝達し、それらを皆で共有することが大切

はじめに

　看護が展開される限りアセスメントなしで行われることはあり得ません。その意味からしても身体について、あるいは身体を通して現れる情報のアセスメントであるフィジカルアセスメントなしに看護は展開できません。

　また患者がいわゆる重症となっているクリティカルな場面の場合は、当事者からの訴えを手がかりにできる可能性も少なくなり、医療者側からの積極的な観察が、より必要になってきます。

　ここでは、一般論としてのフィジカルアセスメントについて、その本質と誤解について整理をし、その意義について論じるとともに、クリティカルな状況下にある場合についてのフィジカルアセスメントの意義についても論考を進めていきたいと思います。

・フィジカルアセスメントは黒船か？

　フィジカルアセスメントの「フィジカル」とは「身体的な」ということです。一方の「アセスメント」とは「情報となる素材の収集とその整理」と考えられます。かつて physical は物理学を表す physics と似ていることから「理学」と訳されていたことがありました。そのために本来は「身体所見」と訳すのが正しいはずの physical findings が「理学所見」と呼び慣わされていたという経緯があります。

　このフィジカルアセスメントは、最近その本来の意味を踏まえて再認識されています。再認識と述べたのは、これまでも脈々と行われて受け継がれてきた営みながら、あまりにも当然のように無意識に近く行われていたことであるがゆえに、あたかもこれまでには存在しなかった新しいものかのように受け止められている場面も少なくないからです。つまりフィジカルアセスメントは新しいようでい

て、実は以前から脈々と行われていることなのです。

フィジカルアセスメントにおいての誤解

▼事実の把握とその解釈との混同

まずは身体と心理や社会的背景などを峻別して（し過ぎて）捉えようとしていることに起因するさまざまな誤解があります。「身体的な」という場合には身体そのもののこともありますが、身体という媒体を通してということも含まれる、と正しく捉えるべきでしょう。

今、目の前に手を小刻みに震わせている人がいるとしましょう。眼前の事実は「小刻みに手が震えている」ということです。その事実を導くものには、身体的な変調の一つである甲状腺機能亢進症もあるかもしれませんし、パーキンソン病であるかもしれません。しかしながら非常に不安が高じている場合も手を小刻みに震わし得るのです。そしてその不安は社会生活上の事柄から起因しているかもしれません。

このように、私たちの眼前に現れていることは身体自体の情報でもあり、身体を表現媒体としていることもあるのです。捉えることのできることは「事実」であり、その事実を生じることまで考えを及ぼしてこそ「アセスメント」となるのです。

▼アセスメントとイグザミネーションとの関係の混乱

フィジカルアセスメントとフィジカルイグザミネーションとはしばしば混同・混乱されています。イグザミネーションとは事実の探索・確認であり、それを基に意味付けすることまでを含むアセスメントとは同じことではありません。フィジカルイグザミネーションはフィジカルアセスメントの一要素に過ぎないのです。

例えて言うならば、血圧計で血圧測定をして値を提示するのがイグザミネーションであり、どのような場合に血圧を測るべきか、あるいは得られた値の意味することは何かにまで及ぶことがアセスメントです。フィジカルアセスメントはフィジカルイグザミネーションを包含する概念であるので、フィジカルアセスメントとして成り立つためには、その要素の一つであるフィジカルイグザミネーションが正しく行われていることは必要条件です。しかしだからといって、フィジカルイグザミネーションが正しく行われるだけでは十分条件ではありません。

▼フィジカルイグザミネーションの方法論の誤解

フィジカルアセスメントの一部に過ぎないともいえるフィジカルイグザミネーションにだけ関心が払われているうえに、その進め方に関しても根強い誤解があるように見受けられます。というのも「フィジカルアセスメントとは頭のてっぺんから足の先までみること」という誤解が少なくないからです。米国ではナースが自分の受持ち患者を毎朝そのように確認している、とまことしやかに伝えられているのは驚きです。米国では（でも）そのようなことはなされていません。

例えば救急外来などでまったく手がかりのない患者に出くわした場合などは、何かしらの手がかりを見出すために頭から足まで全部をという方法論を選ぶ場合もないわけではありません。しかし、それはあくまでも例外的であり、ほとんどの場合は、本人からの訴え

である「症状」なり、各種の検査結果であったりと、何かしらの手がかりがあるものであり、まずはそれを大切にすべきなのです。

フィジカルアセスメントにおいて押さえるべきポイント

▼症状を切り口に

手がかりを見出す方法の中でも比較的体系化されているものに臓器別のアセスメントがあります。しかし人は「私の呼吸器が悪い」とは言わず、たとえば「何となく息苦しい」などと自分が使える言葉で訴えるものです。ですから、どんな背景があって、どんなことがあると息苦しく感じるのかということが把握できるような情報収集を必要とするのです。

本人の主観的情報である「症状」を切り口にして、その症状を裏打ちする事象や、患者本人には自覚できていない事などの客観的情報すなわち「徴候」を確認して行くことが一番有効な方略です。つまり症状は患者自身の体験から語られることであり、主には患者自らの訴えとして表出されるものです。痛みや苦痛などは他ならぬ当事者の体験であり、無意識の表情や反応にもその片鱗を伺わせるものは少なくはないでしょうが、やはり本人の言葉を通して得られるものにまさる情報はありません。

ただし、この「訴え」を切り口にしようとしても、たとえ当事者であっても体験を適切に語る語彙を持ち合わせていないことの方がむしろ普通でしょう。それゆえに他者ではありながら多くの体験者との接触を経験している医療者が、当事者の体験を言語化する手伝いをすること、すなわち病歴聴取が必要になるのです。

その際に大切なことは、何が事実で、何は解釈結果であるかの区別です。すべてのことが事実として語られるわけではありません。体験は当事者の解釈モデルを経て語られるという性質も持ち合わせています。しかしながらその中でも、何が起こったことで、それにどう感じたかを区別し得るものもあります。その整理の手伝いが本質的に非常に重要なのです。

▼見えること、見えないこと

フィジカルアセスメントとフィジカルイグザミネーションの、いわば本末転倒的な誤解をしている場面にはしばしば遭遇します。「フィジカルアセスメント」と題する書籍や解説にはフィジカルイグザミネーションにおける目に見える部分の行為についてのやり方の記述やイラスト・写真等による提示はあっても、ただそれだけであることが少なくありません。なぜそうするのか、そうすることで何が分かるのか・何が分からないのか、についてとことん納得のいく説明のないまま、いたずらにお作法のハウツー的な記述に終止していることがあります。このような記述を目にして、これがフィジカルイグザミネーションである、さらには、これこそがフィジカルアセスメントだ、とすら誤解させてしまっているように見受けられるのです。

この具現化できているところだけでフィジカルアセスメントであると勘違いするのはもってのほかですが、フィジカルイグザミネーションですら、なぜその動作が合理的なのか、その操作をする行為的な意味を伝えていない記述は無責任であるともいえましょう。

▼何を捉えたいのか、できることは何か、そしてすべきことは何か

　なぜ呼吸音の聴診時に聴診器のチェストピースを左右交互にあてがうのでしょうか。これを考えることは、なぜ、何の目的で呼吸音を聴取するかに依存します。例えばいわゆる片肺挿管になっていないかどうか確認することが目的ならば、多少大雑把でも左右の肺に各々換気を示す所見が確認できれば十分です。その場合は厳密な呼吸音の左右差にこだわらなくとも、それぞれに同等程度の呼吸音が聴取されれば、目的を達成したことになります。

　しかしながら、肺での換気の状態をもう少し詳しく把握したいならば、左右差に注意を払って聴取する必要があります。というのも身体所見は個人差があったとしてもそれを説明し得る要素は多くあり、個人差そのものだけで何かを言うことは必ずしも容易ではないからです。呼吸音の大きさに個人差があったとしても体格や年齢の差など、呼吸音の大小に影響するものは数限りなくあるからです。

　それに比べると左右差の存在は非常に有意義な情報です。呼吸音の聴取に限らず、左右差を意識することはフィジカルアセスメントにおいてキーポイントなのです。その左右差を呼吸音の聴取で正確に捉えようとするならば、上記のように聴診器のチェストピースを左右交互にあてがうのが一番合理的であり、そのようにしないとなかなか左右差は見出せないからです。

　というのも聴診という操作は人間の「音を聴く」という認知行為によりますが、人間は聴いた音を頭の中に録音できず、また同時に二か所を区別しながら識別できません。これは人間である限り誰でも同じであり、訓練や修練で乗り越えられるようなものではなく、人間が音を聴く際に揺るがすことのできない前提条件なのです。

　この前提に立てば、呼吸音を左右各々まとめて聴いておく「まとめ聴き」はできないし、左右対称の箇所を同時に比較しながら聴いていく「同時聴き」もあり得ません。

　それに対する方略が左右交互に聴くという動作なのです。音の印象が薄れる前に空間的に対称となる箇所の音を聴くことで対処します。だから面倒でも右のある部位を聴いたらその対称となる左の部位を、あるいは左のある部位を聴いたらその右側の対称部位を聴き取ることで、人間がやろうとしてもそのままではできないことを補うのです。

　このように我々が採用している方法論には何かしらの理由（わけ）があるのです。

フィジカルアセスメントの方法論

▼何でもかんでもの弊害

　頭のてっぺんから足の先まで、という方法論は意味をなし難いものです。しかしまったく意味がないわけでもないのでその方法論を選んでも良いのではないかという考えもあるでしょう。しかし、それについては黙認的な消極的な反対ではなく、むしろ積極的に反論したいものです。

　目的を定めないまま「何でもかんでも」では、かえって肝心要の事柄に対して手薄になりがちであり、結局何も捉えられないということになりかねないからです。このことは情報の素材集めであるフィジカルイグザミネーションに限らず、何についてアセスメントすべきかを漠然としたまま臨めばフィジカルア

セスメントそのものも何も得るところがなく終わりかねません。

　この考え方はアセスメントに限らず、他のことにおいても言えることです。例えば血圧測定手技は何段階かの手順から成り立っていますが、その中でも絶対に揺るがせない事柄と本質を外さなければ許容されることがあって然るべきです。その区別がまだ見極められないのが、学生や初心者でしょう。経験豊かな者は、無意識にメリハリを体得しており、いわゆる押さえるべきポイントは決して外さないのです。

　このポイントはどのようなものでしょうか。多くの場合、経験により非言語的に体得しているものでしょうが、いくつかはきちんと考えれば説明がつくものです。血圧測定手技を例にすれば、大切なポイントはマンシェットを巻く高さを心臓の高さに合わせることであり、カフの真ん中で目的とする動脈を圧迫することです。その目的を果たすために適切な方法論があるわけであり、言い換えれば手技はあくまで手段なのです。その手段は何のためにあるのかに立ち返れば、何をどのようにこだわるべきか必然的に明らかになるはずです。言い換えればどの程度まで許容範囲を持つかということも明確になるのです。「水銀血圧計自体は心臓の高さに合わせる」という誤解に起因する不必要な手順から解放され、また、マンシェットが右腕用か左腕用かにはこだわらなくともマンシェットを用いる意味や目的を外さないように巻くことの方が価値が高いのです。

▼パレートの法則

　19世紀イタリアの経済学者のパレートは2割にポイントを押さえれば8割の成果を得ることができると喝破しました。俗にいう「80−20の法則」です。

　フィジカルアセスメントおよびその素材の収集作業の一環であるフィジカルイグザミネーションにおいても同様であり、要はポイントとなる2割の選別が要となります。よく分かっていると言われる者たちは、この2割のポイントを分かっているのです。しからばこの2割を重点的に習得することができれば、ほとんどのアセスメントは正しく進めることができるようになるでしょう。

▼モニター装置との付き合い方：
　五感による事実確認で裏打ちする

　フィジカルアセスメントとは、フィジカル、すなわち身体的な情報について、意図的に収集して判断しその結果を共有するという一連の行為、すなわちアセスメントを行うことです。

　そもそもクリティカルな場面においては、患者にはさまざまなモニター機器が装着されている場合がほとんどでしょう。「モニター」とは本来は連続的判断のことです。患者に装着されているモニター機器は、モニタリングに必要な情報を収集する装置です。しかし最終的な判断は機械ではなく、人間が行うことです。

　この最終判断に至るためには、まずは、身体そのもの、あるいは身体を介して現れる情報についてアセスメントするために、どのような情報が必要なのか不要なのかを見極めることから始まります。モニター装置が自ら患者に取り付いていくわけではありません。モニター装置を装着するのは私たち医療者の責務です。そしてそもそも、この場面ではどのモニター装置が必要であり、どの類いのモニター装置は必ずしも必要ではないという選別

は人間の判断によります。

　どんなに精巧な機器でもエラーを起こす可能性はゼロではありません。また、その機器の扱い方を熟知していなければ、最終的に正しい情報は入手できません。入手されたモニタリング情報の的確さを「モニタリング」するのは私たちの役割でしょう。そのために私たちは、情報の意味および入手における理論と限界を熟知しているプロフェッショナルでなければなりません。この機器によるモニタリング情報の真贋を見極めるための基準関連妥当性、それも併存的妥当性に相当する同時的妥当性を確保するためには、私たち自らの五感の活用が鍵となります。

▼収集情報からアセスメントへ： 適切な言語操作を進める

　次に、得られた情報から人間の思考を通して正しい判断を導くことになります。この思考過程は言語でなされます。そのためには適切な言語操作能力が不可欠です。そしてその判断が適切であったかの予測的妥当性を、モニター機器の示すデータと突き合わせて検証していくことも重要です。

　そして最後にきちんと果たしておかなければならないことは、各自が得た結論を医療チームメンバーに誤ることなく伝達し、それらを皆で共有することです。今日の医療は、単独の医療者で完結するものはないと言っても過言はないでしょう。特にクリティカルな場面では多岐に渡る医療専門職が同時並行的に事を進めている最たる場面とも言えましょう。各々の適切な観察と判断は、一人の患者のものとしてシンクロナイズされていなければなりません。シンクロナイズされたものとなるためには、各々の間で適切に情報交換がなされ、最終的に誰もが同じ情報を扱えるようになっておく必要があります。この一連の情報伝達と情報共有は共通言語によって成り立ちます。

▼アセスメントを実践と結びつける： 究極はバイタルサイン

　上記のような観点から、すなわち、過不足なく情報収集し、情報の的確さを裏打ちし、そしてそれらを活かすためには、どのようにフィジカルアセスメントを構築し運用していくべきでしょうか。これについてのソリューションは、目的を持って患者の傍にいて、バイタルサインを活用し、適切な報告記録をする、といった平時の当たり前の行為に見出されることでしょう。

〈山内豊明〉

[薬剤の知識] 麻酔薬

> **POINT**
> ▶麻酔薬は全身麻酔薬と局所麻酔薬に分類される
> ▶全身麻酔薬は吸入麻酔薬と静脈麻酔薬に分類される
> ▶全身麻酔では、バランス麻酔が主流になっている
> ▶麻酔薬は薬事法で劇薬に分類される

麻酔薬の役割

手術は、痛みだけでなく手術侵襲に対し、神経・内分泌系、免疫系の反応を起こします。これに対し、麻酔薬は人為的に痛みなどの感覚をなくすことにより手術を可能にする薬剤です。神経・内分泌系反応を抑える働きや臓器保護作用も持っています。

麻酔薬は手術だけでなく歯科処置や整形外科領域の脱臼の整復、カテーテル検査、精神科の電撃療法、ICUにおける鎮静、脳外科領域の脳浮腫の治療、痙攣の治療、無痛分娩など多くの分野で使用されています（表1-2）。このように全身麻酔薬は臨床の場で広く使われていますが、その作用機序はいまだ完全には明らかにされてはいません。

全身麻酔薬

全身麻酔薬には吸入麻酔薬（☞p.22）と静脈麻酔薬（☞p.26）があり、どちらも中枢神経系全般に働き、意識がなくなります。最近の全身麻酔では、全身麻酔薬とともに鎮静催眠薬、鎮痛薬、筋弛緩薬などを組み合わせて麻酔を調節するバランス麻酔（balanced anesthesia）が主流となっています。この方

表1-2 よく使われる麻酔薬の分類　（　）内は商品名

全身麻酔薬	吸入麻酔薬（肺から吸収、主に肺から排泄） 亜酸化窒素（笑気）、ハロタン（フローセン）、イソフルラン（フォーレン）、セボフルラン（セボフレン）、デスフルラン（スープレン）
	静脈麻酔薬（静脈内に投与、肝腎から排泄される） ミダゾラム（ドルミカム）、プロポフォール（ディプリバン）、チオペンタール（ラボナール）
局所麻酔薬	エステル型（コリンエステラーゼにより分解） コカイン（コカイン）、プロカイン（プロカイン）、テトラカイン（テトカイン）
	アミド型（肝代謝） リドカイン（キシロカイン）、メピバカイン（カルボカイン）、ブピバカイン（マーカイン）、レボブピバカイン（ポプスカイン）、ロピバカイン（アナペイン）

法は複数の薬剤を組み合わせるため、単一の薬剤で麻酔していた時よりも手術中のストレスが抑えられ有用です。しかし、患者は意識がなく、身動きもできない状況ですから、麻酔科医をはじめ、手術室スタッフ全員で患者に生じた異常を察知し、対処する必要があります。

局所麻酔薬

局所麻酔薬は局所に作用し、末梢神経の活動を抑える薬で限定された部位に無痛を作り出す薬剤です。脊髄くも膜下麻酔（以前は脊椎麻酔と呼ばれ、患者には下半身麻酔とよく呼ばれている麻酔方法）、硬膜外麻酔、局所浸潤麻酔、表面麻酔、伝達麻酔などに使用されます。

麻酔薬の保管

麻酔薬は劇薬に分類されます(☞NOTE)。したがって、他の薬剤と区別して保管しなければなりません。なお、筋弛緩薬は毒薬に分類されます。

表 1-3 毒薬と劇薬の違い

		劇薬	毒薬
表示		劇	毒
LD 50	経口	300 mg/kg 以下	30 mg/kg 以下
	皮下注射	200 mg/kg 以下	20 mg/kg 以下
保管		他のものと区別して保管	施錠できる保管庫に保管
代表的な薬		麻酔薬	筋弛緩薬

(LD 50：半数（50％）致死量。毒性試験で実験動物 100 匹に投与して 50 匹が死ぬ量)

文献
1) 恒吉勇男：麻酔計画 麻酔法の選択 日本麻酔科学会編：周術期管理チームテキスト 2010, 71-80, 2010.
2) 薬事法 毒薬及び劇薬の取扱い．鈴木政雄，秋本義雄，宮本法子，福島紀子，鈴木順子：薬事関連法規, 121-126, 南光堂, 2006.

〈深田智子〉

> **NOTE**
> **麻酔薬の分類**
> 薬事法により麻酔薬は劇薬に、筋弛緩薬は毒薬に分類される。劇薬と毒薬の違いを表 1-3 に示したが、どちらも手術室内で適切に管理しなければいけない薬剤である。

[薬剤の知識]
吸入麻酔薬

> **POINT**
> ▶吸入麻酔薬は全身麻酔薬の１つ
> ▶肺から体内に入り、その大部分は呼気から排出される
> ▶血液／ガス分配係数は麻酔導入・覚醒の速さを示す
> ▶ MAC は麻酔効果を表す
> ▶亜酸化窒素や吸入麻酔薬は地球温暖化やオゾン層破壊を起こす

吸入麻酔薬とは

　吸入麻酔薬は全身麻酔に使用される薬剤です。肺からの吸収・排出が速く、麻酔深度の調節が容易です。ガス麻酔薬と揮発性麻酔薬があり、揮発性麻酔薬では気化器が必要です。理想的な吸入麻酔薬の条件として、
・麻酔の導入・覚醒が速い
・麻酔効果が強い
・化学的に安定している
・生体内代謝率が低く、肝臓や腎臓などへの
　臓器毒性を有しない
・引火性、爆発性がない
・エピネフリンと併用できる
・気道刺激性がない
・循環抑制、呼吸抑制がない
・脳血流を増加させない
・適度な筋弛緩作用がある
・術後悪心・嘔吐を起こさない
などがあげられます。

吸入麻酔薬による麻酔の導入・覚醒

　吸入麻酔薬は麻酔器側から供給され、肺胞、動脈血、脳内に移行し、肺胞濃度と動脈血濃度、脳内濃度が平衡状態になったときが、麻酔導入完了です（図1-2）。覚醒時は逆方向の流れが起こり、吸入麻酔薬はその大部分が呼気中に排出されます。麻酔の導入が速いとは吸入麻酔薬の肺胞濃度の上昇が速いことであり、覚醒が速いとは肺胞濃度の低下が速い場合です。

麻酔の導入・覚醒を理解するための用語

▼血液／ガス分配係数

　肺胞気と血液の間で吸入麻酔薬が平衡状態に達したときの濃度比を表します。この値が大きいと血液への溶解性が高く、大量の吸入

麻酔薬が血中に溶解しなければ脳内濃度も上昇せず、平衡に達しません。したがって、麻酔の導入は遅くなります。

吸入麻酔薬の血液／ガス分配係数が1以下のデスフルラン、セボフルランなどは血中濃度が肺胞濃度より低い濃度で平衡になるため、導入が速くなります。逆に血液／ガス分配係数が1より大きいイソフルランなどは肺胞濃度以上に血液中に取り込まなければ平衡に達しないため多くの麻酔薬が必要となり、導入は遅くなります。

▼濃度効果

吸入麻酔薬濃度が高いほど肺胞内濃度は急速に増大し、分圧差によって肺胞から血液に移動する量は多くなり、導入は速くなります。

▼二次ガス効果

亜酸化窒素（一次ガス）と低濃度の吸入麻酔薬（二次ガス）を同時に吸入させると、一次ガスは濃度効果によって肺胞から血中へ移行し、肺胞内分圧が低下します。その結果、相対的に吸入麻酔薬の肺胞内分圧が上昇し吸入麻酔薬の血中への移行が促進されることで、麻酔の導入が速くなります。これを二次ガス効果といいます。

▼心拍出量

心拍出量が大きいと肺を通過する血液量が増えるため血液に多くの麻酔薬が取り込まれ、肺胞内の麻酔薬濃度の上昇に時間がかかり、平衡状態に達しないため、導入は遅くなります。

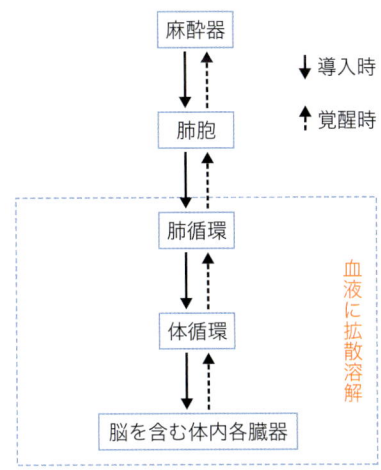

図1-2 導入・覚醒時の吸入麻酔薬の流れ

「麻酔効果が強い」とは

麻酔効果の指標としては最小肺胞濃度（MAC：minimum alveolar concentration）が用いられます。これは、皮膚切開などの手術侵襲が加えられたときに、50％のヒトや動物が体動を示さなくなるときの吸入麻酔薬の濃度をいいます。この値が小さい吸入麻酔薬ほど麻酔作用が強くなります。MACは加齢や低体温、併用する鎮痛薬や鎮静薬などで低下します。すべての患者が安定した麻酔状態になるためには、1 MAC以上の投与が必要です。しかし、実際の麻酔ではレミフェンタニルなどを併用することにより1 MAC以下の濃度でも麻酔が可能となる場合があります。

吸入麻酔薬と環境問題

手術中に使用した吸入麻酔薬は、大気中に排出されます。亜酸化窒素の大気中での寿命は150年と長く地球温暖化の要因となりま

す。
　一部の吸入麻酔薬はオゾン層を破壊するため有害紫外線が増加し皮膚がんの危険が増えます。

吸入麻酔薬各論

　実際に臨床現場で使われている薬剤を中心に、それぞれの特徴を解説していきます（表1-4）。

亜酸化窒素（笑気）

- ガス麻酔薬（青とグレーのボンベから供給）。
- 導入・覚醒が速い（血液／ガス分配係数0.47）。
- 麻酔作用が弱い（MAC 105％）ので、単独で使用するのは歯科麻酔です。他は補助薬として使用します。
- 鎮痛作用があります。
- 呼吸・循環抑制がほとんどありません。
- 拡散性低酸素症に注意が必要です。拡散速度が速いため、覚醒時に亜酸化窒素を中止後、すぐに空気を吸入させると低酸素血症を起こします。亜酸化窒素中止後、5分以上は酸素を吸入させます。
- 閉鎖腔の容積上昇を起こすので、イレウス、中耳手術、硝子体手術（眼内ガス封入）などには使用しません。
- 地球温暖化の原因として問題になっています。

セボフルラン（セボフレン®）

- 導入・覚醒が速い（血液／ガス分配係数0.63）。
- 気道刺激性が少なく、小児麻酔やVIMA（☞NOTE）に適しています。
- 生体内代謝率が3％であり、腎障害を起こす危険があります。

イソフルラン（フォーレン®）

- 気道刺激性があり咳や喉頭痙攣を起こしやすく、小児麻酔やVIMAには適しません。
- 生体内代謝率が低い（0.3％）ため、肝腎障害が少ないという利点があります。
- 脳血流増加作用が少ないため、脳外科の麻酔に適します。

表1-4　主な吸入麻酔薬の特徴

	亜酸化窒素	セボフルラン	イソフルラン	デスフルラン
常温での性状	気体	液体	液体	液体
血液／ガス分配係数	0.47	0.63	1.4	0.42
MAC（％）	105	1.71	1.15	6（45歳）
気道刺激性	無臭（わずかに甘い）	少ない	強い	強い
代謝率（％）	0.004	3	0.2	0.02

デスフルラン（スープレン®）

- 最も新しい吸入麻酔薬。
- 導入・覚醒が速い（血液／ガス分配係数が最も小さい　0.42）。
- 生体内で最も安定（代謝率が最も低い 0.02％）。
- MAC は高い。
- 気道刺激性があり、VIMA（単一の吸入麻酔薬で麻酔導入・維持を行う方法）には適さない。

文献
1) 風間富栄：吸入麻酔法．小川節郎，新宮興，武田純三，西野卓　編：麻酔科学スタンダード　I 臨床総論，123-141，克誠堂出版，2003．
2) 恒吉勇男：麻酔計画　麻酔法の選択．日本麻酔科学会編：周術気管理チームテキスト 2010，71-80，2010
3) 金澤正浩　他：麻酔の薬理学　吸入麻酔薬．日本麻酔科学会編：周術気管理チームテキスト 2010，293-299，2010．
4) 山蔭道明　他：吸入麻酔薬の最新の知見．日臨麻会誌 30（3），342-355，2010．
5) 中嶋康文：体温管理　悪性高熱症．小栗顕二，横野諭（編）：周術期麻酔管理ハンドブック　理論から実践まで／救急から緩和まで，290-292，金芳堂，2008．

〈深田智子〉

> **NOTE**
>
> **悪性高熱症**
> 揮発性吸入麻酔薬や脱分極性筋弛緩薬によって誘発された骨格筋内のカルシウム濃度の上昇により起こる。発生頻度は5万〜15万症例に1症例。近年、全静脈麻酔（TIVA）の普及により減少しているが、死亡率は 3.6％。麻酔中の異常な体温上昇（40℃以上あるいは 38℃以上で 15 分間に 0.5℃以上の上昇）、原因不明の頻脈、不整脈、血圧変動、アシドーシス、筋硬直、ポートワイン尿、PaO_2 低下、血清 K 値上昇などがみられる。治療はトリガーとなる薬物の投与を中止し、純酸素で過換気、ダントロレンの静注および対症療法。日常生活ではまったく異常を認めないので、術前の問診や血液検査が重要。血縁者の中に悪性高熱症患者がいるか、CK 値が異常でないかを確認する。確定診断のためには筋生検や遺伝子検査を行う。疑わしい場合は吸入麻酔薬や脱分極性筋弛緩薬を使用しない麻酔計画を立てる必要がある。また、ダントロレンの準備も行う。

> **NOTE**
>
> **VIMA**
> 単一の吸入麻酔薬で麻酔導入・維持を行う方法。適切な日本語訳は特にない。麻酔導入・維持を吸入麻酔薬で行う方法で、自発呼吸下に麻酔導入ができる。そのため、導入時の呼吸停止による低酸素を避けられる。また、通常行われている静脈麻酔薬による導入で生じる循環抑制を避けることもできる。VIMA に対し、麻酔導入・維持を静脈麻酔薬で行う方法を全静脈麻酔（TIVA）と呼ぶ。

[薬剤の知識]
静脈麻酔薬

> **POINT**
> ▶静脈麻酔薬とは静脈内投与により麻酔状態が得られる薬物
> ▶静脈麻酔薬には鎮静薬と鎮痛薬がある
> ▶バッグマスク換気や気管挿管(声門上器具)の準備は必須
> ▶呼吸抑制(停止)および循環抑制の発生を念頭に置き対応する
> ▶静脈麻酔薬で安定した効果を得るためには、血中濃度の推移を意識する

静脈麻酔薬とは

主として静脈内投与により、麻酔状態が得られる薬物を静脈麻酔薬といいます。基本的には鎮静薬として作用するものを指しますが、オピオイド(☞NOTE)などの鎮痛薬を含んで静脈麻酔薬に分類することがあります(広義の静脈麻酔薬)。なお、本稿では広義の静脈麻酔薬として取り扱うこととします。

静脈麻酔薬の種類

麻酔の3要素(鎮痛、鎮静、筋弛緩)に

表1-5 静脈麻酔薬(鎮痛薬)

	一般名	商品名	特徴	規格	用法(静注)	作用発現	作用持続
麻薬	レミフェンタニル	アルチバ®	持続投与で用いられる(術中のみ)	200 mg/20 mL 500 mg/50 mL	麻酔導入 0.1−0.5 μg/kg/分 麻酔維持 2 μg/kg/分を超えない	1分	3−10分
	フェンタニル	フェンタニル®	麻酔導入、維持および術後鎮痛にも使用	200 μg/2 mL	導入 2−6 μg/kg 維持 25−100 μg 間欠投与 0.5−5 μg/kg/時	2分	45分
	モルヒネ塩酸塩	モルヒネ塩酸塩®	術後鎮痛、麻酔前投薬	10 mg/1 mL	前投薬 0.1−0.2 mg/kg 筋注 麻酔補助 0.1−0.4 mg/kg 術後鎮痛 0.1−0.2 mg/kg 筋注	1分	3−5時間
非麻薬	ペンタゾシン	ペンタジン® ソセゴン®	麻酔補助、術後鎮痛	15 mg/1 mL 30 mg/1 mL	4−8 μg/kg 筋注	30秒	2−3時間
	ブプレノルフィン	レペタン®	麻酔補助、術後鎮痛	0.2 mg/1 mL 0.3 mg/1.5 mL	導入 0.5−2 mg/kg 維持 0.5−1 mg/kg/時〜	10分	3−6時間
	エプタゾシン	セダペイン®	術後鎮痛	15 mg/1 mL	15 mg 筋注	1分	60分

※ブプレノルフィン以外のオピオイドは、拮抗薬であるナロキソン®で呼吸抑制や鎮痛作用を拮抗できる。

おける鎮痛および鎮静を担当する鎮痛薬と鎮静薬に分けられます。鎮痛薬として使用されるのはオピオイド（主として麻薬）ですが、非麻薬のペンタゾシンも使用されます。

静脈内投与可能なオピオイドには、レミフェンタニル、フェンタニル、モルヒネ塩酸塩やペチジンなどが含まれます（表1-5）。オピオイドは手術侵襲に対する鎮痛と過剰なストレスを抑制、がん性疼痛のような強い痛みにたいして用いられる非常に強力な鎮痛薬です。

鎮静薬としては、プロポフォール、ミダゾラム、ケタミン、チオバルビツレート(☞NOTE)、デクスメデトミジンなどがあります（表1-6）。

静脈麻酔薬（鎮静薬）の使用目的は、大きく3つに分けられます。

1. 吸入麻酔の導入
2. 鎮静（局所麻酔による手術時あるいはICUでの人工呼吸時）
3. 導入のみならず維持も静脈麻酔薬で行う

全静脈麻酔（total intra venous anesthesia：TIVA）(☞NOTE)

それ以外に痙攣や脳圧上昇抑制、脳代謝の抑制およびせん妄の防止や治療などにも使用されます。

患者管理を行う上での注意点

静脈麻酔薬は鎮痛薬であれ鎮静薬であれ、呼吸停止に対応する準備をしてから使用します。麻酔時に用いる鎮痛薬や鎮静薬では呼吸抑制（呼吸停止）は必発であるため、バッグマスク換気や気管挿管（声門上器具）の準備を怠ってはいけません。

次に大切なことは、呼吸抑制だけでなく循環抑制（低血圧、徐脈）になりやすい薬剤が大多数であるため、血圧、心電図、SpO$_2$などのモニタリング下で使用することです。バイタルサインに注意しつつ使用する薬剤であるという認識を持つ必要があります。さら

術中	術後（ICU）	副作用	備考
○	不可	筋強直 呼吸抑制 血圧低下 徐脈	投与中止後は作用消失が早いため、作用消失前から術後鎮痛管理が必要
○	○	筋強直 呼吸抑制 徐脈	持続静注すると半減期が延長
○	○	呼吸抑制	天井効果あり
○	○	悪心・嘔吐	天井効果あり
○	○	悪心・嘔吐 呼吸抑制	
×	○ 術後疼痛、がん性疼痛		κアゴニスト

> **NOTE**
> **オピオイド**
> オピオイド（opioid）とは、麻薬性鎮痛薬やその関連合成鎮痛薬などのアルカロイドおよびモルヒネ様活性を有する内因性または合成ペプチド類の総称。

> **NOTE**
> **チオバルビツレート**
> チオペンタールやサイアミラールのような長短時間作用性バルビツレートのこと。

> **NOTE**
> **全静脈麻酔（TIVA）**
> 静脈麻酔薬、オピオイド、筋弛緩薬を使用して麻酔を維持することを全静脈麻酔と呼ぶ。

に、呼吸抑制に対しては酸素投与や人工呼吸の技術が必要であり、低血圧、徐脈には昇圧剤やアトロピンなどの循環賦活薬の使用や細胞外液補充剤、膠質輸液剤などを使用して正常なホメオスタシスの維持に努める必要があります。

静脈麻酔薬の血中濃度と効果部位濃度

静脈内に投与された薬剤は、血中濃度の上昇、下降により作用の発現と消失が起きると考えられます。安定した効果を得るためには常に血中濃度を意識（図1-3）して使用すべきです。特に、すべて静脈麻酔薬で全身麻酔の導入と維持を行うTIVAにおいては目的とする血中濃度に保つ必要があります。正確には血中濃度より遅れて反応する効果部位濃度（計算上の脳内濃度）を意識するとうまくコントロールができます。

血中濃度を一定に保つために、薬物動態学（コンパートメントモデル）に基づいた血中濃度の計算プログラムが組み込まれたコンピュータが投与速度を自動的に調節するTCI（target controll infusion）ポンプがあります。現在、わが国ではディプリバン®キットを使用した場合のみTCIが利用できます。一般的なシリンジポンプはmL/時で流量を設定しますが、ディプリバン®TCIポンプ（図1-4）では目標血中濃度（µg/mL）を設定します。投与速度をTCIポンプが自動的に変化させて、目標血中濃度に保ちます。

鎮痛薬使用の実際

Ⅰ．麻薬系鎮痛剤

アルチバ®　*Ultiva*®（2 mg/V、5 mg/V）

図1-6　静脈麻酔薬（鎮静薬）

一般名	商品名	特徴	規格	用法（静注）	作用発現	作用持続
プロポフォール	ディプリバン®	持続投与で用いられる 血管痛強い	200 mg/20 mL 500 mg/50 mL	麻酔導入 2-2.5 mg/kg 麻酔維持 4-10 mg/kg/時 TCI 麻酔導入 3.0 µg/mL TCI 麻酔維持 2-5 µg/mL	30秒	5-15分（ボーラス）
チアミラール チオペンタール	イソゾール® ラボナール®	麻酔導入のみに使用	500 mg/V		30秒	10分
ケタミン	ケタラール®	2007年から麻薬指定 解離性麻酔薬	100 mg/5 mL	導入 0.5-2 mg/kg 維持 0.5-1 mg/kg/時~	30秒	10分
デクスメデトミジン		血圧上昇後に低血圧、徐脈になる（2相性） 鎮痛作用あり	200 µg/2 mL	維持 0.2-0.7 µg/kg/分		
ミダゾラム	ドルミカム®		10 mg/2 mL	導入 0.15-0.3 mg/kg 維持 0.03 mg/kg/時~	1分	20分
フルニトラゼパム	ロヒプノール® サイレース®	睡眠導入は強力	2 mg/1 mL	0.01 mg/kg~ 緩徐静注	1分	60分
ジアゼパム	セルシン®	抗不安作用が強い、血管痛強い	5 mg/1 mL 10 mg/2 mL	5-10 mg	1分	60分
ドロペリドール	ドロレプタン®	制吐作用あり	25 mg/10 mL	NLA原法 0.2 mg/kg （+4 µg/kg フェンタニル） 0.625 mg-2.5 mg 制吐作用	3分	120分

レミフェンタニル　*remifentanil*
（麻酔用麻薬）

【適応】 全身麻酔の導入・維持（術後鎮痛には使用できない）

【用法・用量】
- 成人では他の全身麻酔剤を必ず併用
- 麻酔導入：通常、0.5 μg/kg/分で持続静注
- 麻酔維持：0.25 μg/kg/分で持続静注
- 最大 2.0 μg/kg/分を超えない
- 定常状態の血中濃度（予測値）
  μg/kg/分×25 程度になる見込み
  0.2 μg/kg/分であれば、5.0 ng/mL（予測）

【副作用】
- 血圧低下、徐脈、筋強直、声門閉鎖、シバリング

【注意】 CSHT（Context-sensitive half time）は投与時間によらず約3分なので、シリンジポンプの停止に注意（図1-5）

図1-3　血中濃度の推移

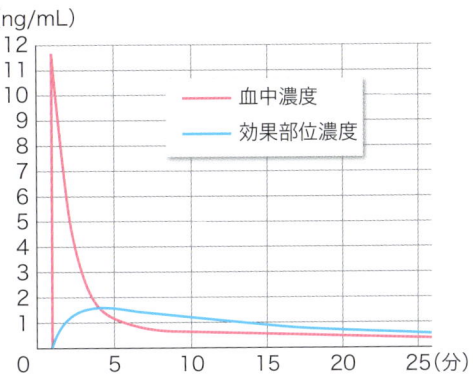

フェンタニル100 μgを静注後の血中濃度（ピンク）と効果部位濃度（青）の推移
血中濃度はすぐにピークに達するが、効果部位濃度は5分後にピークになる

図1-4　TCIポンプの概観と設定パネル

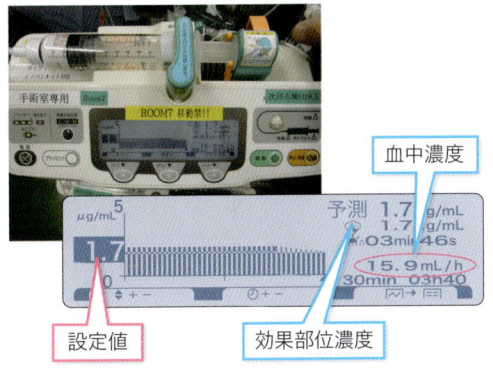

図1-5　各種薬剤のCSHT

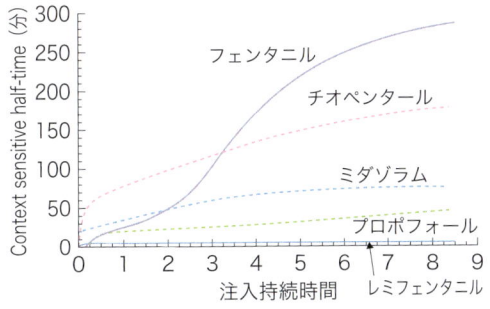

(Hughes MA, Jacobs JR, Glass PSA : Context sensitive half-time in multicompartment pharmacokinetic models for intravenous anesthesia. Anesthesiology 76 : 334, 1992 より一部改変)

術中	術後(ICU)	副作用	備考
○	○ TCIは不可	血圧低下 徐脈	小児の術後鎮静は禁忌
○ 麻酔導入	○ 抗痙攣、脳保護	呼吸停止	
○		唾液分泌亢進 交感神経緊張	
△ 保険適応はない	○	徐脈	
○	○	舌根沈下	ベンゾジアゼピン系
○ 鎮静	○		ベンゾジアゼピン系
○ 鎮静	○		ベンゾジアゼピン系
○	○ 制吐剤として	QT延長 錐体外路症状 血圧低下	QT延長を要監視

※CSHT：持続静脈投与終了後に血中濃度が50%低下するまでの時間

フェンタニル® Fntanyl®（100 μg/2mL、250 μg/5mL）
フェンタニル fentanyl（麻酔用麻薬）
【適応と用量】
全身麻酔の導入・維持、術後疼痛
★全身麻酔の導入と維持、急性疼痛（術後）
［静脈内］1-2 μg/kg ゆっくり静注
以後 1-2 μg/kg/時で持続静注
★術後疼痛
［硬膜外］25-100 μg 単回投与　25-100 μg/時で持続投与
［くも膜下］5-25 μg くも膜下注入
【注意】硬膜外投与、くも膜下投与は十分に熟練した医師のみが行うこと
【副作用】頻脈、血圧上昇、呼吸抑制

モルヒネ塩酸塩® Morphine hydrochloride（10 mg/1 mL、50 mg/5 mL）（麻薬）
【適応と用量】
★術後疼痛　5-10 mg　筋注または皮下注
★（硬膜外投与）1-3 mg
★（クモ膜下投与）硬膜外投与の約 1/5-1/10
【注意】硬膜外投与、くも膜下投与は十分に熟練した医師のみが行うこと
【副作用】呼吸抑制（呼吸数↓）、血圧低下、排尿障害、悪心・嘔吐、皮膚掻痒感、迷走神経刺激作用
【禁忌】気管支喘息

ペチジン®/オピスタン® Pethidine/Opystan®（35 mg/mL、50 mg/mL）
ペチジン pethidine（麻薬）

ペチロルファン® Pethilorfan（35 mg/1 mL、50 mg/1 mL）
ペチジン＋レバロルファン pethidine＋levallorphan
【適応と用量】
前投薬、シバリング抑制、術後鎮痛・鎮静
0.5-1 mg/kg

Ⅱ．非麻薬性鎮痛剤

ペンタジン®/ソセゴン® Pentagin/Sosegon（15 mg/1 mL、30 mg/1 mL）
ペンタゾシン pentazocine
【適応と用量】
★急性疼痛（術後）　15 mg-30 mg を筋注
★術中の鎮痛補助　0.5-1.5 mg/kg　静注
【副作用】頻脈、血圧上昇、軽度呼吸抑制

レペタン® Lepetan (0.2 mg/1 mL、0.3 mg/1.5 mL)
ブプレノルフィン buprenorphine
【適応と用量】
★術中の鎮痛補助　4-8 μg/kg　静注
★術後疼痛　0.2-0.3 mg（4-8 μg/kg）筋注
（硬膜外投与）2-4 μg/kg を生食 5-10 mL に混ぜて投与
（クモ膜下投与）硬膜外投与の約 1/2
【副作用】悪心・嘔吐、ふらつき、呼吸抑制、鎮静
【注意】ナロキソンでは、完全に拮抗できない

セダペイン® Sedapain（15 mg/1 mL）
エプタゾシン eptazocine
【適応と用量】
★急性疼痛（術後）　15 mg 筋注または皮下注
【特徴】オピオイド受容体

μ受容体…アンタゴニスト
κ受容体…アゴニスト
α受容体…作用しない

【副作用】悪心・嘔吐、発汗、口渇、めまい

◆オピオイド拮抗薬

ナロキソン塩酸塩®　*Naloxone（0.2 mg/1 mL）*

レペタン以外の麻薬拮抗性鎮痛薬や麻薬は完全拮抗できる

【適応と用量】
- ★0.1 mg ずつ使用（50 kg の人で、1.0 mg まで使用可）
  2-20 μg/kg　静注
- ★効果持続は約 40 分なので、効果がきれたときは再投与が必要

【特徴】オピオイド受容体で競合的に作用を拮抗

【副作用】疼痛の増強、血圧上昇、肺水腫、悪心・嘔吐、不整脈

鎮静薬使用の実際

I．チオバルビツレート

イソゾール®/ラボナール®　*Isozol/Ravonal（500 mg/20 mL）*

チアミラール　thiamyral
チオペンタール　thiopental

【適応と用量】
- ★麻酔導入（維持には使えない）
  入眠量　3 mg/kg　静注
  導入量　5 mg/kg（低蛋白血症では減量）

【副作用】呼吸抑制、循環抑制、副交感神経刺激［しゃっくり、喉頭痙攣、気管支痙攣おきやすい］

- ★脳保護
  初回量　10-30 mg/kg
  持続　3-10 mg/kg/時

II．非バルビタール剤

1．プロポフォール

ディプリバン®　*（200 mg/20 mL）*
Diprivan（500 mg/50 mL）

プロポフォール　propofol

【適応と用量】
- ★麻酔導入　2-2.5 mg/kg　静注
  （投与速度　0.05 mL/kg/10 秒）
- ★麻酔維持　4-10 mg/kg/時
- ★人工呼吸中の鎮静（ICU で）
  開始　0.3 mg/kg/時
  維持　0.3-3 mg/kg/時　適宜増減

【禁忌】本剤の成分に過敏症、妊産婦、15 歳以下の ICU での鎮静

【副作用】低血圧、舌根沈下、一過性無呼吸

ディプリバン注—キット®
Diprivan（200 mg/20 mL、500 mg/50 mL）

プロポフォール　propofol

【適応と用量】
- ■TCI 機能（ディプリフューザー）を用いない場合
  mL/時　で設定する
  麻酔でも ICU（人工呼吸中の鎮静）でも使用できる
- ■TCI 機能（ディプリフューザー）を用いる場合
  目標血中濃度　μg/mL で設定する
  麻酔でしか使用できない（ICU では TCI の適応はない）
- ★麻酔導入　3.0 μg/mL
  麻酔維持　2.0-5.0 μg/mL　適宜増減

2. ケタミン

(2007年1月1日より麻薬指定)

ケタラール10®（*200 mg/20 mL*）
ケタラール50®（*500 mg/10 mL*）*Ketalar*
静注用ケタミン（*10 mg/mL*）
筋注用ケタミン（*50 mg/mL*）*Ketamine*

【適応と用量】
麻酔導入と維持
☆1-2 mg/kg　静注／5-10 mg/kg　筋注
　追加投与
　持続点滴　10-30 μg/kg/分
　　　　　　0.5 mg/kg（15-30分ごと）静注

【特徴】鎮痛作用強い（体性痛に効くが、内臓痛には効かない）、気管支拡張作用

【副作用】脳圧亢進、脳酸素消費量増大、心拍数↑、血圧、唾液・気管分泌亢進、体動、不随意運動、悪夢、嘔吐

3. ベンゾジアゼピン系

【作用】抑制性のGABAニューロンのシナプス後膜に存在するベンゾジアゼピン受容体にアゴニストとして高い親和性で結合し、GABA親和性を増大させることによりGABAニューロンの作用を特異的に増強させる。受容体との結合20％で抗不安作用、50％で鎮静作用、60％以上で意識消失

ホリゾン®　*Horizon*（*10 mg/2 mL*）
セルシン®　*Cercine*（*5 mg/1 mL、10 mg/2 mL*）
ジアゼパム　*diazepam*

【適応と用量】
［全身麻酔導入］0.2-0.3 mg/kg 静注
［局所麻酔時の鎮静］10 mLに希釈し1 mgずつ緩徐静注
［抗痙攣薬として］0.2 mg/kg　緩徐静注

【副作用】順行性健忘、呼吸抑制強い、舌根沈下

【特徴】抗痙攣作用、抗不安作用

ロヒプノール®/サイレース®
Rohypnol®/Silece®（*2 mg/1 mL*）
フルニトラゼパム　*flunitrazepam β*

【適応と用量】
［全身麻酔導入］0.02-0.03 mg/kg 静注
［局所麻酔時の鎮静］0.01-0.03 mg/kg 緩徐静注
（1 mg/1分以上かけて）

【特徴】睡眠導入は他のベンゾジアゼピン系薬より強力

ドルミカム®　*Dormicum*（*10 mg/2 mL*）
ミダゾラム　*midazolam*

【適応と用量】
［麻酔前投薬］0.08-0.10 mg/kg　筋注（手術前　30-60分）
［全身麻酔の導入および維持］0.15-0.30 mg/kg　静注　1分以上かけて
必要に応じて初回量の半量から同量追加

【副作用】呼吸抑制強い、舌根沈下（筋弛緩作用強い）、血圧低下、しゃっくり

◆ベンゾジアゼピン拮抗薬

アネキセート®　*Anexate*（*0.5 mg/5 mL*）
フルマゼニル　*flumazenil*

【適応と用量】
ベンゾジアゼピン系薬剤による鎮静の解除、呼吸抑制の改善
初回量：0.2 mg　静注
（4分後より）
追加：0.1 mg（1分ごと効果あるまで）
総投与量　1 mg：ICUでは2 mgまで可
再入眠に注意

プレセデックス®　*Precedex*（200 μg/2 mL）
デクスメデトミジン塩酸塩　*Dexmedetomidine*（100 μg/mL）　α2刺激剤

【適応】
集中治療下の人工呼吸中および抜管後における鎮静
（局所麻酔下における非挿管での手術および処置時の鎮静）

【用量】
★ 初期投与量　6 μg/kg/時　10分間静注後
★ 維持量　0.2-0.7 μg/kg/時　持続静注（適宜調節）

【副作用】
α_2受容体刺激作用（低血圧、高血圧、徐脈）、迷走神経の緊張が亢進

文献
・医療用医薬品の添付文書情報（独立行政法人　医薬品医療機器総合機構）http://www.info.pmda.go.jp/info/iyaku_index.html
・麻酔薬および麻酔関連薬　使用ガイドライン第3版―日本麻酔科学会
　http://www.anesth.or.jp/guide/index.html

〈讃岐美智義〉

[薬剤の知識]
筋弛緩薬

> **POINT**
> ▶神経筋接合部で伝達を阻害する
> ▶非脱分極性と脱分極性筋弛緩薬がある
> ▶バッグマスク換気や気管挿管（声門上器具）の準備は必須
> ▶呼吸抑制（停止）発生を念頭に置き対応
> ▶筋弛緩薬投与時には筋弛緩モニターを使用して患者の筋弛緩状態を把握する

筋弛緩薬とは

　筋弛緩薬は気管挿管時の開口と術中の筋弛緩状態の維持を目的に使用されます。筋弛緩薬は、神経終末と筋肉のあいだにある神経筋接合部で、伝達物質のアセチルコリン（ACh）が神経終末から放出されてACh受容体に結合することによりおきる神経—筋の反応を、ACh受容体を競合的に占拠することにより神経伝達を阻害します（図1-6）。

筋弛緩薬の種類

　非脱分極性と脱分極性筋弛緩薬があります。脱分極性筋弛緩薬は、はじめに筋の収縮を起こしたのち筋の弛緩状態になります。このため、効果発現時には線維束攣縮と呼ばれる手足末梢側に拡がる筋肉のふるえが観察されます。非脱分極性筋弛緩薬では、ACh受容体を遮断してAChが作用しないようにすることにより筋弛緩状態になります。

▼管理を行う上で知っておいて欲しいこと

　筋弛緩薬は覚醒しているときには使用してはいけません。必ず、意識がない状態（入眠を確認したのち）で使用します。筋弛緩は、鎮静をやめたときには、拮抗する薬物を投与するなどして必ず回復させておくことが必要です。

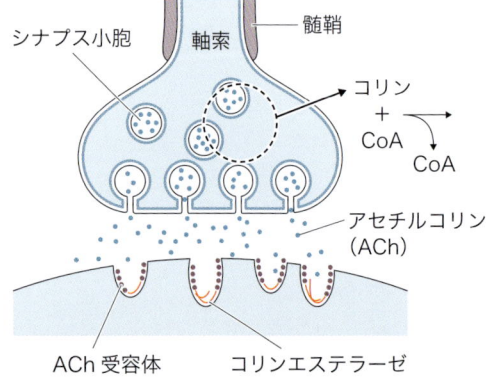

図1-6 神経筋接合部

神経伝達物質であるAChはコリンエステラーゼで加水分解されて失活する。

筋弛緩薬の拮抗

　筋弛緩効果を確実に消失させるために筋弛緩薬を拮抗する薬物を投与します。これを筋弛緩のリバースと呼びます。脱分極性筋弛緩薬には拮抗薬はなく、効果が消失するまで待つ必要があります。効果作用時間は5〜10分程度です。

　非脱分極性筋弛緩薬では効果持続時間が30分程度であるため、効果残存時には筋弛緩のリバースが有効です。スガマデックスの抱接という機序によるもの（図1-7）と、抗コリンエステラーゼ薬によるコリンエステラーゼを阻害してアセチルコリンを一時的に増加させる機序によるものがあります（図1-8）。

　スガマデックスはロクロニウムとベクロニウムにしか効果はなく、抗コリンエステラーゼ薬による方法は、すべての非脱分極性筋弛緩薬に効果があります。ただし、スガマデックスは、深い筋弛緩状態からリバース可能ですが、抗コリンエステラーゼ薬によるものは自発呼吸が存在するか、筋弛緩モニターのTOFモード（☞p.215）でT4の出現後でなければ、再度、筋弛緩効果が発現する危険性を持っています。

図1-7　包接（スガマデックス-ロクロニウム）

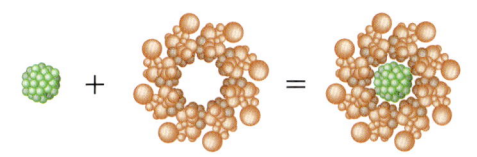

ロクロニウム　スガマデックス　包接体

スガマデックスは、その空間にロクロニウムを取り込み、包接体を作ります。包接体は、ほとんど解離せずに尿中に排泄されます。

筋弛緩薬使用の実際

[筋弛緩薬]

Ⅰ. 非脱分極性筋弛緩薬

エスラックス®　*Eslax*（25 mg/2.5 mL、50 mg/5 mL）

ロクロニウム　*rocuronium*

【用法・用量】
初回量（通常）　0.6 mg/kg（上限量 0.9 mg/kg）
追加　0.1〜0.2 mg/kg
持続注入時　7 μg/kg/分で開始

【使用上の注意】
・持続注入時は、筋弛緩モニターを行い速度調節
・持続時間は用量依存性のため初回量 0.9 mg/kg では要注意

【特徴】脱分極性筋弛緩薬並みの効果発現時間

図1-8　抗コリンエステラーゼ薬の作用

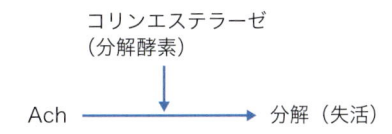

コリンエステラーゼ（分解酵素）
Ach ━━━▶ 分解（失活）

コリンエステラーゼ（分解酵素）　抗コリンエステラーゼ
Ach↑　✗　分解（失活）

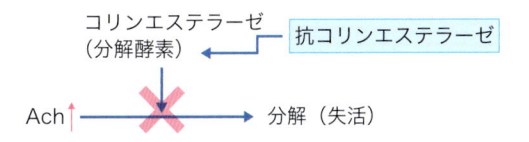

抗コリンエステラーゼでコリンエステラーゼを阻害するとAchは分解されなくなり、神経筋接合部のAchが増加します。多数になったAchが非脱分極性筋弛緩薬をAch受容体から追い出します。しかし、抗コリンエステラーゼの作用がなくなると、非脱分極性筋弛緩薬が戻ってくる可能性があります。

セボフルラン併用では作用持続が延長
- 作用発現　60-90 秒
- 作用持続　20-30 分
- 尿中排泄　30%
- 胆汁中排泄　70%

【禁忌】重症筋無力症、筋無力症候群

マスキュラックス® *Musculax*（4 mg/A、10 mg/V）
ベクロニウム　*vecuronium*

初回量：0.08-0.1 mg/kg　静注
必要に応じ 0.02-0.04 mg/kg　追加
排泄半減期　11 分
作用持続　20-30 分
尿中排泄　15-30%（腎機能障害患者でも注意）
胆汁中排泄　40-50%

【相】心血管系への相互作用ほとんどなし
ただし、フェンタニルと併用すると徐脈傾向

【注意】プライミング：入眠前に 0.01-0.02 mg/kg 程度入れて受容体をあらかじめ占拠しておくと初回量投与後の効果が速い

II. 脱分極性筋弛緩薬

スキサメトニウム® *Suxamethonium*（100 mg/5 mL）
レラキシン®　*Relaxin*（200 mg/V）
スキサメトニウム　*suxamethonium*（サクシニルコリン）

これらはアセチルコリンに似た作用を持ち、神経筋接合部で終板に作用して脱分極をおこすが分解が緩徐なため脱分極が長時間持続する結果、再分極が遅れて筋弛緩を生じる（脱分極性）

☆ 1 mg/kg　追加　0.5 mg/kg
★（プレキュラリゼーションしたとき）
1.5 mg/kg

追加投与時
① 徐脈に注意
② Phase II ブロック※に注意

Fasciculation（筋弛緩前の脱分極時に起きる筋線維束攣縮）：眼圧↑、胃内圧↑、術後筋肉痛

※ Phase II ブロック：脱分極性筋弛緩薬が非脱分極性のようなふるまいに変わること

[筋弛緩薬拮抗薬]

I. 抗コリンエステラーゼ剤

ワゴスチグミン®　*Vagostigmin*（0.5 mg/1 mL）
ネオスチグミン　*neostigmine*

神経筋接合部における伝達物質であるアセチルコリンを分解するコリンエステラーゼを一時的に不活化して、間接的にアセチルコリンの作用を増強。ワゴスチグミン自体もアセチルコリン様作用あり。

【適応と用法】
① 非脱分極性筋弛緩薬のリバース
0.02-0.06 mg/kg　静注（緩徐）最大 5 mg
静注時には硫酸アトロピン 0.01-0.02 mg/kg と併用
成人で　ワゴスチグミン 4 A ＋アトロピン 2 A※
筋弛緩モニターによる回復または自発呼吸（CO_2 が正常時に）を確認した後に用いる
作用発現時間　7 分
効果持続時間　50-120 分
排泄半減期　70-80 分
② 重症筋無力症
（成人）0.5 mg　皮下または筋注
③ 機能的腸管麻痺、手術後や分娩後の排尿

困難

（成人）0.25-0.5 mg　皮下または筋注

【注意】喘息患者、冠動脈狭窄患者

※静注時にはワゴスチグミン：アトロピン＝2：1の割合で混合して用いる

◆スガマデクス

ブリディオン®／スガマデクスナトリウム

Bridion（1 A/200 mg 2 mL or 1 A/500 mg 5 mL）

ロクロニウムやベクロニウムを非可逆的に包接し、その薬理作用を失活させる。筋弛緩回復剤。

【適応】ロクロニウム又はベクロニウムによる筋弛緩状態からの回復※

※パンクロニウムやスキサメトニウムには効果が弱い（ない）ので使用しないこと。

【用法・用量】
(1) 浅い筋弛緩状態（筋弛緩モニターにおいて四連（TOF）刺激による2回目の収縮反応（T2）の再出現を確認した後）：2 mg/kg
(2) 深い筋弛緩状態（筋弛緩モニターにおいてポスト・テタニック・カウント（PTC）刺激による1〜2回の単収縮反応（1-2 PTC）の出現を確認した後）：4 mg/kg
(3) ロクロニウム挿管用量投与直後に緊急に筋弛緩状態からの回復を必要とする場合：（ロクロニウム投与3分後）16 mg/kg

【禁忌】本剤の成分に対し過敏症の既往歴のある患者

【副作用】ほとんどみられない。

【効果発現や持続時間】効果発現は、浅い筋弛緩（TOFでT2出現時）では1.4分、深い筋弛緩（PTC1〜2）では2.7分でTOF比0.9まで回復する。

挿管量のロクロニウムを投与した3分後にスガマデクス16 mg/kgを投与した場合には、3分程度でT1 90％まで回復する。効果はほぼ非可逆的でスガマデクスとロクロニウムが結合した錯体の半減期は2時間程度である。

TOFは、筋弛緩モニター参照（☞p.158）

【注意】
投与前後に筋弛緩モニターを使用して患者の筋弛緩状態を把握することが重要である。

〈讃岐美智義〉

[薬剤の知識]
抗不整脈薬

> **POINT**
> - 不整脈の原因となるような器質的疾患がなくとも不整脈は起こりうる
> - 積極的な治療を必要とする不整脈に対応する方法を知る
> - 抗不整脈薬の分類を知っておく
> - 緊急を要する不整脈を認めた場合には、心肺蘇生などの処置とともに抗不整脈薬の投与を考える

不整脈の原因と使用できる抗不整脈薬

循環作動薬では、抗不整脈薬（脈拍や心調律を調整する薬剤）を取り扱います。

周術期、特に麻酔や手術に関連した不整脈は、循環器疾患でなくとも起きることが多いため、不整脈の原因と使用できる抗不整脈薬について知っておくことが大切です。

たとえば、揮発性麻酔薬は、不整脈誘発作用をもっていますし、心筋のアドレナリン感受性を亢進させて不整脈を引き起こします。術野での血管収縮（止血）目的で投与するアドレナリンや、手術刺激による交感神経興奮などでアドレナリンが遊離されると、上室性・心室性頻拍や心室性期外収縮が生じます。麻酔薬によって副交感神経優位になることや、手術操作による迷走神経反射、心臓の刺激伝導系の抑制などにより房室ブロック、脚ブロックなどが生じることもあります。これらに加えて、不適切な人工呼吸中の換気や電解質異常なども不整脈を引き起こす原因となります。これらの理由により、日常生活や術前検査で不整脈を認めなくても、頻繁に不整脈を経験します。重要なことは、周術期の不整脈は心臓が悪いから起きるのではないこと、それ以外の原因が何であるかを把握することです。

不整脈の種類

不整脈を大きく2つに分けると、頻拍性不整脈と徐拍性不整脈ですが、いずれも放置すると生命にかかわるものがあるため、瞬時に判断して対応できることが大切です。

頻拍性不整脈には、心室細動、心室性頻拍、心室性期外収縮（多源性、R on Tなど）、上室性頻拍、上室性期外収縮、心房細動・粗動などがあります。徐拍性不整脈には房室ブロック、洞不全症候群などがあります。いずれも器質的要因のものと麻酔薬や電解質異常によるものがあります。後者では原因の除去がまず優先されます。

これらのうち、積極的な治療を必要とするものは致死的不整脈や血行動態の悪化や心機能を低下させるもの、症状の強い頻拍性不整

脈です。

抗不整脈薬とは

抗不整脈薬とは心拍の速度とリズムを調節する薬剤と定義することができます。その使用にあたっては原因を突き止める必要があります。また、緊急を要する不整脈を認めた場合には、心肺蘇生などの処置とともに抗不整脈薬の投与を考える必要があります。

抗不整脈薬の分類と種類

従来から Vaughan Williams（ボーンウイリアムズ）分類（表 1-7）が使われています。

抗不整脈薬使用の実際

[徐拍性不整脈]
① 硫酸アトロピン®
② プロタノール L®
③ 緊急ペーシング
上から順に施行する

アトロピン　*Atropin*（0.5 mg/1 mL）

【適応】・迷走神経性徐脈、迷走性神経性房室伝導障害、その他の徐脈、房室伝導障害
（その他）
・麻酔前投薬、胃・十二指腸潰瘍における分泌並びに運動亢進、胃腸の痙攣性疼痛、痙攣性便秘、胆管、尿管の疼痛、有機リン系の薬物や副交感神経薬物の中毒

【使用法】
★ 0.005 mg/kg〜0.01 mg/kg（約 50 kg の人で 1/2 A から 1 A）静注

表 1-7 Vaughan Williams（ボーンウイリアムズ）分類

I群（Naチャネル抑制）	Ia群	QRS↑、QT↑（APD 延長）	アミサリン® リスモダン P® シベノール®
	Ib群	QRS→、QT↓（APD 短縮）	キシロカイン® メキシチール® フェニトイン® アスペノン®
	Ic群	QRS↑、QT→（APD 不変）	タンボコール® サンリズム®
II群（β遮断薬）		交感神経β遮断作用	オノアクト® ブレビブロック® インデラル®
III群（Kチャネル抑制）		APD 延長し不応期を延長	アンカロン® シンビット® （施設・患者限定薬）
IV群（Caチャンネル抑制）		Caチャンネル拮抗作用	ワソラン® ヘルベッサー®
V群	D	Na-K ポンプ抑制、ムスカリン受容体刺激作用	ジゴシン® ジギラノゲン C®
	ATP	アデノシン受容体刺激作用	アデホス®

APD：活動電位時間

★2A投与しても効果のないとき追加投与不可

徐脈時、少量ではかえって徐脈を助長

【特徴】副交感神経遮断作用（散瞳、眼内圧上昇、頻脈、気道・口腔内分泌抑制、消化管運動抑制、気管支拡張）

【禁忌】緑内障、前立腺肥大

プロタノールL®　*Proternol-L（0.2 mg/1 mL）*
イソプレナリン　*isoprenalline（β）*

【適応】アダムストークス症候群（徐脈型）の発作時、手術後の低心拍出量症候群、心筋梗塞や最近ない毒素による心不全、気管支喘息の重症発作時

【使用法】【希釈法】

★（シリンジ）1Aを全量333÷体重（kg）mLに希釈

0.01 μg/kg/分＝1 mL/時

★0.01 μg/kg/分で開始し効果があらわれるまで増量

（0.01〜0.5 μg/kg/分）最大 0.5 μg/kg/分まで

★10 mLに希釈して1 mLずつ　静注

【特徴】気管支拡張、収縮期圧↑、拡張期圧↓ 心拍数↑、心収縮力↑、末梢血管抵抗↓

【注意】末梢血管拡張のため拡張期血圧低下 過量投与で不整脈誘発作用（＋）⇒心筋酸素消費量↑↑

心肺蘇生には第一選択とはしない⇒（硫酸アトロピン使用）

カテコールアミンの中で最も陽性変時作用が強い

【禁忌】HOCM（肥大型心筋症）、ジギタリス中毒

[頻拍性不整脈]

● 上室性頻拍

オノアクト®　*50 mg/1 A*（短時間作用性βブロッカー）
ランジオロール　*landiolol*

【適応】手術時の頻脈性不整脈（心房細動、心房粗動、洞性頻拍）に対する緊急処置

【使用法】1分間 0.125 mg/kg/分で持続静注後、0.04 mg/kg/分持続静注。

0.01〜0.04 mg/kg/分で適宜調節（投与中は心拍数、血圧を連続測定）

【希釈法】

★1Aを20 mLに希釈し、体重50 kgでは1分間のみ 2.5 mL/分投与後、12-48 mL/時で持続

慎重投与症例では（血圧も異常に低下するので要注意）

【禁忌】ブレビブロックに同じ

【慎重投与】ブレビブロックに同じ

【注意】ブレビブロックに同じ

ブレビブロック®（*100 mg/10 mL*）（短時間作用性βブロッカー）
エスモロール　*Esmolol*

【適応】手術時の上室性頻脈性不整脈（心房細動、心房粗動、洞性頻拍）に対する緊急処置

【使用法】1回 0.1 mL/kg（1 mg/kg）を30秒間で心電図監視下に静注。50 kgで1/2 A 年齢、症状により適宜減量

【禁忌】β遮断剤の成分に過敏症の既往、糖尿病性ケトアシドーシス、代謝性アシドーシスのある患者、洞性徐脈、房室ブロック（Ⅱ、Ⅲ度）、洞房ブロック、洞不全症候群、心原性ショックの患者、肺高血圧による右心

不全、うっ血性心不全、未治療の褐色細胞腫
【慎重投与】気管支喘息、低血圧、脱水、コントロール不良な糖尿病、末梢循環障害、出血量の多いとき、低左室機能
（血圧も異常に低下するので要注意）
【注意】血圧低下、房室ブロックに注意、肺水腫、気管支痙攣

インデラル®　*Inderal*（2 mg/2 mL）
プロプラノロール　*propranolol*（βブロッカー）
【適応】狭心症、期外収縮（上室性、心室性）、発作性頻拍（上室性、心室性）、頻拍性心房細動（徐拍効果）、麻酔に伴う不整脈、新鮮心房細動、洞性頻拍、褐色細胞腫手術時
【使用法】
★（覚醒時）成人で 2-10 mg を緩徐に静注
★（麻酔中）1-5 mg を緩徐に静注
10 mL に希釈（0.2 mg/mL）して 1-2 mL ずつ使用
成人で 2.5 A まで使用可能
半減期 2 時間以上
【注意】ブレビブロックに同じだが、半減期が長いので要注意
【禁忌】ブレビブロックに加えて、気管支喘息のおそれのある患者、異型狭心症、チオリダジン投与中

● Ca 拮抗薬

ワソラン®　*Vasolan*（5 mg/2 mL）
ベラパミル　*verapamil*（Ca 拮抗剤）　Ⅳ群
★適当に希釈して 5 分程度かけて 1 A をゆっくり静注
　効果のないときは 2 A（10 mg）まで使用可能
★0.05-0.1 mg/kg

【適応】頻脈性不整脈（発作性上室性頻拍、発作性心房細動、心房粗動）、徐拍化による心拍数コントロール
【注意】房室ブロックを生じるので必ず ECG モニター下に静注
降圧作用もある

ヘルベッサー®　*Herbesser*（50 mg/A）
ジルチアゼム　*diltiazem*（Ca 拮抗剤）　Ⅳ群
アミサリン®　*Amisalin*（100 mg/1 mL）
プロカインアミド　*procainamide*　Ⅰa 群
★1 A-2 A を希釈してゆっくり静注（2 mg/kg）
総量 6 A まで使用可能
【適応】頻脈性不整脈
【禁忌】房室伝導障害、うっ血性心不全、重症筋無力症

アデホス-L®　*Adetphos*
（10 mg/2 mL、20 mg/2 mL、40 mg/2 mL）
ATP　アデノシン三リン酸二ナトリウム

アンチレクス®　*Antirex*（10 mg/1 mL）
エドロホニウム　*edrophonium*
★10 倍希釈（1 mg/mL）して 1-2 mL ずつ使用
全量 1 A まで使用可
【注意】気管支痙攣、低血圧、心停止
房室ブロック、徐脈、PVC
【禁忌】気管支喘息（慢性閉塞性肺疾患）、心不全、SSS

> 抗コリンエステラーゼ剤 → 迷走神経刺激
> ↓
> 心筋収縮力低下、伝導遅延（ペースメーカー細胞）
>
> α刺激剤で血圧を一過性に上昇させると反射的に心拍が減少することがある（メキサン、ネオシネジン）

リスモダン P® *Rythmodan P（50 mg/5 mL）*
ジソピラミド *disopyramide* Ⅰa 群
★ 1-2 mg/kg 5-10 分かけて静注
【注意】抗コリン作用（口渇、眼の乾燥、尿閉、頻脈）
房室ブロック

● 心室性期外収縮（PVC）

キシロカイン 静注用 2%® *Xylocaine*（100 mg/5 mL）
リドカイン *lidocaine*
【適応】期外収縮（上室性、心室性）、発作性頻拍（上室性、心室性）、急性心筋梗塞および手術に伴う心室性不整脈の予防
【使用法】
★ 1-2 mg/kg 緩徐に静注（1/2 A-1 A）
★ その後 1-4 mg/kg/時で点滴静注（維持）
【禁忌】アダムスストークス症候群、洞性徐脈、うっ血性心不全
【注意】注入速度が速すぎると血圧低下、局麻中毒

インデラル® *Inderal（2 mg/2 mL）*
プロプラノロール *propranolol*（βブロッカー）
★（覚醒時）成人で 2-10 mg を緩徐に静注
★（麻酔中）1-5 mg を緩徐に静注
★ 20 mL に希釈（0.1 mg/mL）して 1-2 mL ずつ使用
成人で 2.5 A まで使用可能
半減期 1 時 ISA（−）
【適応】高血圧、狭心症（異型狭心症を除く）、急性冠症候群、期外収縮（上室性、心室性）、頻拍症（発作性上室性頻拍、心房頻拍、心房細動、心房粗動、房室接合部性頻拍）、肥大型閉塞性心筋症、麻酔中の不整脈・高血圧、甲状腺機能亢進症などに起因する不整脈・高血圧、褐色細胞腫
【注意】血圧低下、房室ブロックに注意
肺水腫、気管支痙攣
半減期が長いので要注意
【禁忌】心不全、高度の徐脈、房室ブロック、高度の低血圧、気管支喘息のおそれのある患者、異型狭心症、チオリダジン投与中
ISA（intrinsic sympathomimetic action）
内因性交感神経刺激作用
　β1 作用：心機能、lipolysis、代謝亢進、小腸運動抑制
　β2 作用：気管支拡張、血管拡張、子宮筋弛緩

オノアクト® *Onoact（50 mg/A）*
ランジオロール *landiolol*
短時間作用性βブロッカー Ⅱ群
【適応】手術時の頻脈性不整脈（心房細動、心房粗動、洞性頻脈）に対する緊急処置
★ 1 分間 0.125 mg/kg/分で静注後、0.04 mg/kg/分（40 μg/kg/分）静注
★ 0.01-0.04 mg/kg/分（10-40 μg/kg/分）で適宜調節
（投与中は心拍数、血圧を連続測定）
【希釈法】1 A を 20 mL に希釈し、50 kg で

1分間のみ 2.5 mL/分投与後、12-48 mL/時で持続

★（シリンジ）1 A（50 mg）を全量 834÷体重（kg）mL に希釈

1 μg/kg/分＝1 mL/時

【慎重投与】気管支喘息、低血圧、脱水、コントロール不良な糖尿病、末梢循環障害、大量出血、低左室機能（血圧も異常低下するので要注意）

【注意】血圧低下、房室ブロック、肺水腫、気管支痙攣

【禁忌】β遮断薬の成分に過敏症の既往、糖尿病性ケトアシドーシス、代謝性アシドーシス、洞性徐脈、房室ブロック（Ⅱ、Ⅲ度）、洞房ブロック、洞不全症候群、心原性ショック、肺高血圧による右心不全、うっ血性心不全、未治療の褐色細胞腫

ブレビブロック®　*Brevibloc*（100 mg/10 mL）
エスモロール　*Esmolol*
短時間作用性βブロッカー　Ⅱ群

【適応】手術時の頻脈性不整脈（心房細動、心房粗動、洞性頻脈）に対する緊急処置

★1回 0.1 mL/kg（1 mg/kg）を30秒間で心電図監視下に静注。50 kg で 1/2 A 年齢、症状により適宜減量

【慎重投与】オノアクトに同じ
【注意】オノアクトに同じ
【禁忌】オノアクトに同じ

インデラル®　*Inderal*（2 mg/2 mL）
プロプラノロール　*propranolol*（βブロッカー）　Ⅱ群

★（覚醒時）成人で 2-10 mg を緩徐に静注
★（麻酔中）1-5 mg を緩徐に静注

★20 mL に希釈（0.1 mg/mL）して 1-2 mL ずつ使用

成人で 2.5 A まで使用可能

半減期 1 時　ISA（－）

【適応】高血圧、狭心症（異型狭心症を除く）、急性冠症候群、期外収縮（上室性、心室性）、頻拍症（発作性上室性頻拍、心房頻拍、心房細動、心房粗動、房室接合部性頻拍）、肥大型閉塞性心筋症、麻酔中の不整脈・高血圧、甲状腺機能亢進症などに起因する不整脈・高血圧、褐色細胞腫

【注意】血圧低下、房室ブロックに注意
肺水腫、気管支痙攣
半減期が長いので要注意

【禁忌】心不全、高度の徐脈、房室ブロック、高度の低血圧、気管支喘息のおそれのある患者、異型狭心症、チオリダジン投与中

ISA（intrinsic sympathomimetic action：内因性交感神経刺激作用）

β1作用：心機能、lipolysis、代謝亢進、小腸運動抑制

β2作用：気管支拡張、血管拡張、子宮筋弛緩

ワソラン®　*Vasolan*（5 mg/2 mL）
ベラパミル　*verapamil*（Ca拮抗剤）　Ⅳ群

★適当に希釈して5分程度かけて1 A をゆっくり静注

効果のないときは 2 A（10 mg）まで使用可能

★0.05-0.1 mg/kg

【適応】頻脈性不整脈（発作性上室性頻拍、発作性心房細動、心房粗動）、徐拍化による心拍数コントロール

【注意】房室ブロックを生じるので必ず ECG モニター下に静注

降圧作用もある

ヘルベッサー®　*Herbesser（50 mg/A）*
ジルチアゼム　*diltiazem*（Ca拮抗剤）　IV群

アミサリン®　*Amisalin（100 mg/1 mL）*
プロカインアミド　*procainamide*　Ia群
★1A-2Aを希釈してゆっくり静注（2 mg/kg）
総量6Aまで使用可能
【適応】頻脈性不整脈
【禁忌】房室伝導障害、うっ血性心不全、重症筋無力症

アデホス-L®　*Adetphos*
（10 mg/2 mL、20 mg/2 mL、40 mg/2 mL）
ATP　アデノシン三リン酸二ナトリウム

アンチレクス®　*Antirex（10 mg/1 mL）*
エドロホニウム　*edrophonium*
★10倍希釈（1 mg/mL）して1-2 mLずつ使用
全量1Aまで使用可
【注意】気管支痙攣、低血圧、心停止
房室ブロック、徐脈、PVC
【禁忌】気管支喘息（慢性閉塞性肺疾患）、心不全、SSS

抗コリンエステラーゼ薬 → 迷走神経刺激
　　　　　　　　　　　↓
心筋収縮力低下、伝導遅延（ペースメーカー細胞）

α刺激薬で血圧を一過性に上昇させると反射的に心拍が減少することがある（ネオシネジンなど）

リスモダン P®　*Rythmodan P（50 mg/5 mL）*
ジソピラミド　*disopyramide*　Ia群
★1-2 mg/kg　5-10分かけて静注
【注意】抗コリン作用（口渇、眼の乾燥、尿閉、頻脈）
房室ブロック

●心房細動（Af）、心房粗動（AF）

心房細動がおこると心拍出量が20-30%↓
慢性の心房細動と心拍数　90以下（治療不用）
頻脈をともなう場合が治療対象

ジギラノゲン C®　*Digilanogen-C*
（0.4 mg/2 mL）
デスラノシド　*deslanoside*
★初回0.4-0.6 mg　以後2-4時間ごと0.2 mg静注
効果が現れるまで続けるが、1-2 mgの飽和量を超えてはいけない
維持量：0.2-0.3 mg/日　極量：1.6 mg/日
（小児）20-30 µg/kg
【禁忌】HOCM（肥大型心筋症）、2度以上のAVブロック、SSS、低K血症、高Ca血症
【注意】腎機能低下、高齢者、低K血症、高Ca血症

ジゴシン®　*Digosin（0.25 mg/mL）*
ジゴキシン　*digoxin*
★初回0.25-0.5 mg　以後2-4時間ごとに効果が現れるまで
維持量0.25 mg/日
（原則併用禁忌）塩化スキサメトニウム
（ポイント）血清K値が低いとジギタリス中毒になりやすい

★直流除細動（DCカウンターショック）
☆0.5 Watt/kg/秒より増量（Afの時の開始量）
【禁忌】ジギタリス使用者
※WPW症候群のAfにはジギタリス禁忌　キニジン、インデラル、リスモダン使用

● ジギタリス中毒による不整脈

アレビアチン®　*Aleviatin（250 mg/5 mL）*
フェニトイン　*phenytoin（PHT）*
☆50-100 mgゆっくり静注（10分以上かけて）
【参考】抗てんかん剤でもある

● 心室性期外収縮（PVC）

緊急治療の対象となるのは致命的な不整脈に移行しやすいPVC
① 5 beat/分以上のPVC
② 連結期の短いPVC（RonT）
③ 多源性（多形性）PVC
④ 多発性（shortrun）

静注用キシロカイン2％®　*Xylocaine*
（100 mg/5 mL）
リドカイン静注用2％シリンジ®
Lidocaine for Intravenous Injection 2%
（100 mg/5 mL）
リドカイン　*lidocaine*　Ⅰb群
【適応】期外収縮（上室性、心室性）、発作性頻拍（上室性、心室性）、急性心筋梗塞および手術に伴う心室性不整脈の予防
★1-2 mg/kg緩徐に静注（1-2分で）
★その後1-4 mg/kg/時で点滴静注（維持）
★効果ない場合は5分後同量投与
　1時間の最高基準量は300 mg
★効果の維持：10-20分間隔で同量を追加投与

【禁忌】アダムスストークス症候群、洞性徐脈、うっ血性心不全、アミド型局所麻酔薬の過敏症
【注意】注入速度が速すぎると血圧低下、局麻中毒

メキシチール®　*Mexitil（125 mg/5 mL）*
メキシレチン　*mexiletine*　Ⅰb群
【適応】頻脈性不整脈（心室性）
★125 mg静注5-10分かけて
★1 mg/kg急速静注可

アミサリン®　*Amisalin（100 mg/1 mL）*
プロカインアミド　*procainamide*　Ⅰa群

リスモダンP®　*Rythmodan P*
（50 mg/5 mL）
ジソピラミド　*disopyramide*　Ⅰa群

タンボコール®　*Tambocor（50 mg/5 mL）*
フレカイニド　*flecainide*　Ⅰc群
★1回0.1-0.2 mg/kgをブドウで希釈し血圧心電図の監視下に10分かけて静注150 mg/回まで
【適応】心室性頻脈性不整脈
（症候性の発作性心房細動・粗動、発作性上室性頻拍、心室頻拍、および医師が生命に関わると判定した重症の心室性期外収縮）
【禁忌】うっ血性心不全、高度の房室ブロック、洞房ブロック、心筋梗塞後の無症候性心室性期外収縮あるいは非持続性心室頻拍、妊婦、リトナビル投与中

サンリズム®　*Sunrythm（50 mg/5 mL）*
ピルジカイニド　*pilsicainide*　Ⅰc群

★期外収縮：0.75 mg/kg、頻拍：1.0 mg/kg希釈して 10 分ぐらいで静注
【注意】ヘパリンと配合すると沈殿する。腎機能低下では副作用発現しやすい（排泄遅延）。

[致死性不整脈]

●心室性頻拍（VT）、心室細動（VF）

心拍出量が著しく減少している。
そのようなときには心拍出量減少による症状（低血圧、意識障害、ショック症状、チアノーゼ）を伴っている。

対処はまず、一次救命処置（救急蘇生のABC）を行う。
処置は PVC に準ずる（PVC の使用薬に加えて）。効果がない場合は、下記の薬剤を投与する。

アスペノン® *Aspenon*
（*50 mg/5 mL*、*100 mg/10 mL*）

アプリンジン Ⅰb群 *aprindine*

★10 倍に希釈し 1.5-2 mL/kg（1.5-2 mg/kg）5-10 mL/分で緩徐静注
【禁忌】重篤な刺激伝導障害、重篤な心不全、妊婦

シベノール® *Cibenol*（*70 mg/5 mL*）

シベンゾリン Ⅰa群 *cibenzoline*

★0.1 mL/kg（1.4 mg/kg）を希釈して 2-5 分で静注
【禁忌】高度房室ブロック、高度洞房ブロック、心不全、透析中、緑内障、尿貯留傾向

アンカロン® *Ancaron*（*150 mg/3 mL*）

アミオダロン Ⅲ群 *amiodarone*

★生命に危険のある心室細動、血行動態不安定な心室頻拍（難治性かつ緊急を要する場合のみ）
★必ず輸液ポンプを用いて投与する。

1. はじめの 48 時間まで

【初期急速投与】
125 mg（2.5 mL）を 5％ブドウ糖液 100 mL 入れ、600 mL/時（10 mL/分）の速度で 10 分間投与

【負荷投与】750 mg（15 mL）を 5％ブドウ糖液 500 mL に加え、33 mL/時の速度で 6 時間投与

【維持投与】17 mL/時の速度で合計 42 時間投与

1) 6 時間の負荷投与後、残液を 33 mL/時から 17 mL/時に投与速度を変更し、18 時間投与する。
2) 750 mg（15 mL）を 5％ブドウ糖液 500 mL に加え、17 mL/時の速度で 24 時間投与（塩酸アミオダロンとして 600 mg）。

2. 追加投与

・血行動態不安定な心室頻拍あるいは心室細動が再発し、本剤投与が必要な場合には追加投与できる。
・1 回の追加投与は 125 mg（2.5 mL）を 5％ブドウ糖液 100 mL に加え、600 mL/時（10 mL/分）の速度で 10 分間投与する。

3. 継続投与（3 日以降）

・48 時間の投与終了後、本剤の継続投与が必要と判断された場合は、継続投与を行うことができる。
・750 mg（15 mL）を 5％ブドウ糖液 500 mL に加え、17 mL/時の速度で投与（塩酸アミオダロンとして 600 mg/24 時

間)。

★電気的除細動抵抗性の心室細動あるいは無脈性心室頻拍による心停止

300 mg（6 mL）または5 mg/kgを5％ブドウ糖液20 mLに加えボーラス投与する。心室性不整脈が持続する場合、150 mg（3 mL）または2.5 mg/kgを5％ブドウ糖液10 mLに加え、追加投与することができる。

【禁忌】 洞性徐脈、洞房ブロック、重度伝導障害、重篤な呼吸不全

【最大量】
・1日総投与量は1250 mgまで
・投与濃度は2.5 mg/mL以下

★直流除細動（DCカウンターショック）
VTのとき200-400 W/秒（5 W/kg）

〈讃岐美智義〉

[薬剤の知識]
昇圧薬

> **POINT**
> ▶ 昇圧薬には心収縮力を強めるものと血管収縮をおこすものがある
> ▶ 末梢静脈から単回投与するものと中心静脈から持続投与するものがある
> ▶ ホスホジエステラーゼIII（PDE III）を阻害する薬剤は、心不全を改善する目的で用いられる
> ▶ 心停止時に原液で投与するボスミン®の投与法は特例

昇圧薬とは

昇圧薬は、血圧を上げる薬剤を意味します。昇圧薬に分類される薬剤には大きく分けると2種類があり、血管を収縮させる血管収縮薬と心臓収縮力を高める強心薬があります。ここでは、この2種類の薬剤を循環作動薬とは別に取り上げます。

昇圧薬は手術室やICUにおいて頻繁に使用される緊急薬であり、日頃からその作用を理解して実際の使用時に期を逃さず投与できることが大切です。そのためには、日頃から繰り返し、適応や使用法を整理して記憶しておく必要があります。

昇圧薬の種類

▼作用機序による分類

昇圧薬は基本的に交感神経受容体（アドレナリン受容体）と結合することで作用を発揮します。アドレナリン受容体には α と β 作用があり、それぞれに α_1、α_2、β_1、β_2 などのサブタイプが存在します。α_1 受容体を刺激すると血管収縮が、β_1 受容体を刺激すると心収縮力や心拍数を増加させます。β_2 受容体は血管平滑筋の弛緩に働きます。各薬剤

表1-8 持続投与の昇圧薬

薬剤	α作用	β作用	心拍数	心拍出量	血管収縮	血圧
ボスミン®（アドレナリン）	+++	+++	↑↑	↑↑	↑↑↑	↑↑↑
ノルアドレナリン®（ノルアドレナリン）	+++	+	−	−	↑↑↑	↑↑↑
イノバン®（ドパミン）	++	++	↑	−〜↑	↑	−〜↑↑
ドブトレックス®（ドブタミン）	±	++	−	↑	↓	↑〜↓

がどの受容体へ作用するものかを知っておくことは、原因に対してどの作用を使って昇圧するかを考えるためにも大切です（表1-8）。

　原因が血管拡張によるものなのか、心収縮力低下によるものなのか、それともそれ以外の循環血液量減少によるものかを考えて昇圧薬を選択することが重要です（表1-9）。

　一方、心収縮力を増加させる薬剤として、ホスホジエステラーゼⅢ（PDE Ⅲ）阻害薬があります。PDE Ⅲ阻害薬は、サイクリックAMP（cAMP）を分解するPDE Ⅲを阻害することにより、心筋細胞内と血管のcAMPを増加させて心筋収縮力と血管拡張を引き起こす薬剤です。この作用は、心不全を改善する目的で使用されます。

▼使用法による分類

　昇圧薬の使用法は、大きく2つに分けられます。

（1）一時的に昇圧したい、一刻も早く昇圧したい場合

　一時的に昇圧したい、あるいは一刻も早く昇圧したい場合には、末梢静脈から単回静注（ボーラス）投与されます。

　こちらに相当する薬剤はエフェドリン®、エホチール®、ネオシネジン®などがあり、通常は、10倍希釈して1～2 mLずつ末梢静脈からボーラス投与されます。ボスミン®が心停止時に原液のまま投与されるのは、特例中の特例であると考えてください。

（2）中心静脈から持続投与する場合

　もう1つは、持続的に微調節しながら中心静脈から持続投与する方法です。薬剤によっては、どちらかにしか使用できないもの

表1-9　昇圧薬の選択時に考慮する血圧低下の原因

血圧低下の原因
●血管拡張
●心収縮能の低下
●それ以外の循環血液量の低下

があるため、適応や投与方法は間違えないよう確実に押さえておく必要があります。中心静脈から持続投与しかできないものを末梢静脈からボーラス投与すると、副作用により命にかかわる事態に陥る可能性が高くなります。昇圧薬はすべて、即効性で強力であるためハイリスク薬です。

　こちらに相当する薬剤は、ボスミン®、ノルアドレナリン®、イノバン®、ドブトレックス®、などがあり、希釈してシリンジポンプで中心静脈から持続的に微量投与します。

昇圧薬使用の実際

●アドレナリン受容体に作用するもの

エフェドリン®　*Ephedrin*（40 mg/1 mL）
エフェドリン　*ephedrin*（α_1、β_1、β_2）

【適応】脊椎麻酔時の血圧低下（実際は、急性低血圧あるいはショック時の補助治療）
気管支喘息や気管支炎などの咳嗽
鼻粘膜の充血、腫脹

【使用法】
★10 mLに希釈（4 mg/1 mL）して1～2 mLずつ　静注

【特徴】
胎盤・子宮血流を障害しない昇圧剤
受容体へ間接的に作用

【持続時間】静注　3-10分

エホチール®　*Effortil*（10 mg/1 mL）
エチレフリン　*etilefrine*（α1、β1）

【適応】急性低血圧あるいはショック時の補助治療

【使用法】
★ 10 mL に希釈（1 mg/1 mL）して 1-2 mL ずつ静注

昇圧効果はエフェドリンより大、持続はやや短い

作用発現時、一過性に血圧低下が起こることがある

イノバン®　*Inovan*（100 mg/5 mL）
ドパミン　*dopamine*（α、β、D）

【適応】急性循環不全（心原性ショック、出血性ショック）、急性循環不全

【使用法】
★（シリンジ）（体重×3）mg/生食 50 mL に希釈

1 mL/時＝1 μg/kg/分になる

【特徴】（ ）内の使用量で、それぞれの作用が最もよくあらわれる

ドパミナジック作用（1-3 μg/kg/分）　腎血流↑、腸間膜血流↑

β作用（3-10 μg/kg/分）　心収縮力↑（β1）、末梢血管拡張（β2）

α作用（7- μg/kg/分）　末梢血管収縮

・半減期 1-2 分

【禁忌】10 μg/kg/分以上を末梢静脈から投与禁忌

【注意】
★ 脱水、出血では必ず十分な輸液、輸血をしながら用いること（頻拍を増強する）
★ アルカリ溶液で非活性化
★ 単独使用で 10 μg/kg/分を超えるときにはドブトレックスなどを併用。単独使用で 10 μg/kg/分を超えα作用が強い時は血管拡張剤（ミリスロール、ペルジピンなど）併用
★ 10 μg/kg/分以上で使用すると冠動脈攣縮を誘発することがある

【副作用】不整脈、冠動脈攣縮

Memo：カテコールアミン類は、乳酸 Na や重炭酸 Na で不活化されるので、溶解するときは 5％糖液、生食がよい。

ドブトレックス®　*Dobutrex*（100 mg/5 mL）
ドブタミン　*dobutamine*

【適応】急性循環不全における心収縮力増強

【希釈法】ドパミンと同じ

【特徴】心収縮力↑、肺血管拡張（肺うっ血時に最適）

α作用ほとんどなく、β作用のうちでも陽性変時作用はほとんどない

半減期 2.4 分

【使用法】1-15 μg/kg/分

心拍出量、肺毛細血管圧が改善するまで増量

【禁忌】HOCM（肥大型心筋症）、治療してない Af（HR↑）

【注意】アルカリ溶液で非活性化、利尿作用（？）

10 μg/kg/分以上では作用は頭打ちになる

★ βブロッカー使用中の患者でα作用がでることがある

β作用のあるものは HOCM には使用しない

ネオシネジン® *Neo-synesin* 1号（*1 mg/1 mL*）2号（*5 mg/1 mL*）
フェニレフリン *phenylephrine*（α）

【適応】急性低血圧あるいはショック時の補助治療、発作性上室性頻拍、（添加で）局所麻酔薬の延長作用

【使用法】【希釈法】
- ★1号は10 mLに希釈、2号は50 mLに希釈（0.1 mg/1 mL）して（0.5）1〜2 mLずつ静注
- ★（シリンジ）原液0.024×体重（kg）mLを生食で全量20 mLに希釈
  0.1 μg/kg/分＝1 mL/時になる

【特徴】
純粋なα刺激剤/腎動脈を収縮（腎血流↓）
- 反射性徐脈になる（発作性上室性頻拍の治療になる）

ボスミン® *Bosmin*（*1 mg/1 mL*）
アドレナリン *adrenaline*（β＞α）

【適応と使用法】
心停止（心停止の間、5分ごとに繰り返す）
- ★0.5〜1.0 mg（1/2 A〜1 A）静注

【注意】心腔内投与は心停止が確認され静注不可能なときのみ
- ★小児：10倍希釈（0.1 mg/mL）し1 mLずつ使用（0.1 mg/kg）

アナフィラキシーショック
- ★0.5〜1.0 mg（1/2 A〜1 A）筋注　呼吸器症状に対して
- ★10倍希釈（0.1 mg/mL）し1 mLずつ静注［低血圧、徐脈］
- ★小児：0.1 mg/kg 使用

気管支喘息（必要ならば20分ごとくりかえす）

【注意】高血圧、心疾患には用いない

- ★0.3〜0.5 mg（1/3 A〜1/2 A）皮下注
- ★小児：10 μg/kgを皮下注　最大量0.5 mgまで

【希釈法】
- ★（シリンジ）10 Aを希釈して全量1668÷体重（kg）mLにする
  0.1 μg/kg/分＝1.0 mL/時

☆持続投与
0.01-0.02 μg/kg/分　主としてβ作用
0.02-0.1 μg/kg/分　α＋β作用
0.1-0.3 μg/kg/分　主としてα作用

エピネフリン注0.1%シリンジ®
Epinephrine Injection 0.1%（*1 mg/1 mL*）

アドレナリンキット　*adrenaline*（β＞α）
0.1%注射液（シリンジ充填済み）

【適応と用法】適宜増減
① （気管支喘息、百日咳の）気管支痙攣の緩解
- 0.3-0.5 mg（0.3-0.5 mL）皮下または筋注

② 急性低血圧またはショック時の補助治療
- 0.2-1 mg（0.2-/1 mL）皮下または筋注
  （緊急時）生理食塩液などで希釈し、1回0.25 mgを超えない量をできるだけゆっくりと静注。必要があれば、5-15分ごとにくりかえす。

③ 心停止の補助治療
- 1回1 mg（1 mL）静注　小児　0.01 mg/kg 静注

静脈路が末梢であれば20 mLの生理食塩液などで後押し静注する。必要があれば、3-5分ごとにくりかえす。気管投与では静注の2-2.5倍が必要。

骨髄内投与は静注量と同じ。

［薬剤の知識］昇圧薬

【併用禁忌】（蘇生等の緊急時はこの限りでない）
(1) ハロタン等のハロゲン含有吸入麻酔薬
(2) ブチロフェノン系・フェノチアジン系等の抗精神病薬、α遮断薬
(3) イソプレナリン等のカテコールアミン、アドレナリン作動薬

ノルアドリナリン® *Nor-Adrenalin*（1 mg/1 mL）
ノルアドレナリン *noradrenaline*（α＞β）
【適応】急性低血圧またはショック時の補助治療
【希釈法】
★（シリンジ）10 A を希釈して全量 1668÷体重（kg）mL にする
0.1 μg/kg/分＝1.0 mL/時
【使用法】0.05〜0.3 μg/kg/分で点滴静注
【禁忌】
・心室性頻拍、高血圧、甲状腺機能亢進、コカイン中毒
・循環血液量不足による血圧低下
【注意】
・血管外漏出は局所の虚血性壊死
・中心静脈から投与（必須）
・血管拡張剤との併用で心原性ショックの時に使う

● PDE Ⅲ阻害剤

アムコラル®／カルトニック®
Amcoral／Cartonic（50 mg/10 mL・100 mg/20 mL）
アムリノン *amrinone*
【使用法】
1.0 mg/kg を 3-5 分で静注（血圧低下に注意）
以後 10 μg/kg/分で持続静注
（5-15 μg/kg/分で調節）
【適応】急性心不全で他の薬剤を使用しても効果不十分な場合
【特徴】心拍出量↑、末梢血管抵抗↓
（不整脈→、心筋酸素消費量→）
【注意】1日最大 10 mg/kg まで
【作用機序】ATP → cAMP
　　　　　　　　↓阻害←アムリノン
　　　　　　　5'-AMP
【SE】血小板減少、長期投与で肝障害

ミルリーラ® *Milrila*（10 mg/10 mL）
ミルリノン *milrinone*
【使用法】
50 μg/kg を 10 分で静注（静注時、血圧低下に注意）
以後 0.5 μg/kg/分で持続静注
（0.25-0.75 μg/kg/分で調節）
【適応】急性心不全で他の薬剤を使用しても効果不十分な場合
【特徴】心拍出量↑、末梢血管抵抗↓
（不整脈→、心筋酸素消費量→）
【作用機序】アムリノンに同じ

コアテック®　*Coretec（5 mg/5 mL）*
オルプリノン　*Olprinone*

コアテック®　*SB9 mg Coretec（9 mg/5 mL）*
オルプリノン　*Olprinone*

【使用法】
10 μg/kgを5分で静注（静注時、血圧低下に注意）
以後　0.1-0.3 μg/kg/分で持続静注
（0.4 μg/kg/分まで増量可）
【適応】急性心不全で他の薬剤を使用しても効果不十分な場合
【特徴】心拍出量↑、末梢血管抵抗↓
（不整脈→、心筋酸素消費量→）
【作用機序】アムリノンに同じ

〈讃岐美智義〉

[薬剤の知識]
血管拡張薬

> **POINT**
> ▶ 血管拡張薬は血管を拡張させることにより体血圧または肺血圧を下げる薬剤
> ▶ おもな作用機序によりca拮抗薬、亜硝酸薬、β遮断薬、プロスタグランディン、hANP（ヒト心房性ナトリウム利尿ペプチド）がある
> ▶ 血圧と脈拍の変化を過度に引き起こすことがないように、必ず血圧、脈拍などを持続的にモニタリングしながら使用する
> ▶ 薬剤あるいは患者の病態により、血圧以外に脈拍の変化にも注目する必要がある

血管拡張薬

血管拡張薬は、血圧を下げたいときおよび血管を拡張させて血流を増加させたいときに用いる薬剤です。さまざまな病態があり、むやみに血管拡張薬を投与しても解決するものではありません。その選択には、背景にある病態を理解することが大前提です。

周術期の血圧上昇や高血圧の原因にはさまざまな要因があります。原因が疼痛や手術侵襲である場合には、鎮痛や鎮静を十分に行うことが先決です。また、低酸素血症や高炭酸ガス血症の場合には、酸素投与や人工呼吸を適切に調整することです。血管収縮薬や昇圧薬の過剰投与であれば、それらを先に調節する必要があります。

原因が除去されても血圧がコントロールできない、あるいは生命に影響を及ぼすような異常高血圧の場合には、血管拡張薬を用いることになります。血圧は血管抵抗、心機能（心収縮力、心拍数）、循環血液量によりコントロールされています（図1-9）。血管拡張薬は、血管抵抗を減少させることにより血圧を降下させるのが主たる作用ですが、βブロッカーや一部のCa拮抗薬のように血管拡張をもたらすだけでなく、心機能を調節することにより降圧作用をあらわすものもあります。

また、血管拡張薬の中には、亜硝酸薬、プロスタンディンのように体血管抵抗を下げる

図1-9 血圧の構成要素

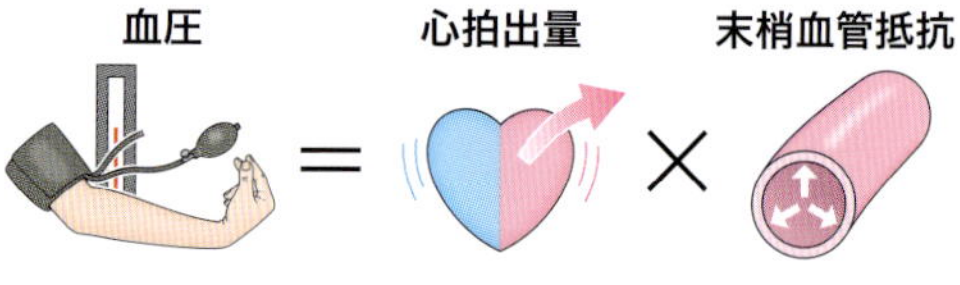

血圧 ＝ 心拍出量 × 末梢血管抵抗

心拍出量＝１回拍出量×心拍数
１回拍出量＝心収縮力、循環血液量で決まる
血圧＝（心収縮力、心拍数、循環血液量）×末梢血管抵抗
※末梢血管抵抗を下げるのが、血管拡張薬

だけでなく肺血管抵抗を下げるものがあります。ハンプ®のように血管拡張とともに利尿作用があるため心不全の治療に使用されるものがあります。

血管拡張薬の投与方法

単回静注（ボーラス投与）できるのはペルジピン®、ヘルベッサー®、ミリスロール®、オノアクト®、ブレビブロック®、インデラル®などがあります。持続点滴静注にしか使用できないものとしてプロスタンディン®、ハンプ®があります。ペルジピン®はボーラス投与できる現在もっとも使いやすい降圧剤として頻用されています。ヘルベッサー®は、洞結節を抑制するため高血圧と頻脈があるときに使われます。また、ヘルベッサー®は冠血管拡張薬としても使われます。プロスタンディン®は、肝臓や腎臓の血流増加を期待して使用されたり、肝障害や腎障害のある症例で使用されます。β遮断薬であるオノアクト®やブレビブロック®、インデラル®は過度の頻脈や血圧上昇を抑制し心筋虚血の予防を目的として使用できます。心不全傾向の症例には利尿作用を期待してハンプ®が適応になります。

冠血管拡張薬（心筋虚血に対して）

冠血管拡張薬は狭心症の治療薬としてもっとも基本的な薬剤で、その目的は、狭心症発作の治療および心筋虚血の予防です。

冠血管拡張薬には、硝酸薬やCa拮抗薬、Kチャンネル開口薬があります。硝酸薬にはニトログリセリン、硝酸イソソルビドなどがあります。これらは細胞内で一酸化窒素（NO）を発生させ、グアニル酸シクラーゼを活性化することによりサイクリックGMPの産生を増大させ、細胞内Ca^{2+}濃度を減少させることで血管平滑筋弛緩作用を現します。その結果、冠血管をはじめ、動静脈の血管を弛緩させます。血管拡張によって静脈を拡張させ（前負荷を軽減）、動脈を拡張させる（後負荷を軽減）ことにより心筋酸素消費量を低下させます。

また、冠動脈に直接作用して冠動脈を拡張させるので、冠攣縮が生じた場合の解除に用いられます。ジルチアゼムなどのCa拮抗薬は血管拡張作用により前負荷と後負荷を軽減させるだけでなく、心拍数や心収縮力を減少させることにより心仕事量を減少させます。さらに冠動脈攣縮の予防に使用できます。

目的は異なりますが、β遮断薬は心拍数を減らし、心収縮力を減少させることにより心仕事量を減少させるため狭心症の治療に用いられます。Kチャンネル開口薬であるニコランジルはKチャンネルを開き電気依存性Caチャンネルを閉じることにより、細胞内のCa濃度を下げ血管平滑筋を弛緩させます。ニコランジルには硝酸薬の作用もあり、耐性ができにくいことにより、冠血管拡張薬として頻用されるようになりました。

冠血管拡張薬の投与方法

狭心症発作や冠動脈攣縮の予防には、すべての冠血管拡張薬を持続投与します。狭心症発作時や冠動脈攣縮がおきた場合の解除に対しては、硝酸薬の1/10〜1/20希釈液がボーラス投与されます。

血管拡張薬使用の実際

● Ca拮抗薬（血管拡張薬）

ペルジピン® *Perdipine*（2 mg/2 mL、10 mg/10 mL、25 mg/25 mL）
ニカルジピン　*nicardipine*

【希釈法】
★（シリンジ）1 Aを全量 1668÷体重（kg）mL に希釈
0.1 μg/kg/分＝1 mL/時

【適応と使用法】
★高血圧緊急症
静注：50 kgの人で1 mg（10〜30 μg/kg）
★手術時の異常高血圧
点滴静注：2〜10 μg/kg/分で開始、その後適宜調節
★急性心不全
点滴静注：0.5〜2 μg/kg/分

【禁忌】頭蓋内出血、脳卒中急性期で頭蓋内圧亢進、急性心不全でAS, MS, HOCM、低血圧、心原性ショック

【併禁】バイアグラ

【特徴】ボーラス投与できる現在最も使いやすい降圧薬

◆血管拡張薬、冠血管拡張薬

ヘルベッサー® *Herbesser*（10 mg/A、50 mg/A、250 mg/A）
ジルチアゼム　*diltiazem*

【希釈法】
★（シリンジ）1 V（50 mg）を 834÷体重（kg）mL
（50 kgでは1 Aを17 mLに希釈すると）
1 μg/kg/分＝1 mL/時

【適応と使用法】
★頻拍性不整脈（上室性）
1回 10 mg を3分かけて静注
★手術時の異常高血圧
1回 10 mg を1分かけて静注
★高血圧緊急症
持続静注：5〜15 μg/kg/分
★不安定狭心症
1〜5 μg/kg/分
★冠動脈スパスムの予防
0.5（0.25）〜5 μg/kg/分（異型狭心症に！！）

【禁忌】重篤なうっ血性心不全、Ⅱ度以上の房室ブロック、妊婦または妊娠の可能性、重篤な低血圧、篤な心原性ショック、篤な心筋症

【併禁】バイアグラ

●硝酸薬

ミリスロール® *Millisrol*（1 mg/2 mL、5 mg/10 mL、25 mg/50 mL、50 mg/100 mL）
ニトログリセリン　*nitroglycerin*

【希釈法】
★（シリンジ）原液のまま使用
0.5 μg/kg/分⇒ 0.06×体重（kg）mL/時
★（シリンジ）原液 0.24×体重（kg）mLを生食で全量 20 mL に希釈

0.1 μg/kg/分＝1 mL/時

☆（One Shot）冠動脈攣縮時 1 mL（0.5 mg）を 20 倍希釈（25 μg/mL）し 1 mL ずつ使用

★（シリンジ）1 A（5 mg）を全量 834÷体重（kg）mL に希釈

0.1 μg/kg/分＝1 mL/時

【使用法】
手術時の異常高血圧　0.5〜5 μg/kg/分開始後、適宜調節

手術時の低血圧維持　1〜5 μg/kg/分で開始後、適宜調節

急性心不全　0.05〜0.1 μg/kg/分で開始 0.1〜0.2 μg/kg/分ずつあげる

不安定狭心症　0.1〜0.2 μg/kg/分で開始 0.1〜0.2 μg/kg/分ずつあげる

【注意】非吸着性の点滴セットで使用
・塩化ビニルに吸着（ガラス、ポリエチレン、ポリプロピレンに非吸着）

【併禁】バイアグラ

【特徴】主として容量血管拡張、動脈系＜静脈系（拡張）

【副作用】頭蓋内圧亢進、メトヘモグロビン血症

反跳現象（急激に中止したとき）

動脈血 PaO_2↓（HPV 抑制）

筋弛緩薬ミオブロック（パンクロニウム）の筋弛緩効果延長

・血管拡張薬は肺内シャント↑、PaO2↓（HPV 抑制）
・Ca 拮抗剤は吸入麻酔薬と併用時、相加（相乗）的に作用するため心筋抑制、各種ブロックに注意

● 冠血管拡張薬

ニトロール® *Nitorol*（5 mg/10 mL）
硝酸イソソルビド *isosorbide dinitrate*

★心不全　1.5-10 mg/時
　不安定狭心症　2-5 mg/時
　冠動脈造影時の冠攣縮寛解　5-10 mg/回
　バルサルバ洞内注入

【特徴】半減期がニトログリセリンの 10 倍

● β ブロッカー

オノアクト® *Onoact*（50 mg/A）
ランジオロール *landiolol*
短時間作用性 β ブロッカー　Ⅱ群

【適応】手術時の頻脈性不整脈（心房細動、心房粗動、洞性頻脈）に対する緊急処置

★1 分間 0.125 mg/kg/分で静注後、
　0.04 mg/kg/分（40 μg/kg/分）静注

★0.01-0.04 mg/kg/分（10-40 μg/kg/分）で適宜調節

（投与中は心拍数、血圧を連続測定）

【希釈法】1 A を 20 mL に希釈し、
50 kg で 1 分間のみ 2.5 mL/分投与後、
12-48 mL/時で持続

★（シリンジ）1 A（50 mg）を全量 834÷体重（kg）mL に希釈

1 μg/kg/分＝1 mL/時

【慎重投与】気管支喘息、低血圧、脱水、コントロール不良な糖尿病、末梢循環障害、大量出血、低左室機能（血圧も異常低下するので要注意）

【注意】血圧低下、房室ブロック、肺水腫、気管支痙攣

【禁忌】β 遮断薬の成分に過敏症の既往、糖尿病性ケトアシドーシス、代謝性アシドーシス、洞性徐脈、房室ブロック（Ⅱ、Ⅲ度）、

洞房ブロック、洞不全症候群、心原性ショック、肺高血圧による右心不全、うっ血性心不全、未治療の褐色細胞腫

ブレビブロック® *Brevibloc（100 mg/10 mL）*
エスモロール *Esmolol*
短時間作用性βブロッカー　Ⅱ群

【適応】手術時の頻脈性不整脈（心房細動、心房粗動、洞性頻脈）に対する緊急処置

★1回 0.1 mL/kg（1 mg/kg）を30秒間で心電図監視下に静注。50 kg で 1/2 A 年齢、症状により適宜減量

【慎重投与】オノアクトに同じ
【注意】オノアクトに同じ
【禁忌】オノアクトに同じ

インデラル® *Inderal（2 mg/2 mL）*
プロプラノロール *propranolol*（βブロッカー）Ⅱ群

★（覚醒時）成人で 2-10 mg を緩徐に静注
★（麻酔中）1-5 mg を緩徐に静注
★20 mL に希釈（0.1 mg/mL）して 1-2 mL ずつ使用

成人で 2.5 A まで使用可能
半減期 1 時間

【適応】高血圧、狭心症（異型狭心症を除く）、急性冠症候群、期外収縮（上室性、心室性）、頻拍症（発作性上室性頻拍、心房頻拍、心房細動、心房粗動、房室接合部性頻拍）、肥大型閉塞性心筋症、麻酔中の不整脈・高血圧、甲状腺機能亢進症などに起因する不整脈・高血圧、褐色細胞腫

【注意】血圧低下、房室ブロックに注意
肺水腫、気管支痙攣
半減期が長いので要注意

【禁忌】心不全、高度の徐脈、房室ブロック、高度の低血圧、気管支喘息のおそれのある患者、異型狭心症、チオリダジン投与中

●プロスタグランジン

プロスタンディン500® *Prostandin（500 μg/V）*
アルプロスタジル E1 *alprostadil*

★（シリンジ）1 V（500 μg）を生食 834÷体重（kg）mL に溶解
0.01 μg/kg/分＝1 mL/時
★異常高血圧　0.1-0.2 μg/kg/分
★低血圧維持　0.05-0.2 μg/kg/分
★臓器血流維持（保険適応外）0.01-0.02 μg/kg/分

【注意】流量を増すと頻脈を起こす
【適応】
1）手術時の異常高血圧
2）高血圧、軽度虚血性心疾患の合併低血圧維持
3）臓器血流維持、肝細胞保護
4）肺高血圧（0.02-0.1 μg/kg/分）
5）新生児の PDA 開存目的
（TOF、肺動脈閉塞・狭窄、三尖弁閉鎖ほか）

●Kチャンネル開口薬

シグマート® *Sigmart（2 mg/V、12 mg/V、48 mg/V）*
ニコランジル *nicorandil*

【適応】不安定狭心症、術中心筋虚血の予防と治療
冠動脈バイパス術中の心筋保護

【作用】冠動脈平滑筋に作用、血管平滑筋の cGMP 産生↑とKチャンネル開口作用により冠血管拡張、冠血管攣縮を解除する

★2 mg/時から開始（最高用量　6 mg/時）
生食または5％ブドウ糖で0.01-0.03％に溶解

● hANP

ハンプ® 　*Hanp*（1000 μg/V）
カルペリチド　*carperitide*

0.1〜0.2 μg/kg/分
【作用】細胞内cGMP↑により（血管拡張作用、利尿作用）
【適応】急性心不全
【副作用】血圧低下、徐脈、低血圧性ショック
【保存】10℃以下

〈讃岐美智義〉

[薬剤の知識]
術前投与薬

> **POINT**
> ▶術前に処方されている薬は、患者の基礎疾患に対して処方されているので、中断の可否はその基礎疾患を管理している主治医へ問い合わせるのが原則
> ▶通常、術前投与薬は継続することが多いが、中断するものとしてインスリン、ジギタリス、抗凝固薬、アミノフィリンなどがある

術前投与薬への対処

手術を受ける疾患以外に疾病を持っている患者が、術前からその疾病治療のために術前投与を受けている薬物を、術前投与薬と総称します。この中には、麻酔や周術期管理に影響を及ぼす副作用を持つ薬物が存在するため、適切な時期に中断し、また術後再開する時期を探ることが重要になります。この中には、いわゆる主治医から処方されている薬物以外にも、ビタミン剤、ハーブなどのサプリメントも含まれます。

主な術前投与薬への対処について解説していきます。それぞれ術前投与薬の「継続」「中止」の原則を表1-10、表1-11にまとめました。

降圧薬

術前合併症として最も頻度の高いものの1つが高血圧であり、そのためさまざまな機序で血圧を下げるための降圧薬を服用している患者も多くいます。高血圧が長期におよぶと、種々の臓器障害をきたしますが、周術期管理で問題となるのは、左室肥大、虚血性心疾患、心不全などの心疾患、脳血管障害、腎障害です。

高血圧患者は、全身麻酔導入や手術操作によって、血圧が大きく変動しがちで、このため急激な循環動態の変化が引き起こされ、心筋虚血の誘因、心筋梗塞リスクを増やす結果となります。術中に心筋梗塞を起こさないためには、麻酔管理にも一層の工夫と厳格さが求められ、循環動態を安定化させる必要があります。

▼手術当日の服用

術前に内服している降圧薬を手術当日も服用するかどうかについては、薬物によって対応が異なります。β遮断薬のように中断によって、反跳性高血圧を引き起こす薬物では、一般的に手術当日も少量の水で服用することが推奨されています。ただし、最近特に頻用されているアンギオテンシン変換酵素

（ACE）阻害薬やアンギオテンシンⅡ受容体拮抗薬（ARB）では、術直前の服用により、術中低血圧や低カリウム血症が起こりやすくなることが知られており、このため手術当日朝の服用は中止します（表1-10）。

抗ぜんそく薬

気管支喘息の治療は、「ぜんそく発作予防」と「ぜんそく発作時の治療」の大きく2つに分けられます。発作が起きている時には手術を延期するので、術前投与されている抗ぜんそく薬の役目は、発作の予防です。この目的のために、ステロイド吸入薬、テオフィリン製剤（気管支拡張薬）、アミノフィリン、経口β刺激薬が最も使われています。このうち、テオフィリン製剤は術当日中止しますが、他は継続します（表1-11）。

表1-10 継続してよい術前投与薬

降圧薬	手術また処置当日でも服用すること ただし、ACE阻害薬、アンギオテンシン受容体拮抗薬は原則中止
利尿薬	手術また処置当日でも服用すること
甲状腺薬	手術また処置当日でも服用すること
避妊薬	原則中止
目薬	手術また処置当日でも服用すること
逆流性食道炎薬 （ザンタック®、ガスター®、アルタット® など）	手術また処置当日でも服用すること
麻薬性鎮痛薬	手術また処置当日でも服用すること
抗けいれん薬	手術また処置当日でも服用すること
ステロイド（経口・吸入） （ステロイドカバーについては本文参照のこと）	手術また処置当日でも服用すること
抗ぜんそく薬（経口・吸入）	手術また処置当日でも服用すること（ただし、アミノフィリンは原則中止）
脂質代謝異常治療薬 （スタチン・HMG-CoA還元酵素阻害薬）	手術また処置当日でも服用すること

表1-11 中止する術前投与薬

抗凝固薬（アスピリン、ワルファリン、プラビックス® など）	通常は手術前7日前辺りから中止し、必要があればヘパリン等の使用
COX（cyclooxygenase）-2阻害薬	骨癒合の遅れなどが懸念される場合48時間前に中止
NSAIDs（非ステロイド性抗炎症薬）	通常は継続してよいが、形成外科や網膜の手術でも問題がある時には、48時間前に中止
ビタミン剤、鉄剤、プレマリン®	手術または処置当日は中断すること
外用薬（クリーム、湿布など）	手術または処置当日は中断すること
経口血糖降下薬	手術または処置当日は中断すること
インスリン	手術または処置当日は中断し、血糖測定を頻回に行う
ジギタリス	手術前1週間程度から中断する
バイアグラ® その他類似薬（PDE-5阻害薬）	手術前36時間は中断のこと
ハーブや非ビタミン系サプリメント	手術前7日間は中断のこと
MAOIs（モノアミン酸化酵素阻害薬）	手術3週間前に中断のこと（わが国では、この薬は、抗うつ薬としてではなく、セレギリンがエフピー®と言う商品名で現在ではパーキンソン病にのみ適応になっている）

血糖降下薬

血糖降下薬としての糖尿病治療薬には、注射薬と経口薬があります。

▼注射薬

注射薬はインスリン製剤とインスリンアナログ製剤があり、インスリン製剤は、ヒトが分泌するインスリンと同じアミノ酸配列をしています。インスリンアナログ製剤は、アミノ酸配列を変化させて、注射の後のインスリン作用としての効き目を速めることや、持続時間を長くしています。

▼経口薬

経口薬の代表が、インスリン分泌促進役であるスルホニル尿素（SU）類です。その他、肝臓からのブドウ糖放出を抑制し、その上でインスリン抵抗性を改善するビグアナイド類、消化管からの糖質吸収を遅らせるαグルコシダーゼ阻害薬、インスリン抵抗性を改善するチアゾリン誘導体があります。新しいタイプの薬として、食事摂取に伴い消化管から分泌され、膵β細胞からのインスリン分泌を促すホルモン「インクレチン」に関連した一連の薬剤で、シタグリプチンリン酸塩水和物（ジャヌビア®、グラクティブ®）があります。

原則として、経口摂取がなくなる周術期には、これらの薬剤は中止し、適時血糖値をチェックして、必要であれば、糖質やインスリンの点滴を行い適切な血糖値にコントロールします。

向精神薬

このグループには、最近は多様な薬剤が存在します。

- SDA：serotonin-dopamine antagonist
- MARTA：multi-acting receptor targeted antipsychotics
- SSRI：selective serotonin reuptake inhibitor
- SNRI：serotonin noradrenaline reuptake inhibitor

以上の略語の薬品名は、あくまで例ですが、統合失調症には、SDA、MARTA、ドパミン部分作動薬の3タイプの非定型抗精神病薬が頻用されています。

うつ病治療においては、従来の三環系抗うつ薬は、副作用や過量服用時の致死性などから高用量投与が困難であったため、SSRIが登場してきました。これらの向精神薬については、以前は三環系抗うつ薬について管理困難な循環虚脱があり得るという理由から中止されてきましたが、現在は、ほとんどの場合、周術期も原則継続服用して差し支えありません。例外は、MAO阻害薬ですが、これを服用していることは滅多にありません。

抗凝固薬

術前から内服されていることの多い抗凝固薬としては、ワルファリン、小児用バファリンがあります。これらの抗凝固薬は術前に原則中断して、術中も制御可能なヘパリンの点滴などへ切り替えます。ただ、最近増えてきた薬剤溶出性の冠動脈ステントが入っている

ために抗凝固薬を服用している場合には、循環器内科の主治医を含めて、詳細に検討をする必要があります。

〈尾崎　眞〉

> **NOTE**
>
> **長期ステロイド投与とステロイドカバー**
> ステロイド連続投与を受けた患者では、フィードバック抑制によって、間脳-下垂体系からの副腎皮質刺激ホルモン放出ホルモンとその下流の副腎皮質刺激ホルモン分泌が抑制される。刺激がなくとも外因性に副腎皮質ホルモンが血中に多く存在するからだ。このため、副腎皮質反応性低下や萎縮が実際に起こり、外科手術や外傷などの強いストレスが加わっても、生体恒常性維持のために必要なコルチゾールが十分量分泌されない結果となり、低血糖、意識障害、循環虚脱という重篤な合併症を引き起こす。これが急性副腎不全（副腎クリーゼ）と呼ばれる病態である。
> 放置すると死に至るため、事前に十分なステロイドを外部から投与する必要がある。これがステロイドカバーである。ステロイドカバーは一般的には、手術直前に1週間以上、あるいは、手術前半年以内に1か月以上のステロイド投与を受けた患者が対象となる。通常は、手術前と術中さらには術後もそれぞれにヒドロコルチゾン 100 mg を静注か、点滴静注することが推奨されている。手術翌日は、経口可能であれば常用量のステロイドを、または経口不可能な場合には、ヒドロコルチゾン 100 mg を午前中に投与するとよい。

輸液と輸血の基礎知識

> **POINT**
> ▶ 適切な輸液を行うことで、臓器不全の予防につながる
> ▶ 何が足りないかを見極め、輸液・輸血を行う
> ▶ 大量出血にはチームで対処する
> ▶ 大量出血への対処では循環動態、組織への酸素供給、止血機能の維持が重要

輸液の基礎知識

術中の輸液の目的

　術中における輸液の目的は、術前の脱水に対する補液、維持輸液、出血による血管内容量の変化に対する補液、サードスペース（☞NOTE）への移行や、麻酔による血管拡張に伴う循環血液量不足、不感蒸泄に対する補液があげられます。

　適切な輸液を行い、循環血液量を維持することが、組織への酸素供給を保ち、臓器不全の予防につながります。術中の輸液は多すぎても、少なすぎても周術期の合併症の発生率を上昇させるため、患者の死亡率や合併症の発生率が最も低くなるような輸液管理を行う必要があります。

　最近では、従来のように、決まった量の輸液を血圧や脈拍、尿量という指標に基づいて投与するのではなく、一回拍出量や心拍出量などの指標に基づいて個々の症例に応じた輸液管理や循環管理を行い、組織の酸素需要に見合った酸素供給を確保するという Individualized goal-directed therapy（IGDT）という概念がでてきています。酸素供給を適正化することで予後が改善するという報告は多数あり、酸素需要に見合った一回拍出量ないし心拍出量を得ることが、輸液管理の重要な目標となります。

維持輸液とは

　手術・麻酔の有無にかかわらず、生体の恒常性を維持するために必要な水分、電解質などを補充するために行います。

　成人は1日にナトリウム60～100 mEq、カリウム40～80 mEq、リン300～500 mg、カルシウム15～20 mEq、マグネシウム15～30 mEq の電解質を必要とします。また

NOTE

サードスペース
病的機転により間質など本来あるべきでない部位（胸腔、腹腔など）に体液が過剰に出現する空間のこと。浮腫や胸水、腹水などは体液分布異常の結果起きる病態。

タンパクの異化亢進を防止するためにブドウ糖1～2 g/kg/日を投与が必要です。水分の必要量は4-2-1ルールで計算することができます（**表1-12**）。

経口摂取ができず、輸液が1週間以上にわたる場合には栄養分や熱量、微量元素についても考慮しなくてはなりません。糖だけでなく、アミノ酸製剤や脂肪製剤の投与も考慮されます。維持輸液に使用される輸液製剤には多くの種類があり（**表1-13**）、糖や電解質の含有量によって使い分けます。

表1-12 4-2-1ルール

体重10 kgまで
4 mL/kg/時間

体重10～20 kgまで
40 mL/時間＋2 mL/kg/時間×（体重－10）kg

体重20 kg以上
60 mL/時間＋1 mL/kg/時間×（体重－20）kg

例）
体重7 kgの場合：4×7＝28 mL/時間
体重15 kgの場合：40＋2×(15－10)＝50 mL/時間
体重50 kgの場合：60＋1×(50－20)＝90 mL/時間

表1-13 各種維持輸液製剤の比較

	Na mEq/L	K mEq/L	Cl mEq/L	Ca mEq/L	Mg mEq/L	P mEq/L	乳酸 mEq/L	糖 (%)	浸透圧
開始液（1号液）									
ソリタT1号®／ソルデム1®	90	0	70	0	0	0	20	G 2.6	1
KN1号	77	0	77	0	0	0	0	G 2.5	1
フィジオ70®	70	4	52	3	0	0	酢酸25	G 2.5	1
脱水補給液（2号液）									
ソリタT2号®	84	20	66	0	0	10	20	G 3.2	1
KN2号	60	25	49	0	2	6.5	25	G 2.35	1
ソルデム2®	77.5	30	59	0	0	0	48.5	G 1.45	1
維持液（3号液）									
ソリタT3号®／ソルデム3A®	35	20	35	0	0	0	20	G 4.3	1
KN3号	50	20	50	0	0	0	20	G 2.7	1
アクチット®	45	17	37	0	5	10	酢酸20	M 5	2
EL-3号®	40	35	40	0	0	8	20	G 5	2
ヴィーン3G	45	17	37	0	5	10	酢酸20	G 5	1.5
KNMG3号	50	20	50	0	0	0	20	G 10	3
フィジオゾール3号®	35	20	38	0	3	0	20	G 10	2～3
フィジオ35®	35	20	28	5	3	10	酢酸20	G 10	2～3
術後回復液（4号液）									
ソリタT4号®	30	0	20	0	0	0	10	G 4.3	1
KN4号	30	0	20	0	0	0	10	G 4.0	1
ソルデム6®	30	0	20	0	0	0	10	G 4.0	1

● G：ブドウ糖、M：マルトース

何を輸液するか

　周術期の細胞外液補充液（晶質液）、人工膠質液、血液製剤の使い方は、繰り返し議論されてきてはいますが、いまだに明確な結論は出ていません。1つの考え方としては、間質液、血漿成分、血球成分を独立したコンパートメントと捉え、それぞれのコンパートメントを正常化していくというアプローチがわかりやすいでしょう（図1-10）。何が失われたかを考え、必要な成分を補うという考え方をすることで、種々の輸液製剤や輸血製剤をより効果的に使用できると考えられます。

▼細胞外液補充液

- 電解質組成が細胞外液の濃度に近い。
- 乳酸リンゲル液、酢酸リンゲル液、重炭酸リンゲル液、生理食塩水などの製剤がある（表1-14）。
- 投与量の1/3～1/4が血管内にとどまるが、残りは細胞間質に移行してしまうため、浮腫の原因となる。
- リンゲル液は血漿よりも低浸透圧であり、大量投与により細胞内浮腫（特に脳浮腫）をきたしうる。

▼開始液

- 脱水症および病態不明時の水分・電解質の初期補給が適応となる。
- Kが入っていない。
- 胞外液補充液と維持液の中間のNa濃度となっている（表1-13）。

▼維持液

- 経口摂取を止めたとき、経口摂取の代わりに1日に必要な水とNaを補給するための輸液剤。
- カリウム濃度が比較的高くなっている（表1-13）。
- 1日2Lの輸液にNa 70 mEq、K 40 mEq、Cl 70 mEq、ブドウ糖100 gが含まれる。

▼人工膠質液

- 血漿製剤の代用として使用。ヒドロキシエルデンプンなどのコロイドを含む（表1-14）。
- 晶質液よりも長時間血管内にとどまるため、血漿増量効果に優れている。
- 腎障害、止血機構障害、アレルギー反応といった副作用がある。

図1-10 何を輸液するか

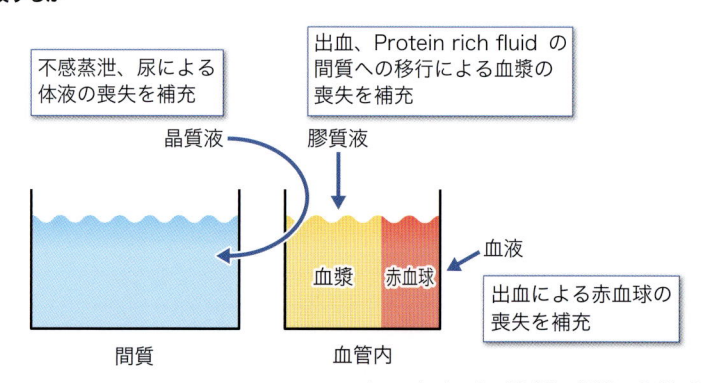

Anesth Analg 2006；102：340-3 より引用一部改変

表1-14 各種細胞外液補充液、血漿増量剤の組成

細胞外液補充液

	Na mEq/L	K mEq/L	Cl mEq/L	Ca mEq/L	Mg mEq/L	P mEq/L	乳酸 mEq/L	糖 (%)	浸透圧
生理食塩水	154	0	154	0	0	0	0	0	1
リンゲル液	147	4	156	5	0	0	0	0	1
乳酸リンゲル液									
ラクテック®ハルトマン®	130	4	109	3	0	0	28	0	1
ソルラクト®	131	4	110	3	0	0	28	0	1
酢酸リンゲル液									
ヴィーンF®	130	4	109	3	0	0	酢酸28	0	1
重炭酸リンゲル液									
ビカーボン®	135	4	113	3	1	0	重炭酸25	0	1
ビカネイト®	130	4	109	3	2	0	重炭酸28	0	0.9
乳酸リンゲル液+糖質									
ポタコールR®	130	4	109	3	0	0	28	M 5	1.5
ハルトマンD®ラクテックD®	130	4	109	3	0	0	28	G 5	2
ソルラクトD®	131	4	110	3	0	0	28	G 5	2
ラクテックG®	130	4	109	3	0	0	28	S 5	2
ソルラクトS®	131	4	110	3	0	0	28	S 5	2
酢酸リンゲル液+糖質									
ヴィーンD®	130	4	109	3	0	0	酢酸28	G 5	2
フィジオ140®	140	4	115	3	2	0	酢酸25	G 1	1.1

血漿増量剤

	Na mEq/L	K mEq/L	Cl mEq/L	Ca mEq/L	Mg mEq/L	P mEq/L	乳酸 mEq/L	糖 (%)	HES (%)	浸透圧
ヘスパンダー®	105	4	92	3	0	0	20	G 1	6	1
サリンヘス®	154	0	154	0	0	0	0	0	6	1
ボルベン®	154		154	0	0	0	0	0	6	1

● G：ブドウ糖、M：マルトース、S： ソルビトール

輸血の基礎知識

術中輸血

　術中の出血に対しては、循環血液量に対する出血量の割合と、循環動態や酸素の需給バランス、出血傾向などの臨床所見に応じて、成分輸血により対処します（**表1-15**、**図1-11**）。

- 循環血液量の15〜20％の出血：細胞外液補充液を出血量の3倍投与
- 循環血液量の20〜50％の出血：膠質浸透圧維持のため人工膠質液（ヒドロキシエチルスターチやデキストランなど）を投与し、ヘモグロビン低下による組織への酸素供給不足が問題となる場合には赤血球濃厚液を投与します。
- 循環血液量の50〜100％の出血：細胞外液補充液、人工膠質液および赤血球液の投与に加えて、適宜等張アルブミン製剤を投与します。
- 循環血液量以上の大量出血（24時間以内に100％以上）：凝固因子や血小板数の低

表1-15 血液製剤の種類

製品名	略号	用量	単位	由来	適応	保存条件
赤血球製剤						
赤血球液-LR「日赤」	RBC-LR	140 mL		200 mL	急性貧血および慢性貧血	2〜6℃ 採血後21日間
照射赤血球液-LR「日赤」	Ir-RBC-LR	280 mL		400 mL		
洗浄赤血球液-LR「日赤」	WRC-LR	200 mL			血漿成分、補体成分による副作用を避ける場合の輸血に用いる	2〜6℃ 製造後24時間
照射洗浄赤血球液-LR「日赤」	Ir-WRC-LR	400 mL				
血漿製剤						
新鮮凍結血漿-LR「日赤」	FFP-LR	120 mL 240 mL 480 mL		200 mL 400 mL 成分	血液凝固因子の補充	−20℃以下 採血後1年間 直ちに使用できない場合は、2〜6℃で保存し、融解後24時間以内に使用
血小板製剤						
濃厚血小板-LR「日赤」	PC-LR	約20 mL	1単位	200 mL	血小板減少症	20〜24℃で振盪保存 採血後4日間
照射濃厚血小板-LR「日赤」	Ir-PC-LR	約40 mL 約100 mL 約200 mL 約250 mL 約250 mL	2単位 5単位 10単位 15単位 20単位	400 mL 成分 成分 成分 成分		
濃厚血小板HLA-LR「日赤」	PC-HLA-LR	約200 mL	10単位	成分	血小板減少症を伴う疾患で、抗HLA抗体を有するため通常の血小板製剤では効果がみられない場合	20〜24℃で振盪保存 採血後4日間
照射濃厚血小板HLA-LR「日赤」	Ir-PC-HLA-LR	約250 mL 約250 mL	15単位 20単位	成分 成分		

下による出血傾向が起こる可能性があるために、凝固系や血小板数の検査値、臨床的な出血傾向を参考にして、新鮮凍結血漿および濃厚血小板の投与も考慮します。

輸血の副作用・合併症

- 低温の血液の急速投与による低体温
- 低カルシウム血症（クエン酸中毒）
- 高カリウム血症
- 代謝性アシドーシス
- 希釈性凝固障害（凝固因子、血小板低下）
- 循環過負荷、鉄過負荷
- 発熱反応、溶血反応、アレルギー反応
- 感染症の伝播
- 輸血関連急性肺障害（TRALI）
- 移植片対宿主病（GVHD）
- 免疫抑制

大量出血の対応

▼チーム医療が重要です！

危機的出血が発生した場合には、闇雲に動かず、指揮者の下にチームで対応することが患者の救命にとって重要です（図1-12）。

▼麻酔科医に求められる行動

① 外科医と状況を共有、応援を呼ぶ

まず何が起こっているのか的確に把握し、患者の全身状態を外科医と共有します。場合によっては圧迫止血やガーゼパッキング、大動脈遮断などの処置を外科医に指示する必要がある。

② 輸液・輸血

輸液と輸血を行い、循環血液量を維持します。十分な量の血液製剤を適宜発注する。

図1-11 術中における輸液・成分輸血療法

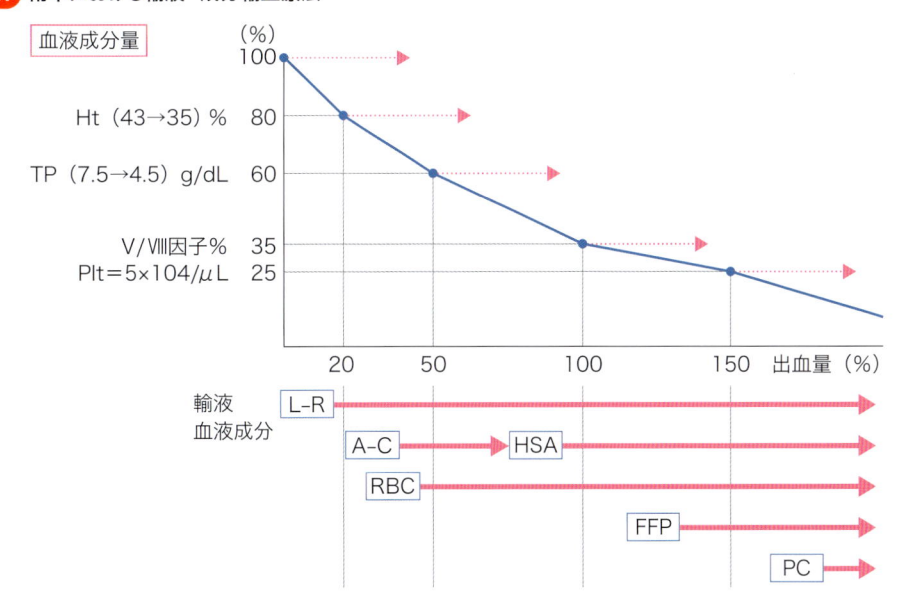

L-R：細胞外液補充液、RBC：赤血球液、A-C：人工膠質液、HSA：等張アルブミン、FFP：新鮮凍結血漿、PC：濃厚血小板
※厚生労働省「血液製剤の使用指針」（改定版）より

図1-12 危機的出血への対応ガイドライン

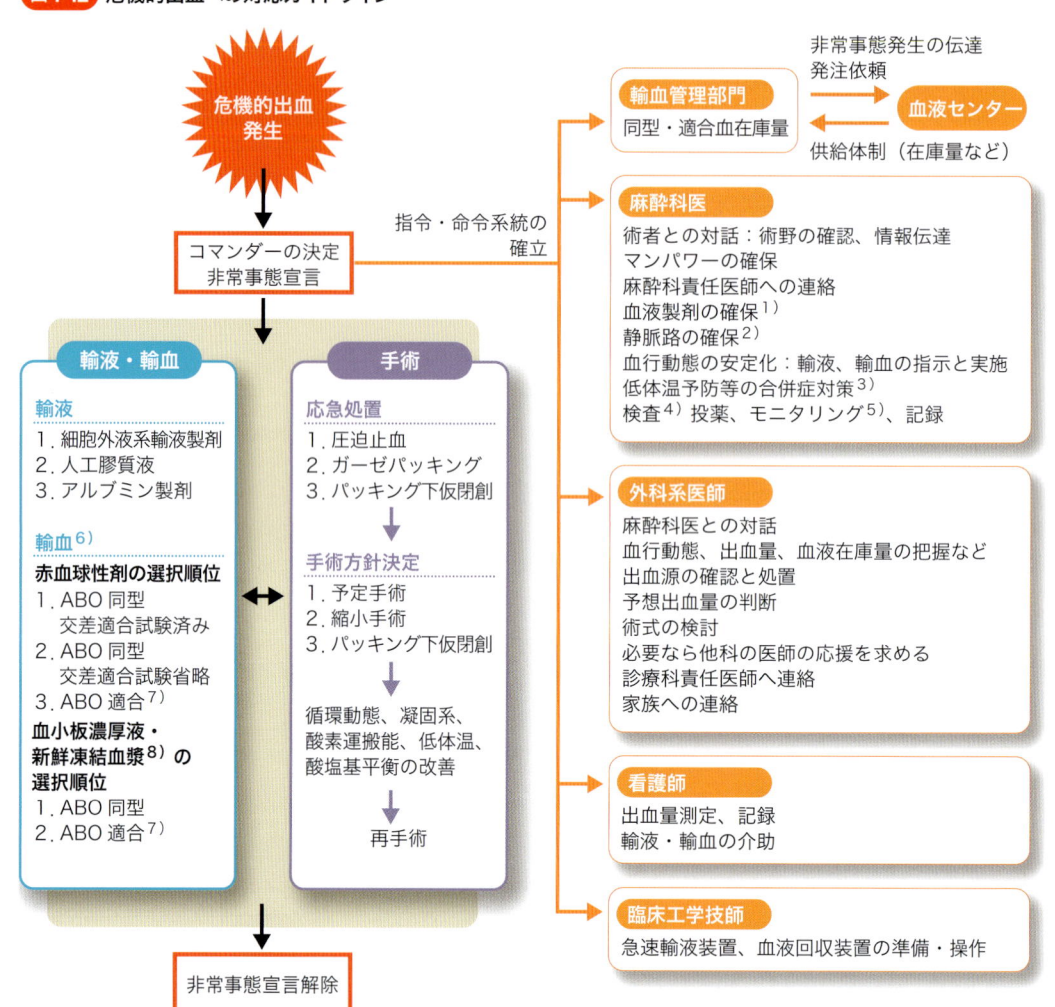

```
                                                         非常事態発生の伝達
                                                         発注依頼
                                    ┌─────────────┐   ←──────→   ┌─────────┐
                                    │ 輸血管理部門 │              │血液センター│
                                    │同型・適合血在庫量│          └─────────┘
                                    └─────────────┘   供給体制（在庫量など）
       ┌──────┐
       │危機的出血│         指令・命令系統の      ┌───────────────────────────┐
       │ 発生  │            確立              │ 麻酔科医                    │
       └──┬───┘                             │ 術者との対話：術野の確認、情報伝達│
          │                                 │ マンパワーの確保              │
          ▼                                 │ 麻酔科責任医師への連絡         │
    ┌──────────────┐                        │ 血液製剤の確保 1)             │
    │コマンダーの決定│────────────────────→│ 静脈路の確保 2)               │
    │非常事態宣言  │                        │ 血行動態の安定化：輸液、輸血の指示と実施│
    └──────┬───────┘                        │ 低体温予防等の合併症対策 3)     │
           │                                │ 検査 4) 投薬、モニタリング 5)、記録│
           ▼                                └───────────────────────────┘
```

輸液・輸血	手術
輸液	**応急処置**
1. 細胞外液系輸液製剤	1. 圧迫止血
2. 人工膠質液	2. ガーゼパッキング
3. アルブミン製剤	3. パッキング下仮閉創
輸血 6)	**手術方針決定**
赤血球性剤の選択順位	1. 予定手術
1. ABO 同型 交差適合試験済み	2. 縮小手術
2. ABO 同型 交差適合試験省略	3. パッキング下仮閉創
3. ABO 適合 7)	循環動態、凝固系、酸素運搬能、低体温、酸塩基平衡の改善
血小板濃厚液・新鮮凍結血漿 8) **の選択順位**	
1. ABO 同型	再手術
2. ABO 適合 7)	

外科系医師
麻酔科医との対話
血行動態、出血量、血液在庫量の把握など
出血源の確認と処置
予想出血量の判断
術式の検討
必要なら他科の医師の応援を求める
診療科責任医師へ連絡
家族への連絡

看護師
出血量測定、記録
輸液・輸血の介助

臨床工学技師
急速輸液装置、血液回収装置の準備・操作

非常事態宣言解除

緊急時の適合血の選択

▼患者血液型	▼赤血球濃厚液	▼新鮮凍結血漿	▼血小板濃厚液
A	A＞O	A＞AB＞B	A＞AB＞B
B	B＞O	B＞AB＞A	B＞AB＞A
AB	AB＞A＝B＞O	AB＞A＝B	AB＞A＝B
O	Oのみ	全方適合	全方適合

異型適合血を使用した場合、投与後の溶血反応に注意する

1) 血液が確保できたら交差適合試験の結果が出る前に手術室へ搬入し、「交差適合試験未実施血」として保管する
2) 内径が太い血管カニューレをできるだけ上肢に留置する
3) 輸液製剤・血液製剤の加温。輸液・血液加温装置、温風対流入式加温ブランケットの使用
   アシドーシスの補正、低 Ca 血漿、高 K 血症の治療など
4) 全血球算、電解質、Alb 血液ガス、凝固能など、輸血検査用血液の採取
5) 観血的動脈圧、中心静脈圧など
6) 照射は省略可
7) 適合試験未実施の血液、あるいは異型適合血の輸血：
   できれば2名以上の医師（麻酔医と術者など）の合意で実施し診療録にその旨を記載する
8) 原則として出血が外科的に制御された後に投与する

※社団法人 日本麻酔科学会、有限責任中間法人 日本輸血・細胞治療学会「危機的出血への対応ガイドライン」

③ 血圧を維持できなければ昇圧薬を投与

輸液と輸血で循環状態が維持できなければ、エフェドリン、フェニレフリン、ドーパミン、ノルエピネフリン、エピネフリンなどの昇圧薬を使用する。

④ 静脈路確保

できるだけ太いもの（16 G 以上）を確保する。末梢静脈が虚脱している場合には中心静脈にシースの留置も考慮する。

⑤ 血液ガス分析・血液検査

ヘマトクリット値やヘモグロビンの値を参考にしながら、輸液や輸血を行っていく。

pH やベースエクセス、乳酸値などから末梢循環不全、臓器不全の徴候をつかむ。

PT や APTT、血小板数も測定し、血液製剤の選択をしていく。

▼ 看護師に求められる行動

① 出血の状況を把握・報告

どのくらいの量、どのくらいの速度で出血しているのか、臨機応変に把握し、情報を手術室にいるメンバー全員に共有させる。

② 応援を呼ぶ

ひとりで対処しようと思わないように。大量出血への対処は人手が必要。

③ 輸液・輸血の支援

輸血製剤の準備や静脈ルートの確保を支援する。

④ 低体温の予防

低体温になると凝固系の異常を来し、さらに出血のコントロールが難しくなる。

⑤ 術中記録

出血量の記録をはじめ、いつ、何が起こったかを記録する。

大量輸血療法

出血が多量となり大量に輸血製剤を使用しなければならない場合には以下のような点に注意する必要があります。

・消費性の凝固能障害および血小板減少を防ぎ、血液製剤の必要性を減少させるため、出血を早急に制御する。
・希釈性の凝固能障害および血小板減少を避けるため等張晶質液の投与を制限する。
・出血が完全に制御できるまでは人為的低血圧（収縮期血圧 80～100 mmHg）とする。
・赤血球濃厚液、新鮮凍結血漿、血小板濃厚液を 1：1：1 の比率で投与する。
・検査を頻繁に行うようにする（乳酸、イオン化カルシウム、電解質など）。

輸血というと赤血球の投与を行い、組織への酸素供給の維持を中心に考えてしまいがちですが、大量出血の場合には凝固系も破綻しており、止血機能の維持および改善という視点も重要になってきます。この点では厚生労働省の「血液製剤の使用指針」や危機的出血の対応ガイドライン」で示されているような新鮮凍結血漿や血小板の投与タイミングでは、凝固障害への対処が遅れてしまう可能性があります。大量出血症例では循環動態の維持、酸素供給の維持とともに、止血機能の維持も考える必要があります。

文献
1) Pediatrics 1957；19：823-32
2) Chest 2009：136：1654-1667

〈清野雄介〉

[呼吸管理]
人工呼吸管理

> **POINT**
> ▶ 手術室や回復室と集中治療室の人工呼吸管理の目的を理解する
> ▶ 人工呼吸器のグラフィック波形を理解する
> ▶ 人工呼吸器の初期換気設定を理解する
> ▶ 人工呼吸器の換気モードを理解する
> ▶ 人工呼吸器のアラーム設定およびトラブルシューティングを理解する

人工呼吸管理の目的

人工呼吸は①肺胞低換気、②換気血流比不均等、③シャント、④拡散障害のいずれか、もしくは複数の要因により肺での酸素の取り込み、二酸化炭素の排出が不十分なことによる低酸素血症、高二酸化炭素血症を改善する目的で行われます。

手術室および回復室での人工呼吸管理の多くは、麻酔薬、筋弛緩薬、鎮静薬の使用によって自発呼吸が減少したり、停止する肺胞低換気に対して行われますが、集中治療室では肺胞低換気だけでなく、他の原因により生じる低酸素血症に対して行われることも多々あります。

人工呼吸器のグラフィック波形

最近の麻酔器、人工呼吸器はグラフィック波形が表示できるタイプのものが増えてきています。人工呼吸器というと近寄りがたい印象がありますが、この波形画面はみなさんの強い味方です。グラフィック波形には、横軸に時間、縦軸に回路内圧（気道内圧）、流速（フロー）、換気量を示す波形が基本になります。さらに、横軸に回路内圧、縦軸に換気量を示す回路内圧-換気量曲線（P-V カーブ）や横軸にフロー、縦軸に換気量を取ったフロー－換気量曲線（F-V カーブ）などもあります。図 1-13 は従圧式調節換気（PCV）モードの回路内圧、流速、換気量波形です。グラフィック波形から、患者の肺胸郭コンプライアンス、気道抵抗、人工呼吸器との同調

図1-13 グラフィックの見方

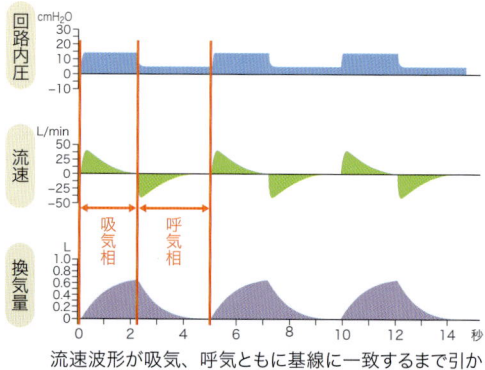

流速波形が吸気、呼気ともに基線に一致するまで引かれることで、効率よく最大の1回換気量が得られる。

性、内因性 PEEP などさまざまな情報が得られます。

呼吸器の初期換気設定

呼吸器の換気設定は刻一刻と変化していく患者の状態に合わせて適宜変更する必要があります。初めて呼吸器を設定するときは表1-16 のように設定します。

まず、酸素濃度（F_IO_2）を 1.0（100％酸素）で開始します。長時間高濃度酸素を投与すると無気肺や肺障害を引き起こす原因ともなるため、パルスオキシメーターを装着し術前に呼吸不全が指摘されていない場合は経皮的酸素飽和度（SpO_2）が 97％程度になるように徐々に F_IO_2 を下げていきます。1回換気量が 6～10 mL/kg となるように設定し、回路内圧は 30 cm H_2O を超えないように換気量を調整します。

吸気時間は 1.0～2.0 秒、I：E 比なら 1：1.5～2 とし、流速波形を見ながら調整します。換気回数は 8～12 回/分とし、呼気終末二酸化炭素分圧（$ETCO_2$）が 35～45 mmHg となるように回数を調整します。分時換気量は 2 L/分以上を確保するようにします。SpO_2、$ETCO_2$ が正しく測定できないときは動脈血液ガスを適宜測定し、酸素化を確認します。患者に対して行っている換気設定に少しでも不安を感じたら、動脈血液ガス分析をためらわずに行ってください。

換気モードの分類と設定

人工呼吸の換気モードはメーカーごとにモードや名称が異なるので非常に混乱しますが、本項ではほとんどのメーカーで搭載されている共通の換気モードについて説明します。

換気モードはさまざまな分類がされていますが、大きく分けると

❶ 自発呼吸のない患者に人工呼吸を行う強制換気（調節換気）モード
❷ 自発呼吸はあるが換気回数や換気量が少ない患者に補助を行う補助換気モード
❸ 自発呼吸を行うことができる自発呼吸モード

があります。患者の呼吸状態に合わせて使い分けましょう。

▼共通項目

・PEEP（Positive End-Expiratory Pressure）

日本語では終末呼気時気道内陽圧と言いますが、人工呼吸中のいずれの時期にも付加する気道の陽圧です。適切な PEEP を負荷することで、肺胞虚脱を防ぎ、呼吸仕事量の軽減が期待されます（図 1-14）。

・トリガー感度

トリガーには、圧トリガーとフロートリガーの 2 種類があります。圧トリガーは吸

表1-16 人工呼吸器の初期換気設定

- 使い慣れている換気モードで設定する。
- F_IO_2 は 1.0 で開始する。SpO_2 を測定し、術前に呼吸不全が指摘されていない場合は 97％程度を目標として F_IO_2 を漸減する。
- 一回換気量は 6～10 mL/kg となるように設定し、回路内圧が 30 cm H_2O を超えないように換気量を調整する。
- 吸気時間は 1.0～2.0 秒、I：E 比なら 1：1.5～2 に設定し、流速波形を見ながら調整する。
- 換気回数は 8～12 回/分とし、呼気終末二酸化炭素分圧（$ETCO_2$）が 35～45 mmHg となるように回数を調整する。
- 分時換気量は 2 L/分以上を確保する。

気開始時の口元圧の低下をとらえ人工呼吸器がガス供給を始めるものです。一方、フロートリガーは、人工呼吸器回路内に一定のガス流量（定常流）が流れていて、吸気開始により定常流が減少することをトリガーとして用いるものです。最近はフロートリガーのほうがタイムラグが少なく一般的です。ただし、心拍動による回路内圧の揺れや小さなリークにより誤動作の原因となるため注意が必要です（図1-15）。

▼強制換気（調節換気）モード

　強制換気モードは換気回数、吸気開始、吸気流速、吸気終了のタイミングすべてを人工呼吸器が決めるモードです。術中に使われることが最も多い換気モードです。自発呼吸がある場合には自発呼吸にトリガーして補助換気が行われ、強制換気の設定換気回数より実際の換気（呼吸）回数が多くなることがあります。1回の換気設定を換気量で行うか吸気

図1-14 PEEP (Positive End-Expiratory Pressure)

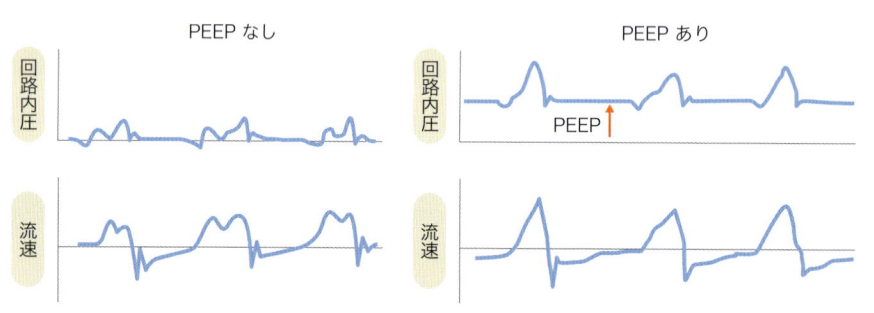

PEEP を負荷することで呼吸仕事量が軽減する

図1-15 圧トリガー、フロートリガー

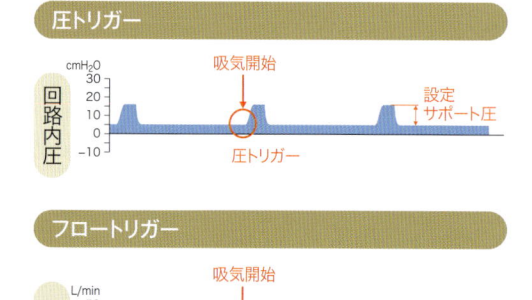

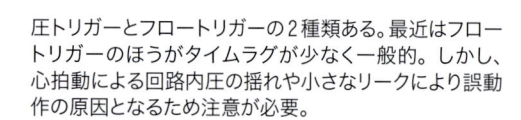

圧トリガーとフロートリガーの2種類ある。最近はフロートリガーのほうがタイムラグが少なく一般的。しかし、心拍動による回路内圧の揺れや小さなリークにより誤動作の原因となるため注意が必要。

図1-16 量規定式（VCV）と圧規定式（PCV）

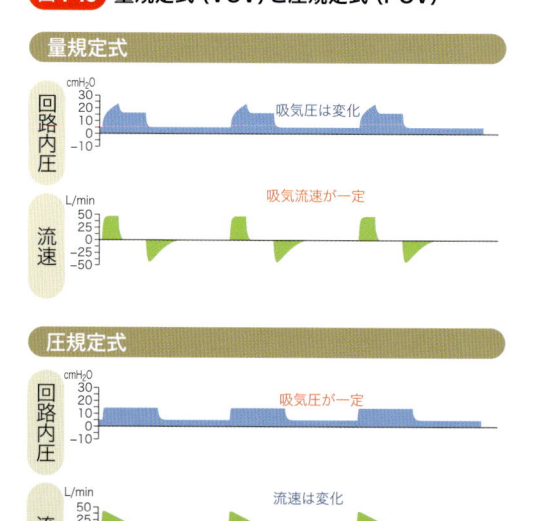

圧で行うかで、VCVとPCVの2つのモードがあります（図1-16）。

・量規定式（VCV）モード

一回換気量、吸気時間を決めて換気します。換気量は保証されますが、患者の肺の状態に関係なく一定流速で送気されるので、自発呼吸に同調させるには細かい設定が必要です。

・圧規定式（PCV）モード

吸気圧、吸気時間を決めて換気します。自発呼吸に同調しやすいので集中治療室でよく用いられます。

▼補助換気

・PSV（Pressure Support Ventilation）モード

患者の自発呼吸を検出して加圧吸気補助を行うモードです。呼吸回数、吸気時間は患者が決定するので自発呼吸モードの1つと分類されることもあります。吸気速度が規定の速度まで減速した時点が吸気終了となるので肺が完全に膨らまないうちに吸気が終わってしまう可能性があります（図1-17）。

・SIMV（Synchronized Intermittent Mandatory Ventilation）モード

自発呼吸に同期させて設定された換気回数だけ強制換気を行い、その他は自発呼吸を行わせるモードです。自発呼吸をPSVにすることもできます（図1-18）。synchronized（同期）という言葉が入っているにもかかわらず、呼吸器の中には患者の呼吸と同期しないで強制換気を行うものもあるので注意が必要です。

図1-17 PSVモード

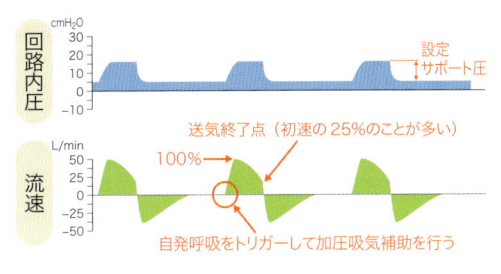

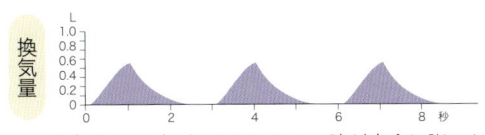

吸気時間設定ができないので、肺が完全に膨らまないうちに吸気が終了する可能性がある。

図1-18 SIMVモード

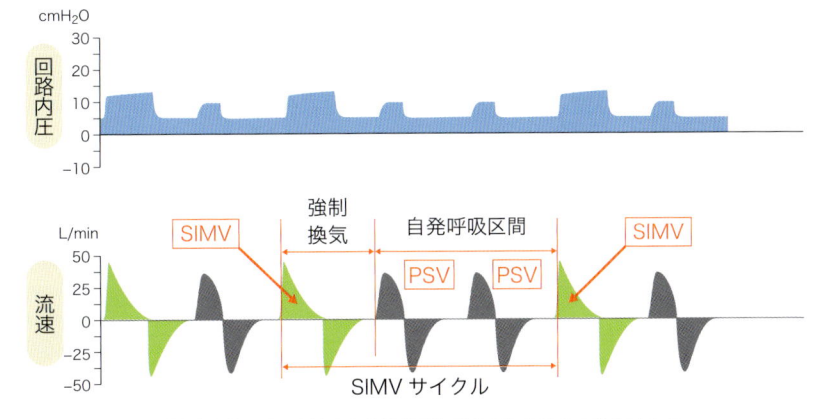

設定したSIMV以上に呼吸回数があるとPSVで換気される

図1-19 CPAPモード

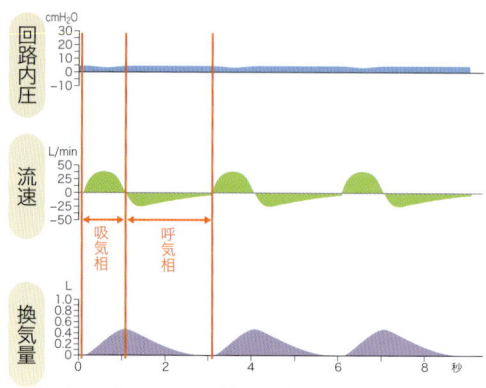

自発呼吸モードで補助換気も強制換気もない状態の呼吸モード。呼吸器離脱直前に使用されることが多い。1回換気量が少ない場合はPSVを付加する。

図1-20 NPPV

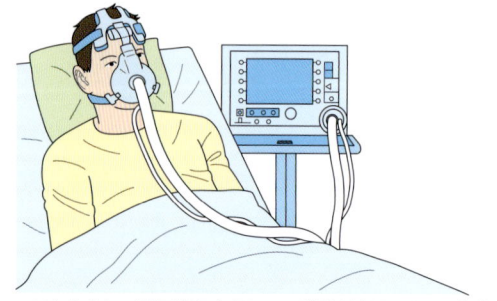

マスクを介して陽圧換気を行うので着脱が容易であり、気管挿管と酸素マスクの間の呼吸療法として定着しつつある。

▼自発呼吸

・CPAP（Continuous Positive Airway Pressure）モード

　自発呼吸にPEEPが付加された換気モードをCPAPと言います。呼吸回数が十分な患者が適応となりますが、一回換気量が不十分なときはPSVを付加して換気量を増やします。シャントや換気血流比異常により軽度の低酸素血症の患者や、人工呼吸器からの離脱直前に使用されることが多いです（図1-19）。

▼NPPVとネーザルハイフロー（NHF）

　近年、周術期の呼吸管理の流れとして、早期抜管、早期離床というキーワードがあります。これまでは心臓外科や食道がんの手術など侵襲の高い手術後は、術後数日間は気管挿管のまま鎮静薬を用いて人工呼吸管理を行い、全身状態が回復するのを待ってから抜管していましたが、気管挿管が長時間にわたることにより嚥下機能低下や人工呼吸器関連肺炎（VAP：ventilator-associated pneumonia）などの感染症を引き起こしたり、長時間の鎮静薬投与による筋力低下からリハビリの長期化を招き、入院が長引く原因ともなります。それを避けるため、術直後から術後数時間以内に抜管し、リハビリを開始することが行われ始めました。ただし、術後早期に抜管することによりこれまで顕在化しなかった呼吸不全から低酸素血症を引き起こす危険性をはらんでおり、これを解決する手段としてNPPV（Noninvasive positive pressure ventilation：図1-20）が用いられます。

　NPPVはマスクを介して陽圧換気を行います。患者とのインターフェイスはマスクなので着脱が容易であり、術後早期抜管後の呼吸不全に対してNPPVを用いることで再挿管の回避が期待できます。

　NPPVは主にS/Tモード、CPAPモードが用いられています。S/TモードはPCVモードに類似します。閉塞感や圧迫感からうまく呼吸器に同調できない場合はデクスメデトミジン塩酸塩など呼吸抑制の少ない鎮静薬を用いることで解決できる場合があります。逆に、意識レベルの低下した患者、麻酔からの覚醒が十分でない患者は誤嚥のリスクがあ

りNPPV使用は避けるべきです。

また、近年ICUや呼吸器科のある病院などで普及しつつあるデバイスとしてネーザルハイフロー(NHF)があります（図1-21）。これは、鼻カニューラ、酸素ブレンダー、加温加湿器を使用して高流量の酸素投与を行う新しい酸素療法で、従来のマスクや鼻カニューラによる酸素投与と違い、高流量により鼻咽頭腔の解剖学的死腔のガスが洗い流されることで換気補助につながったり、気道内が陽圧となり平均気道内圧が1～3 cmH$_2$O増加することによりPEEPの効果も期待できるというものです。NPPVと比べてマスク閉塞感がないため、NPPVを拒否する患者やNPPVが使用できない症例に用いることが可能です。手軽に使用できるため、NPPVとともに術後症例で今後使用されることが予想されます。

呼吸器のアラーム設定とトラブルシューティング

アラーム設定は人工呼吸器の種類によっていろいろな設定項目がありますが、回路内圧、分時換気量のアラーム設定は必須です。回路内圧は30 cm H$_2$O以上にならないように、分時換気量は2 L/分未満にならないように設定します。SpO$_2$、動脈血液ガス分析、患者の全身状態を見ながらアラームを設定します。

アラームが鳴ったらアラーム停止ボタンを

表1-17 呼吸器のトラブルシューティング

まずディスプレイでアラームの内容を確認し、回路に関する内容であれば患者に近いところから順番に点検していく。
① 患者：息苦しそうにしていないか？　気道内に分泌物は溜まっていないか？
② 挿管チューブ：屈曲していたり、分泌物で閉塞していないか？
③ 蛇管：しっかり接続されているか？　加温加湿器が接続されている場合は結露した水分が呼気側回路内に貯留し、狭窄を起こしていることがあるので注意！
④ 人工呼吸器：回路の接続をすべて確認して異常がなければ代替も考慮。

図1-21 ネーザルハイフロー(NHF)

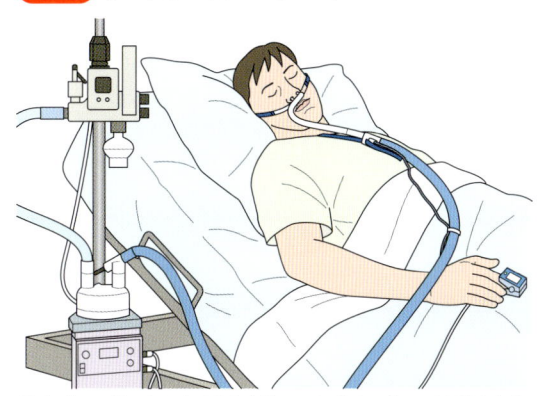

酸素ブレンダーもしくは酸素療法モード付きの人工呼吸器と加温加湿器、専用鼻カニューラを使用することで高流量の酸素（最大60 L/分）を流すことができ、設定したF$_i$O$_2$（21～100%）を供給することが可能。

押す前に、まずディスプレイでアラームの内容を確認する習慣をつけましょう。回路に関する内容であれば**表 1-17** のように患者に近いところから順番に点検していきます。

参考文献
- 佐藤暢夫, 他：ビジュアル！人工呼吸ケア ① 呼吸不全と人工呼吸の適応, 看護技術, 55（1）, 57-64, 2009.
- 氏家良人：人工呼吸の適応と人工呼吸器の設定. 並木昭義, 氏家良人（編）：よくわかる人工呼吸管理テキスト改訂第 4 版, 44-52, 南江堂, 2007.
- 佐藤敏朗：人工呼吸器の基本構造と換気モード. 小谷透（編著）：臨床ですぐに役立つ人工呼吸の知識, 39-82, 真興交易, 2004.

〈佐藤暢夫、氏家良人〉

[呼吸管理]
酸素マスク・カニューレ装着時の管理

> **POINT**
> ▶酸素は生体にとって必要不可欠な物質である一方、毒性もあるため、必要最低限の酸素投与を心がける
> ▶酸素投与法には、低流量システム、高流量システム、リザーバシステムがあり、それらの違いを理解し、適切な方法を選択することが重要

酸素療法

酸素は生体の正常な機能の維持に不可欠な物質です。その酸素の全身への供給が不十分となった状態である低酸素症に対して、酸素を投与する治療法が酸素療法です。

一方で、長時間の高濃度酸素投与は広範な肺損傷を引き起こすといわれています。患者に投与する酸素が必要最小限となるよう、さまざまな酸素投与法の特徴とそれらが供給する酸素濃度について知っておく必要があります。

酸素投与方法

酸素投与法には、低流量システム、高流量システム、リザーバシステムがあります。低流量システムとリザーバシステムでの酸素流量と吸入酸素濃度の関係について**表1-18**に示します。

表1-18 健常者における酸素流量と吸入酸素濃度の関係

投与法	酸素流量 (L/min)	推定酸素濃度 (%)
鼻カニュラ	1	24
	2	28
	3	32
	4	36
	5	40
	6	44
酸素フェイスマスク	5～6	40
	6～7	50
	7～8	60
リザーバ付き酸素マスク	6	60
	7	70
	8	80
	9	90
	10	90～

低流量システム

　低流量装置は酸素を患者の吸気流量以下の流量で供給します。不足分の吸気流量は大気によってまかなわれるので、酸素は希釈されることになります。

　吸入酸素濃度は患者の換気量に依存し、同じ酸素流量であっても低換気の患者では上昇し、過換気の患者では低下します。

▼鼻カニュラ（図1-22）

　鼻腔から酸素を供給する器具で、低濃度酸素吸入に適しています。流量が6 L/min を超えると、それ以上の吸入酸素濃度の上昇が期待できないばかりか、患者に不快感を与え、鼻粘膜の乾燥や出血をきたすこともあるため薦められません。

　標準的なフェイスマスク（図1-23）は5〜10 L/分の流量で酸素を供給します。マスク内に貯まった呼気ガスを再呼吸しないようにするため、5 L/分以上の流量で使用するのが望ましいとされています。

高流量システム

　高流量酸素吸入装置は、吸入ガス混合を正確に調節でき、換気状態が変化しても常に一定の吸入酸素濃度を供給することができます。

▼ベンチュリマスク（図1-24）

　酸素と空気の混合比の調節には、酸素の流出口の大きさを調節する方式と空気取り込み口の大きさを調節する方式があります。酸素流量とマスクから出てくる空気と酸素の混合ガスの総流量の関係は以下の式で表されます。

図1-22 鼻カニュラ

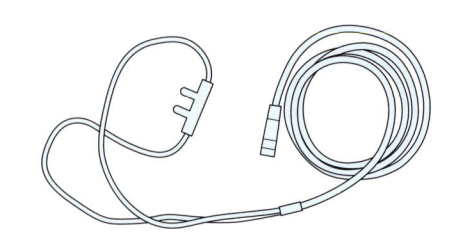

図1-23 酸素フェイスマスク

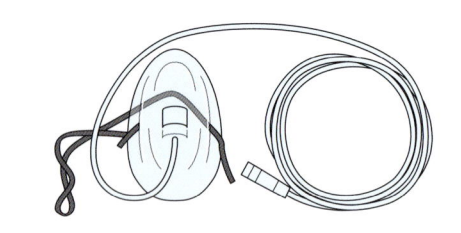

図1-24 ネブライザー付酸素吸入器　ベンチュリマスク

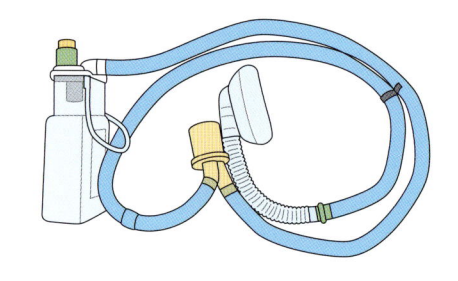

混合ガス総流量（L/min）＝100−21／設定酸素濃度（％）−21×酸素流量（L/min）（21は室内気の酸素濃度）

　成人患者に対しては、酸素と空気の混合ガス総流量が30 L/min（健常成人の平均吸気速度）以上になるよう設定濃度ごとに推奨酸素流量が決められます。

　ネブライザー付酸素吸引器はベンチュリマスクにネブライザー機能を備えたもので、酸素濃度調節ノブで酸素と空気を、加湿部分では霧吹きの原理で微粒子化した蒸留水と混合酸素を混合しています。十分な加湿が必要な喀痰喀出困難な患者などに適しています。

図1-25 リザーバ付酸素マスク

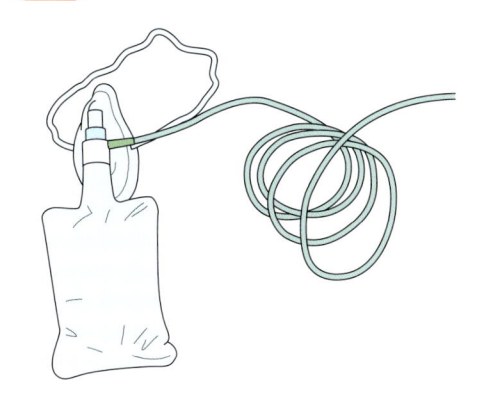

を加湿する必要はない」としています。これは、1回換気量に占める配管からの乾燥酸素の割合が少ないためです。それに対し、リザーバ付き酸素マスクでは、1回吸気量の多くが配管からの乾燥酸素であるため、酸素加湿が必要です。

〈冨田優子〉

リザーバシステム

▼リザーバ付酸素マスク（図1-25）

呼気時にリザーバ内に酸素を貯え、吸気時にリザーバ内の酸素とチューブから出てくる酸素、マスク内のガスが吸入されます。これにより、通常の酸素マスクに比べ高濃度の酸素を投与することができます。マスク内に貯まった呼気の二酸化炭素の再呼吸を防止するために酸素流量を6L/分以上にし、リザーババッグが常にふくらんだ状態になるよう調節する必要があります。

酸素加湿

乾燥した酸素の投与は吸気の湿度を低下させ、分泌物の乾燥、粘液線毛クリアランスの低下から無気肺と肺感染などの合併症のリスクを増加させる可能性があります。

日本呼吸器学会・日本呼吸管理学会の酸素療法ガイドラインでは「鼻カニュラでは3L/分まで、ベンチュリマスクでは酸素流量に関係なく酸素濃度40％まではあえて酸素

[呼吸管理]
気道ケア

> **POINT**
> ▶ 術後の呼吸器合併症予防には肺胞を虚脱させないことが最も重要
> ▶ 術後患者では、疼痛や体位の制限などにより肺胞が虚脱しやすい状況にあるため、長時間の仰臥位を避け、頭高位や側臥位、坐位を取り入れるなどの予防的体位管理を行い、早期離床を促すことにより肺胞の虚脱を予防する
> ▶ 虚脱してしまった肺胞に対しては、虚脱を改善するための患側を上にした体位管理、深呼吸、ハフィング、咳嗽介助などを行う

呼吸リハビリテーション

　術後患者では、疼痛や体位の制限などにより、横隔膜運動の制限や胸郭可動性の低下が生じます。また、長時間仰臥位となることで、腹腔内臓器の重みで横隔膜が頭側に押し上げられるほか、肺は自身の重さで背側に押しつけられるため、横隔膜周囲の背側肺領域は虚脱し無気肺を形成しやすくなります。胸郭や肺のコンプライアンスが低くなるとともに、気道分泌物などによって気道抵抗が高くなれば、さらに肺胞の虚脱が生じます。また、人工呼吸中では長時間仰臥位となりやすい上に、鎮静により自発呼吸が抑制され、横隔膜の運動がなくなるため、特に虚脱が起こりやすくなります。

　これらのような状態を放置すれば、肺における血液の酸素化が障害され低酸素症になります。したがって、術後患者については循環動態が落ち着いたらできるだけ早期から適切な呼吸リハビリテーションを行い、早期離床をすすめることで肺胞を虚脱させないように

表1-19 無気肺の原因と呼吸リハビリテーションでの対応

無気肺の種類	原因	理学療法での対応
圧縮性	腹腔、胸腔内臓器の圧縮による	圧縮を解除できる位置への体位変換（予防的、治療的）、深呼吸
吸収性	分泌物などにより気道が閉塞し末梢肺胞内の空気が吸収される	体位ドレナージ（治療的体位）、ハフィング、咳嗽介助、深呼吸
受動性	換気の低下	深呼吸、換気応答を高めるための運動や座位

することが呼吸器合併症を予防するうえで最も重要です（☞p.86）。

そうした予防的な管理にもかかわらず、肺胞の虚脱が生じたときには、肺胞を再拡張させるための呼吸リハビリテーションが必要になります。また、こまめに患者の聴診を行い、呼吸状態の変化を注意深く観察することが呼吸リハビリテーションを行うにあたり必要不可欠であることも忘れてはいけません。

上述したように、肺胞虚脱により生じる無気肺の原因は気道分泌物だけではありません。無気肺の原因と、それに対する呼吸リハビリテーションでの対応について表1-19に示します。

体位管理

▼予防的体位管理

長時間同じ姿勢を続けると、下側になる肺は重力により虚脱しやすくなります。仰臥位のまま長時間放置すれば背側肺は虚脱してしまうため、1〜2時間ごとに左右45〜60度の側臥位や完全側臥位、半坐位をとり肺胞が虚脱することを防ぎます。また、半坐位など頭高位にすることは腹部臓器による横隔膜の可動性低下を防止することができます。しかしこれらの体位では、下側になる肺が常に虚脱の危険にさらされていることに変わりありません。可能であれば、ベッド上での端坐位もしくは車いすなどでの椅子坐位を取り入れていきます。

端坐位・椅子坐位は、腹部臓器による横隔膜の可動性低下や重力による肺胞虚脱がおきにくいだけではなく、姿勢を保持することで筋力を増強し、ADL（Activities of Daily Living：日常生活動作）を拡大することにもつながります。また、人工呼吸を行っている患者の場合、仰臥位で管理すると胃内容物が口腔咽頭に逆流し、人工呼吸器関連肺炎（VAP）の発症率が増加することが知られており、肺炎予防の観点からも30度以上の頭高位が望ましいとされています。

▼治療的体位管理

胸部レントゲン上肺野の透過性が低下している、聴診上呼吸音が減弱しているなどの肺胞虚脱を疑う所見を認めた場合、虚脱した部位を上側にし、重力による影響を減らし、空気が入りやすい環境をつくります。聴診上気道内分泌物があることが疑われた場合も同様で、分泌物が貯留した部位を上側にし、重力の作用で分泌物を中枢気道に誘導・排出させます。たとえば、左側肺野の呼吸音が減弱している場合は、図1-26のように右側が下となるような前傾側臥位などの体位をとります。

図1-26　前傾側臥位

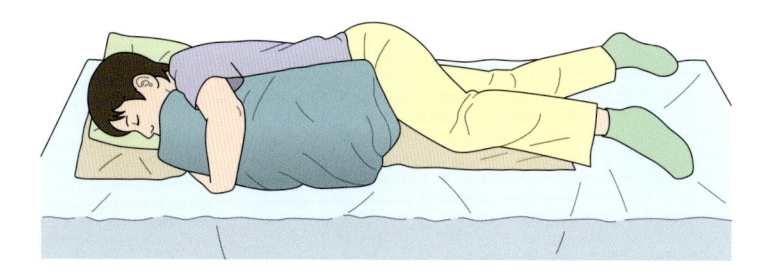

▼体位管理を行う上でのポイント

体位変換は可能な範囲で患者自身に行ってもらい、筋の廃用を防ぎます。筋の廃用を防ぐことは、ADL拡大・早期離床につながります。

・体位管理を行う上での注意点

人工呼吸器装着中の患者、動脈や静脈にカテーテルが挿入されている患者では、挿管チューブやカテーテルが抜けないよう注意が必要です。また、体位変換により血行動態が不安定となることがあるため、注意深い血行動態モニタリングを行います。

排痰を促す手技

▼ハフィング

患者に「はっ、はっ、はーーーーー」と、空気を絞り出すように息を吐いてもらいます。これを3、4回繰り返し痰に可動性を与え喀出しやすくする方法がハフィングです。ハフィングによって分泌物の移動が生じると、反射的に咳嗽が誘発され痰を喀出できるようになります。しかし、咳嗽が不十分で痰が喀出できない場合には、咳嗽介助を行うことも有用です。

▼咳嗽介助

咳嗽にあわせて胸壁と腹壁を固定することで、咳嗽を補助し、痰を喀出しやすくします。図1-27のように、胸部と腹部を覆うように両手を当て、咳嗽時に胸壁や腹壁が押し上げられないように固定します。術創がある場合には、創部を固定し創部の動揺を抑えることで、創痛が軽減し、より効果的な咳嗽が期待できます。

呼吸トレーニング

▼口すぼめ呼吸

口すぼめ呼吸は口を軽く閉じ、時間をかけてゆっくりと息を吐く方法です。主に慢性閉塞性肺疾患患者に対して行う呼吸法ですが、術後患者においても口すぼめ呼吸をすることで、気道内の圧力を陽圧側に変化させ、それによって気道の開存性を維持し、肺胞の虚脱を改善する可能性があります。また、次の吸

図1-27 咳嗽介助

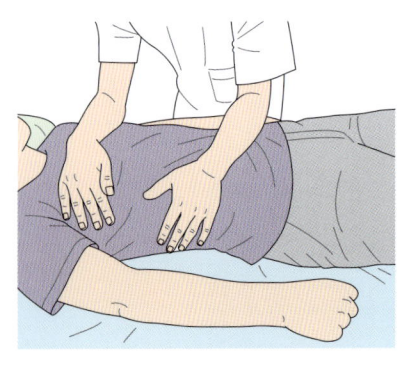

▼胸部正中に創部がある場合　　▼側胸部に創部がある場合

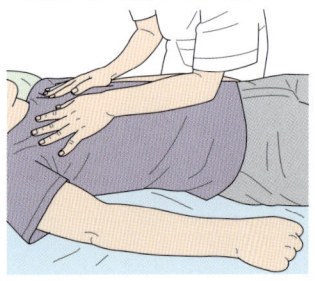

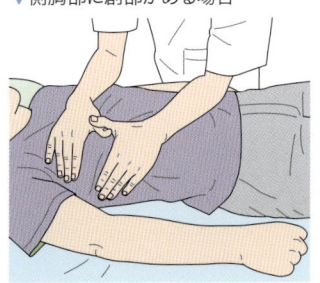

気が大きくなるため、深呼吸と同様な効果が期待できます。

▼腹式呼吸

まず、腹部をふくらませるように吸気を行わせます。このとき、胸郭が広がらないよう、横隔膜を優位に動かすようにします。次に腹部に手を当てて、腹部が凹むまでいっぱいに息を吐きます。この努力呼気時には、安静時の呼吸ではほとんど使われることのない腹筋が使われます。呼気努力をすればするほど、腹部容積が減って腹部臓器によって横隔膜が押し上げられ、次の吸気に転じる際に横隔膜の収縮に好ましい条件をつくることができます。

▼呼吸筋のリラクセーションとストレッチ

肩や頸部の筋肉は上から肋骨を持ち上げるように働き、胸郭の拡張を助ける作用があります。これらの筋は、普段は呼吸運動のためにあまり使われませんが、呼吸困難の進行に伴い呼吸の補助をするよう働くため、呼吸補助筋と呼ばれています。呼吸補助筋が使われ続けると、筋疲労などにより過緊張状態となり、疼痛の原因となります。また、肩や頸部の筋肉の柔軟性が失われるため、胸郭の拡張が制限されて呼吸困難を増幅してしまいます。このような場合に患部を温めて血流を改善する、マッサージにより筋の過緊張を解消することで疼痛を軽減し、筋肉の柔軟性を回復させ、胸郭可動性の改善により呼吸困難を緩和させます。

また、上肢を片側ずつ、ゆっくりと徒手的に頭の上まで挙上させることは、胸郭を伸張させ、柔軟性を改善させる効果のあるストレッチの1つです。足関節を背屈させるストレッチもまた、立位になるために必要な足関節と周囲の筋肉の柔軟性を改善する効果があり、早期離床すなわち呼吸器合併症の予防には欠かせないストレッチといえます。

〈冨田優子〉

体位変換と早期離床

POINT
▶合併症の予防、早期回復のために可能な範囲で積極的に体位変換を行う
▶周術期の患者の早期回復のために、早期離床を促し廃用症候群を予防する

早期回復のために

周術期の患者のADLは、個々により異なります。術前は完全に自立したADLの患者から、いわゆるベッド上で完全介助を必要とする患者までさまざまです。また術後に関してもすぐにADLの拡大を図れる患者もいれば、呼吸・循環の不安定さから体位変換をすることが禁忌となる患者までいます。そのケアに関しても画一なものはありません。適切なケアができず、長期臥床により廃用症候群と呼ばれる状態になると、周術期の治療により生命の危機は脱することができた患者であっても、その後の回復は遅れてしまい、予後にまで影響をおよぼしかねません。

周術期の患者へのケアで不可欠なものの1つに体位管理があります。同一体位でいることは、患者に対して肉体的・精神的に多大なる苦痛をあたえるほか、呼吸や循環に対しても、下側肺障害や褥瘡といった合併症をつくることになります。

長期臥床の弊害

▼中枢神経系

術後長期にわたり、同一姿勢や同じ環境に置かれると、精神活動は低下しやすくなり、感覚障害や運動活動の低下、自律神経失調などを呈します。また術後せん妄（☞p.272）が発生しやすくなることも示されています。

▼循環器系

長期臥床により、循環血液量は減少し心拍数の増加、心拍出量の低下が起こる。また自律神経失調を伴いやすくなり、特に血管運動神経の失調により起立性低血圧、めまい、頻脈を引き起こします。また、静脈系に関しては、長期臥床に伴い特に下肢や骨盤内の静脈内に血栓を作りやすくなり、深部静脈血栓症や肺梗塞（☞p.262）の原因となります。

▼呼吸器系

手術の影響、麻酔薬や麻薬により機能的残気量の低下や自発呼吸の消失などみられ、さ

表1-20 廃用症候群

中枢神経系	感覚障害、運動活動の減少、自律神経の不安定性、うつ状態、不安、失見当識、知的能力の減退
心血管系	心拍数増加、心予備能低下、起立性低血圧、血栓塞栓症
呼吸器系	肺活量減少、最大自動換気減少、換気拡散比の不均一、咳嗽力低下、肺塞栓
筋骨格・皮膚	筋萎縮、筋力低下、拘縮、骨粗鬆症、褥瘡、皮膚萎縮
内分泌系	利尿と細胞外液の増加、Na尿排泄亢進、高Ca尿症、耐糖能障害
泌尿器系	尿路感染、尿路結石
消化器系	便秘、体重減少、食欲低下

らに無気肺の影響から肺内シャントや換気血流比のミスマッチから酸素化の低下を招きます。また長期臥床では重力の影響により下側肺障害を引き起こし、排痰困難を助長し、術後肺炎や誤嚥性肺炎を発症させます。

この状態で長期臥床を強いられることは、呼吸機能に多大な影響を与えると考えられます。

▼筋・骨格・皮膚系

臥床に伴う筋萎縮は術後3〜7日程度で始まるとされ、長期化に伴い関節拘縮や骨粗鬆症が発症します。また同一体位に伴う局所的な圧迫により皮膚末梢循環が悪化し、褥瘡が発生したり、皮膚の萎縮が見られます。

▼消化器系

術後の麻痺性イレウスの発生は、早期離床にて減少していることが知られています。

体位変換の目的

術後患者の呼吸・循環動態の改善や体力回復を促進し、さらに上記にあげたような長期臥床による弊害や、廃用症候群（表1-20）と呼ばれる合併症を予防することを目的とします。体位変換の効用として以下の点があげ

表1-21 体位変換の禁忌と合併症

禁忌	合併症
●術後の絶対安静が必要な患者 ●循環動態が不安定な患者 ●重症心不全 ●肺出血 ●脳出血	●チューブ類の誤抜去や屈曲など ●心循環系の変化（不整脈や低血圧） ●低酸素血症（挿管チューブトラブルなど） ●末梢神経圧迫障害 ●疼痛の増悪 ●腹臥位での眼球圧迫

られます。
・精神状態の改善
・呼吸器機能回復と合併症の予防
・深部静脈血栓症や肺梗塞の予防
・筋萎縮や褥瘡の予防
・消化器機能の回復

体位変換の開始時期

術式や基礎疾患において禁忌がなければ、手術直後から開始します。体位変換の禁忌と注意すべき合併症を表1-21に示します。

表 1-22 体位変換時のチェックポイント

呼吸状態	呼吸回数、呼吸パターン、呼吸音、酸素飽和度　など
循環動態	血圧変化、頻脈・徐脈、不整脈　など
皮膚状態	冷感、湿潤、発赤、腫脹、浮腫、圧迫　など
チューブ・ライン類	閉塞、屈曲、過伸展、外れ　など
寝衣、リネン類	しわ、湿潤、摩擦、緊張、厚み、フィット感　など
その他	表情（安楽か苦痛か）、意識状態　など

体位変換時の観察項目と注意点（表1-22）

安定しているようにみえる患者であっても、体位変換に伴う循環呼吸への影響ははかりしれません。必ず以下の点に注意しましょう。

・バイタルサインのチェック
・患者の訴え、特に呼吸苦
・ドレーン類のチェック
・急激な体位変換はしない
・しっかりとした術後疼痛管理

早期離床の目的

日本離床研究会では早期離床を「手術や疾病の罹患によって起こる臥床状態から、可及的早期に座位・立位・歩行を行い、日常生活動作の自立へ導く一連のコンセプト」と定義しています。離床を行わないほうがよい場合と中止基準を表1-23に示しました。

術後患者の全身状態や術式、合併症などを加味しながら、呼吸機能や循環機能などの改善を促進させる目的で、臥床状態から体位変換を始め、ひとりで床上や椅子上への座位、立位および歩行ができるようにし、術後合併

表 1-23 離床を行わないほうがよい場合と中止基準

離床を行わないほうがよい場合	中止基準（離床を中断し、再評価したほうがよい場合）
●強い倦怠感を伴う38℃以上の発熱 ●安静時心拍数 　50回／分以下または120回／分以上 ●安静時収縮期血圧　80 mmHg 以下 ●安静時収縮期血圧 200 mmHg 以上 　または拡張期血圧 120 mmHg 以上 ●安静時より危険な不整脈出現 ●安静時より異常呼吸がみられる ●P/F比（PaO_2/FiO_2）が 200 以下 ●安静時疼痛が VAS 7 以上 ●麻痺等神経症状の進行がみられる ●意識障害の進行がみられる	●脈拍が 140 回／分を超えたとき ●収縮期血圧に 30±10 mmHg 以上の変動 ●危険な不整脈が出現 ●SpO_2 が90％以下になったとき ●息切れ・倦怠感がかなりきつく感じた時 ●体動で疼痛が VAS 7 以上に増強したとき

VAS：visual analogue scale（視覚的評価尺度、P225参照）

（日本離床研究会編より引用一部改変）

症を予防、より早期の回復、社会復帰を目指します。

離床時の観察項目と注意点

体位変換時と同じく、患者の呼吸循環動態の把握や患者の訴えに注意します。

離床の際、疼痛がないようにしっかりとした鎮痛を施しましょう。

文献
1) 北島政樹, 櫻井健司 編：外科手術と術前・術後の看護ケア. 南江堂, 2004.
2) 道又元裕：写真でみる ICU 患者の体位管理マニュアル. メディカ出版, 2009.
3) 竹末芳生, 藤野智子：術後ケアとドレーン管理. 照林社, 2009.
4) 曷川元 編：実践！早期離床完全マニュアル. 慧文社, 2007.

〈大杉浩一〉

[手術部位感染（SSI）対策]
創管理

> **POINT**
> ▶ SSI が発生すると入院期間が延長し、医療費が増加する
> ▶ 糖尿病合併患者や喫煙者では SSI は発生しやすい
> ▶ 長時間手術や消化器系の手術では SSI が発生しやすい
> ▶ SSI 予防には 3 時間ごとの抗菌薬の予防投与が重要

手術部位感染とは

手術部位感染（Surgical Site Infection：SSI）とは、手術創の感染（創感染）や、腹腔内膿瘍など手術操作に関連した部位に起こる感染です。通常、手術後 30 日以内に発生しますが、人工物の移植が行われた場合は術後 1 年以内に発生します。

表層切開部の SSI では感染は局所に疼痛、圧痛、腫脹、発赤、発熱が見られ、切開部から排膿や病原菌が検出されることもあります。深部切開部位の SSI では、感染は深部組織（筋膜・筋肉）に達し、排膿や 38℃以上の発熱、限局した疼痛、圧痛などが見られます。術中開かれたり操作された臓器や体腔などに生じた SSI では臓器や体腔に挿入されたドレーンから排膿があったり、病原菌が検出されます(☞NOTE)。

患者の皮膚の常在菌や消化管の細菌などが原因となる内因性と、術中の落下細菌、手術器械やスタッフからの細菌など外因性の原因が考えられます。

ASA スコア 3 以上（重度の全身的な障害のあるもの、たとえば、透析など）、長時間手術、手術創分類クラス 3 以上(☞NOTE)に発生が多く、特に消化器系手術で SSI 発生率は高くなっています。開腹手術より腹腔鏡下手術では発生率は低くなります。

> **NOTE**
> **SSI の病原体として多い細菌**
> ・黄色ブドウ球菌
> ・コアグラーゼ陰性ブドウ球菌
> ・腸球菌
> ・緑膿菌
> 最近はメチシリン耐性黄色ブドウ球菌（MRSA）や多剤耐性菌、真菌なども多く検出されている。

> **NOTE**
> **手術創分類**
> ・クラス 1（清潔）：まったく炎症のない非汚染創
> ・クラス 2（準清潔）：具体的にはあきらかな感染の証拠や手技の破綻が認められない胆道・虫垂・腟・口腔の手術創
> ・クラス 3（不潔な手術創）：清潔操作に大きな破綻（例：開胸心臓マッサージ）や消化管から大量に液の流出を生じた手術、急性非化膿性炎症を認める手術における切開創
> ・クラス 4（汚染、感染）：壊死組織が残っている、または、感染や内臓穿孔のある手術創。術後感染を引き起こす病原体が術前よりすでに手術領域に存在

▼SSIが発生すると

SSIが発生すると入院期間が7〜10日程度延長し、医療費が増大します。また、患者の手術治療に対する満足度も著しく損なわれます。良質の医療を提供する面からも、また病院経営の面からもSSI発生率を低下させることが大切です。

SSIの危険性を増大させる要因

SSIの危険性を増大させる要因として大きく分けて、患者要因（表1-24）と手術要因（表1-25）があります。

感染防止策の実際

▼手術前の患者の準備

手術前日または当日に入浴、シャワー浴、または清拭を行い、皮膚の大きな汚れを除去し十分に清浄化しておきます。

除毛は行いません。体毛が手術の支障となる場合は、手術直前にサージカルクリッパー（バリカン）で除毛します。脱毛クリームを使用する時には、皮膚過敏反応に注意します。

▼手術時の服装

帽子は髪の毛が出ないようにかぶります。
手術中の手術室や滅菌器械が展開されている部屋では、口と鼻を完全に覆う手術用マス

表1-24　SSIの危険性を増大させる患者要因

- 手術部位以外の感染巣の存在：定時手術は感染の治療が終ってから行う。
- 糖尿病：48時間以内の血糖値が200 mg/dL以上ではSSI発症の危険性が増大する。術前に血糖値をコントロールする。
- 喫煙：ニコチンは創部の末梢循環を傷害し創傷の治癒を妨げる。手術30日前から禁煙するよう指導する。
- 全身的なステロイドの投与
- 肥満（理想体重の20％以上）
- 極端な高年齢
- 低栄養状態
- 周術期の特定の血液製剤の輸血（しかし、血液製剤を必要とする手術患者にSSIの危険を減らすために輸血を控える必要はない）
- 長い術前入院期間（病気が重症の場合や術前に合併症の治療が必要であった場合など）
- 黄色ブドウ球菌の術前鼻腔保菌状態　など

表1-25　SSIの危険性を増大させる手術要因

- 不適切な術前皮膚処置（カミソリによる剃毛など）
- 不必要な手術室の出入りや不適切な滅菌操作
- 手術室の清掃の不備や不適切な器具の滅菌
- 手術手技（止血不良、組織の損傷、死腔の残存）
- 長時間の手術
- 再手術　など

クを着用します。

血液や体液の飛散が予想される場合は、フェイスシールドやゴーグルを着用します。

▼手術時の手洗い

手術時手洗いの目的は、たとえ術中に手袋が破損したとしても、術野が汚染される細菌数を最小限とすることです。最近は、ブラシを使わずに擦式消毒用アルコール製剤を手指から前腕に十分に擦り込むラビング法が推奨されています。ブラシを使う場合は爪や指間のみにしましょう。日本では滅菌水を用いる必要はなく、水道水を用いても同様の効果が得られます。

爪は短く切り、人工爪は付けないようにします。

手や腕に装飾品は着用しないようにします。

手洗いが終ったら、滅菌ガウンを着用し、滅菌手袋を基本的手順（クローズ法）にしたがって装着します(☞NOTE)。

▼手術部位の消毒

消毒の前に可能な限り、手術部位だけでなく周辺まで皮膚の汚れを取り除きます。消毒により皮膚の細菌数をゼロにすることはできませんが、減らすことはできます。アルコール製剤、ポビドンヨード製剤、クロルヘキシジン製剤などで消毒します。

・アルコール製剤

アルコール製剤は安価で、殺菌効果が高く、速効性がありますが、持続効果はありません。また、引火の危険があるため電気メスやレーザーを使う前に十分な時間をとり、完全に揮発させることが重要です。特に患者に装着している駆血用カフ、電極や電気メス対極板パッドの皮膚接触面にたまった消毒薬に注意が必要です。

・ポビドンヨード製剤

ポビドンヨード製剤は着色するので消毒範囲が分かりやすく、皮膚に付着している限り静菌作用を持っていますが、血液や血清タンパクにより不活性化されます。ポビドンヨード製剤を使用する時には、乾燥するまで（数分程度）待つことが大切です。ふき取ると殺菌効果がなくなります。

・クロルヘキシジン製剤

クロルヘキシジン製剤は、ポビドンヨード製剤よりも持続的な殺菌効果を持ち、また血液や血清タンパクによっても不活性化されないという特徴があります。消毒範囲は、追加切開の可能性の部位やドレーン挿入部位まで十分広く行います。

▼予防的抗菌薬投与

予防的抗菌薬投与の目的は手術中の汚染微生物を宿主の防御機能が十分機能できる微生物の数まで減少させることで、術後の汚染・感染を防止するためのものではありません。執刀時に抗菌薬が十分な殺菌作用を示す血中・組織中濃度に達していることと、さらにその濃度が術中、術後数時間維持されているように投与します。

NOTE

滅菌手袋について望ましいこと
- 手術時間が3時間を超えると手袋にピンホールが発生する確率が高いため、交換する。
- 整形外科の手術など、鋭利な器械を頻繁に使用する手術の場合も手袋は破損しやすいため、手袋は二重（ダブルグローブ）とする。
- 手袋を装着する前、はずした後には手指衛生を行う。

皮膚切開前の1時間以内（バンコマイシンなどは2時間以内）に静脈内投与を行うことが望ましく、手術室入室直前か麻酔導入直後に投与します。3時間以上の手術、大量出血時などでは術中3時間ごとの投与が推奨されています。手術後の投与期間が長くなると耐性菌が出てくる危険が高くなります。

▼手術中の操作

創閉鎖時の腹壁層の洗浄には消毒薬を避け、生理食塩水を使用します。

ドレーンは手術切開部分と離れた部分に置きます。

創閉鎖にはモノフィラメントの縫合糸を使用します。絹糸を用いると創感染のリスクが上がります。

▼低体温予防

体温管理手術患者の低体温（36℃以下）は、血管の収縮、創部への酸素供給の減少、食細胞の機能障害を生じて創のSSIの危険性を増加させます。術中から室温調整、体表部分の保温・加温、輸液や輸血・洗浄液の加温などを行い、積極的に低体温予防に努めることも重要です。

▼切開創の管理

清潔または準清潔手術（手術創の清浄度分類）の場合、術後48時間までは切開創をテガダーム®などの滅菌ドレッシング剤やダーマボンド®などの皮膚表面接着剤で保護します（図1-28）。頭部の切開創などは、滅菌ガーゼで被覆します。

参考文献
1) Anderson DJ, et al.: Strategies to Prevent Surgical Site Infections in Acute Care Hospitals, 2008. Infect Control Hosp Epidemiol 2008; 29: S51-S61
2) 手術医療の実践ガイドライン　第7章（http://jaom.umin.ne.jp/new1001013.html）
3) Mangram AJ, et al.: Guideline for prevention of surgical site infection. Infect Control Hosp Epidemiol 20: 247-278, 1999.

〈深田智子〉

図1-28 皮膚表面接着剤による切開創の保護

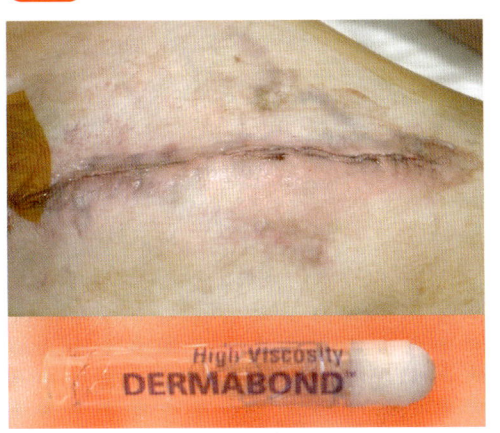

栄養管理

> **POINT**
> ▶ 術前からの患者評価と栄養管理が術後合併症を減少させる
> ▶ 栄養管理は消化管が使えるのであれば早期から経腸栄養を再開させる

術前の栄養評価

　周術期においては、手術侵襲に伴うタンパク異化の時期、およびその後のタンパク同化の時期が非常に重要です。タンパク異化の時期には骨格筋のタンパクの崩壊とそれに伴う代謝亢進がすすみ、その後のタンパク同化の時期にはタンパク合成が始まり多くのエネルギーを必要とします。

　術前に正確な患者の栄養状態を把握すること、この場合の栄養状態というのは、単なる肥満であるとか、るい痩の存在を意味しているのではありません。術前のADLとそれに伴う食事の内容の変化からはじまり、原疾患に伴う体重の変化や、低栄養状態が存在すれば、元気がなくなり、免疫力の低下を招き、食欲の低下や全身のむくみといったものがみられるようになります（表1-26）。

　低栄養状態には、① 栄養摂取不足と ② 代謝異常亢進、③ その両方の3つのパターンに分かれます。つまり食道がんなどで食事が取れなくて低栄養な状態なのか、それとも術後や敗血症などで代謝が亢進しているのかということになります。術前からそのような低栄養状態が存在していると手術侵襲には耐えられず、術後合併症が増加しやすくなります。

表1-26 栄養評価

	基準値	半減期	特徴
血清アルブミン	3.5〜5.0 g/dL	21	これまでの栄養状態を示唆
末梢血総リンパ球数	1501/mm³≦		免疫能から栄養状態を評価
トランスサイレチン	男：23〜42 mg/dL 女：22〜34 mg/dL	1.9	Rapid turnover proteinは、血中半減期が短く、代謝も速い。栄養状態に鋭敏に反応する。つまり、"今現在の栄養状態はどうか？"がわかる。
レチノール結合タンパク	男：3.6〜7.2 mg/dL 女：2.2〜5.3 mg/dL	0.5	
トランスフェリン	男：190〜300 mg/dL 女：200〜340 mg/dL	7	
プレアルブミン	10〜40 mg/dL	2	

図1-29 栄養摂取方法の選択

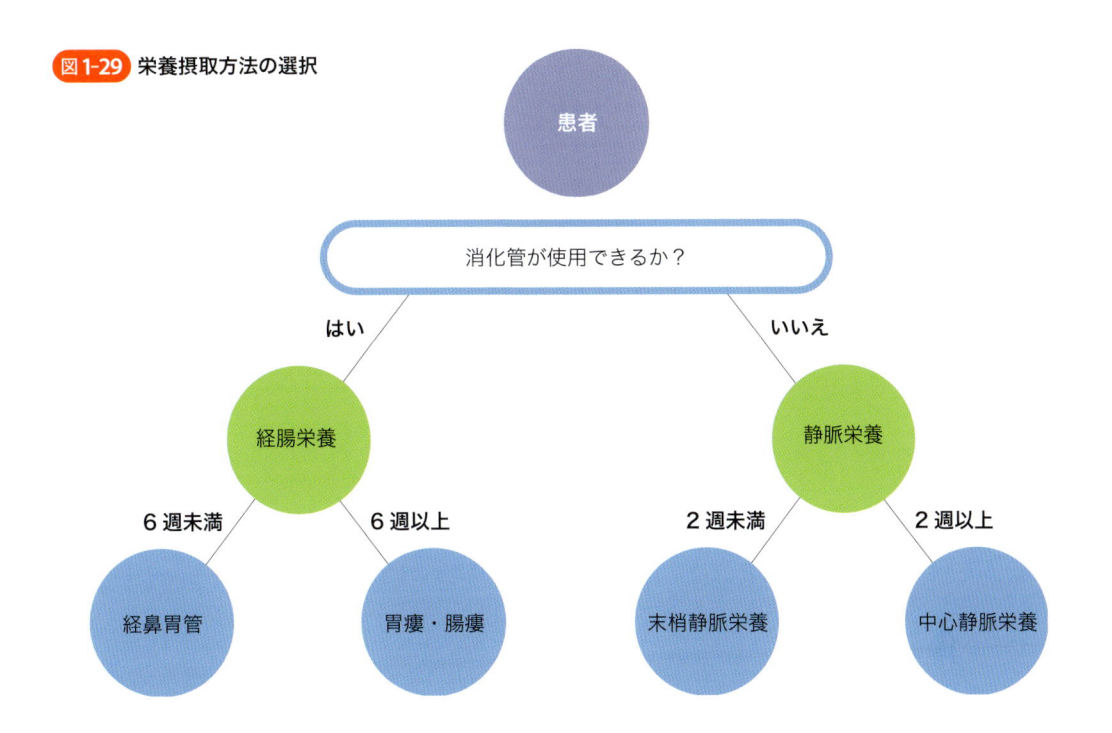

```
                    患者
                     │
          消化管が使用できるか？
         ┌───────────┴───────────┐
        はい                    いいえ
         │                       │
       経腸栄養                 静脈栄養
      ┌──┴──┐                 ┌──┴──┐
   6週未満  6週以上          2週未満  2週以上
      │      │                 │      │
   経鼻胃管 胃瘻・腸瘻      末梢静脈栄養 中心静脈栄養
```

術後栄養管理

　術直後は、一般的には代謝の変動が激しく、管理の中心は輸液管理による酸塩基平衡の調整や電解質などの体液管理になります。しかし、ただ漫然とした長期におよぶ静脈栄養はバクテリアルトランスロケーション（☞p.97）をまねくため、腸管の使用が可能であれば、できる限り早期からの腸管栄養の使用を進めていきます。

▼栄養管理のポイント

　栄養管理のポイントは、腸管が使えるかどうかと、経口摂取ができるかどうかになります。栄養管理の基本は経口摂取です。栄養を口から摂取する、これができれば問題はありません。しかし、周術期の患者は、全身状態が不安定であり、経口摂取が不可能であったり、また腸管の機能が低下している患者が少なくありません。腸管の機能が正常であり使用可能であれば（使用が禁忌でなければ）、原則的には経口摂取または経腸栄養を選択します。

・経口摂取が可能か

　経口摂取が可能であれば、経口摂取とともに経腸経管栄養を補助的に使用していきます。経口摂取が不可能であれば経管栄養を選択します。なお、その期間が6週間を超える時は胃瘻や腸瘻が進められ、6週間以内であれば経鼻胃管・経鼻腸管が選択されます。腸管術後や腸閉塞、循環動態が非常に不安定な場合は腸管機能が低下して腸管の使用ができない時、または使用が禁忌の時、静脈栄養が選択されます（図1-29）。

・静脈栄養と経腸栄養

　静脈栄養は、必要な栄養素（糖質、タンパク質、電解質、微量元素など）を計算上必要

表1-27 経腸栄養と静脈栄養

	利点	欠点	合併症
経腸栄養	・より生理的である ・腸管粘膜の廃用性障害を予防 ・バクテリアルトランスロケーションの予防	・消化吸収が完全でない場合は静脈栄養を併用 ・粘膜病変の悪化により吸収障害や下痢が発症しうる	・消化吸収不全に伴う脱水や低栄養、電解質異常 ・下痢や腹部膨満、悪心・嘔吐など ・栄養チューブによる合併症（気管支誤留置、皮膚潰瘍、消化管穿孔など）
静脈栄養	・必要な栄養素を正確に注入できる	・カテーテルの長期留置 ・バクテリアルトランスロケーションの合併	・カテーテル長期留置に伴う感染症や血栓症、留置時の合併症（気胸、血胸、動脈穿刺など）

栄養方法の選択基準
- 中心静脈栄養：腸管機能の低下により使用できない場合（腸管の手術後など）
- 末梢静脈栄養：2週間以内に経腸または経口摂取が可能になる場合
- 経腸栄養：静脈栄養の絶対適応以外で経口摂取が不可能な場合

経腸栄養が禁忌の場合
安全に腸管を使用できないときは経腸栄養は禁忌となります。
- 腸管手術後
- 腸管の完全閉塞
- 難治性下痢
- 消化管穿孔
- 消化管出血
- 重症膵炎
- イレウス　など

なだけ投与できます。しかし、そのためには、中心静脈にラインを確保することが必要になり、その留置の際の合併症の危険や、留置に伴う感染症など注意すべき点があります（☞p.119）。

経腸栄養は、静脈栄養と比較し感染症合併率の低さが示されたり、生存率を高めるといった報告が見受けられるようになりました。今後、可能であれば経腸栄養を中心にという栄養管理になっていくものと考えられます（表1-27）。

▼強化インスリン療法

術後や重症患者などは強いストレスにさらされており、いわゆるストレスホルモンの分泌が盛んであったり、また不適切な栄養管理の影響で非常に高血糖になりやすい状態です。この全身状態がよくない時期に高血糖が持続すると、死亡率が増加しICU入室期間や人工呼吸器の使用期間が延び、敗血症の合併が増加するとされます。

そこで、厳密に血糖値を管理しようとするのが、強化インスリン療法です。インスリンを投与することによって血糖値をコントロールします。血糖値をどれくらいにコントロールするのがよいかは検討の段階です。低血糖は生命の危機に瀕するほど重篤な状態になりうるため、あまりに積極的な血糖コントロールは低血糖のリスクが大きく、これまでの研究においてもかえって予後が悪い結果となっています。適切な血糖値のコントロールに関してはさらなる検討が待たれますが、200 mg/dLを超えるような高血糖が続くようなことは避けるようにしましょう。

▼バクテリアルトランスロケーション

バクテリアルトランスロケーションとは、腸内細菌や毒素などが腸管壁を通過し、腸管リンパ節や血管内に侵入し全身性炎症反応を起こす病態です。

腸管内には多数の細菌が存在しています。もともと、腸管粘膜には物理的および免疫学的な機序でのバリア機構が存在しているため、容易には腸内細菌は腸管壁を通過し血管内に侵入することはあり得ません。しかし、このバリア機構が長期の腸管不使用などによる廃用萎縮や、虚血・化学療法などの影響による粘膜虚血などにより破綻してしまったり、また腸内細菌叢の異常により腸管細菌その毒素など有害な物質が異常に増殖してしまうことにより、バクテリアルトランスロケーションは引き起こされます。

静脈栄養の実施により消化管が使用されていないと、このバリア機構が破綻しやすくなり、バクテリアルトランスロケーションが起こりやすくなります。経腸栄養では、腸粘膜の廃用萎縮が回避され、バリア機構が維持されることによりバクテリアルトランスロケーションを回避します。

▼バクテリアルトランスロケーションの予防

最近では、バクテリアルトランスロケーションを予防するために、腸内細菌叢を正常に維持する目的でビフィズス菌を投与したり、そのビフィズス菌の食糧となり腸内細菌のバランスを整えるオリゴ糖や腸管の防御機能や腸細胞の増殖・分化に重要な働きをするグルタミン、腸内細菌により短鎖脂肪酸を生成し大腸のエネルギー源となる水溶性食物繊維が使用され注目されています。

文献
1. 山東勤弥,保木昌徳,雨海照祥：NSTのための臨床栄養ブックレット 疾患・病態別栄養管理の実際 周術期とクリティカルケア,文光堂,2010.
2. 田崎亮子 編：NSTカンファレンスで学ぶ 実践 経腸栄養剤,MCメディカ出版,2011.
3. 寺島秀夫,藤谷茂樹 編：栄養療法,INTENSIVIST,3(3),2011.

〈大杉浩一〉

疼痛管理

> **POINT**
> ▶術前からの身体的・精神的な苦痛を取り除く
> ▶術中からの適切な疼痛管理が、合併症の発生を減少させる

　周術期の適切な疼痛管理は、周術期管理において非常に重要な位置を占めます。呼吸・循環といった生命に直結する管理が第一に行われ、時に疼痛管理は忘れがちになりますが、不適切な疼痛刺激は呼吸・循環に対して大きな影響を与えることがあり、その管理にはよりいっそうの注意が必要になります。これらの術後疼痛を最小限にすることが患者回復の一助となります。

患者の痛みをとる方法

▼術前からの精神的なケア

　術前の患者の精神的不安は手術の契機となった疾患による精神的なダメージのみならず、手術そのものに対する不安や、術後の合併症に対する不安もあり、医療者側には想像を絶するものです。術前から、精神的なケアをしっかりと行うことにより不要な不安や知識不足に伴う過度の緊張を取り除くことができ、手術やその後の治療に対する上でプラスに働くと考えられます。

▼術中の疼痛管理

　麻酔科医による術中管理の1つに疼痛管理があります。手術侵襲に対して生体が異常な反応を示さないように、適切に鎮痛薬を投与し管理します。術中の鎮痛がうまくいかず過剰な反応を示した場合は、もはや適切な管理とはいえません。多くの鎮痛・鎮静薬は呼吸抑制や循環抑制を起こしうる薬剤です。このような薬剤をうまく使いこなし、術中の手術侵襲からの過剰な疼痛刺激を抑え、かつ術後にその薬剤が起こしうる循環や呼吸の抑制作用を最小限にさせることが求められています。

▼術後の疼痛管理

　術後の疼痛とは、手術侵襲による体への負担のことで、例えば手術創の痛み、ドレーンが入っている痛み、挿管されている痛みなどその原因は多岐にわたります。

　一般的に術後の疼痛対策としては、疼痛時の指示としてアセトアミノフェンの内服や直腸内投与、NSAIDsの内服・直腸内投与・静脈内投与やフェンタニルやモルヒネといったオピオイドの投与などがあげられます。また手術部位によっては硬膜外への麻酔薬の投与や神経ブロックなども考慮されます。鎮痛法は、薬剤の特徴や疼痛の種類やその程度によって選択されます。また、患者の求める鎮痛方法を取り入れることもあります。

患者へのアプローチ

　周術期のさまざまな刺激に耐えている患者へどうアプローチしたらよいか見ていきます。

▼術前の患者訪問

　手術が決まり、患者が入院してきました。ほとんどの方は初めての手術であり、非常に不安が強い状態であることが予想されます。この段階で、担当外科医および麻酔科医から手術内容やそれに伴う合併症、麻酔方法や術後鎮痛法などが話されている場合がほとんどです。しかし、患者には想像の範囲でしか具体的な状況を想定できていないのが現実でしょう。術前に訪問し、どのような不安があるのかをしっかりと聞き出しその場で説明するか、担当医に連絡して患者の不安を取り除くことが必要です。

　また2回目以降の手術の場合は前回の周術期を通して何か問題がなかったか、例えば術後の痛みがひどかった（☞p.224）、悪心・嘔吐がひどかった（☞p.227）といったことを確認しておくことが術後管理の面からだけでなく信頼関係を築く上でも大切です。

▼術後

　帰室後は必ず患者観察から始まり、バイタルサインを確認し問題がないかみていきます。また術中のバイタルサインの崩れがなかったか、覚醒時の状態を確認します。術中からの鎮痛剤の使用状況や術後鎮痛法に関しても、必ず担当麻酔科医から確認します。

　疼痛刺激が強い場合は、一般的には悶え苦しむ表情をしたり大暴れしたり冷汗があるような非常に強い痛みから、眠ってはいるが眉間に皺が寄っている疼痛としては軽度と考えられる状況まであります。バイタルサインも心拍数が増加したり血圧が上がったり、呼吸数が増加しているのは疼痛があると考えなければなりません。また不適切な鎮痛は患者回復を遅らせるため早期に医師に報告し対応していかなければなりません。

疼痛

▼疼痛の種類

- **体性痛**：皮膚表面や筋肉・骨などの深部組織の侵害受容器や神経の直接的な損傷により起こる疼痛。
- **内臓痛**：内臓の炎症や虚血、胸膜・腹膜への侵害刺激により起こる疼痛。

▼疼痛の程度

- **体性痛**：皮膚表面の術後痛は軽度であり、深部組織への侵襲が大きな術後痛は激しい。
- **内臓痛**：術後痛は激しく、ときに自律神経反射（冷汗、徐脈、低血圧）がみられる。

▼疼痛を放置するとどうなるのか（表1-28）

1. 呼吸への影響

　呼吸運動に関連する部位の疼痛が強い場合は、呼吸のたびに激しい痛みを感じ自発呼吸そのものが弱くなるばかりではなく、深呼吸や咳嗽により、より激しい疼痛を感じてしまいます。それらを抑制してしまうことで無気肺が形成され、低酸素血症を引き起こします。また排痰が困難になり、肺炎を併発する可能性があります。

2. 循環への影響

　術後痛により交感神経が賦活化され、頻

表1-28 術後痛への影響

術後痛への影響	
呼吸器	無気肺
	低酸素血症
	高二酸化炭素血症
	肺炎
循環器	高血圧
	頻脈
	不整脈
	心筋梗塞
内分泌・代謝	高血糖
	水分貯留
	ナトリウム貯留
	タンパク異化
消化器	イレウス
凝固	血小板凝集
	凝固亢進
	線溶低下
	深部静脈血栓症
	肺塞栓
免疫	免疫能低下

表1-29 術後痛に用いる代表的な鎮痛薬

一般名	薬品名	投与経路
アセトアミノフェン	カロナール、アンヒバなど	経口、経直腸
ロキソプロフェンナトリウム	ロキソニン	経口
メフェナム酸	ポンタール	経口
ジクロフェナクナトリウム	ボルタレン	経口、経直腸
フルルビプロフェン アキセチル	ロピオン	静脈
ペンタゾシン	ペンタジン、ソセゴン	静脈、筋肉
モルヒネ塩酸塩	モルヒネ塩酸塩	静脈、筋肉
フェンタニルクエン酸塩	フェンタニル	静脈

脈・高血圧となり心臓の仕事量や酸素消費量が増加します。心臓への負担は非常に大きくなり、不整脈や急性冠症候群も発生する可能性があります。

3. 代謝への影響

交感神経系への影響などから種々のカテコラミンやコルチゾールなどの異化ホルモンが分泌され、インスリンやテストステロンなどの同化ホルモンの分泌は抑制されます。その結果、高血糖や体内に水分やナトリウムの貯留などを起こします。

4. 血液・凝固機能への影響

術後痛のために離床が進まなくなると、特に下肢の血流の滞留が見られ下肢静脈血栓症のリスクが高まます。また凝固機能異常も見られます。

5. その他

術後痛のため十分な睡眠がとれなくなったり、また疼痛そのものにより精神面への悪影響がみられます。

鎮痛法

術後疼痛のピークは、一般的には術後半日から1日であり、それ以降は徐々に軽快していきます。この期間の疼痛コントロールをいかにするかが問題です。完全に疼痛をなくすのではなく、体動時の疼痛が自制内であり、安静時も適切なバイタルサインが保てることを目標とします。投与経路別に投与される薬剤についてまとめていきます（表1-29、30）。

▼経口・経直腸投与

薬剤としては、アセトアミノフェンやNSAIDsが選択されます。特徴は、のちにあげるオピオイドと比較すると鎮痛作用は弱いですが、呼吸抑制といった副作用がないことです。ただし、血圧低下や低体温、喘息発作を惹起したり、消化管出血を合併したりする

表1-30 硬膜外に投与される代表的な薬剤

	一般名	商品名
局所麻酔薬	リドカイン	キシロカイン
	ロピバカイン	アナペイン
	レボブピバカイン	ポプスカイン
オピオイド	モルヒネ塩酸塩	モルヒネ塩酸塩
	フェンタニルクエン酸塩	フェンタニル

薬剤であるため、それらの副作用については十分な注意が必要です。

▼静脈投与

薬剤としては、NSAIDsであるフルルビプロフェンアキセチル、オピオイドであるフェンタニルやモルヒネがあげられます。NSAIDsの特徴は前述したとおりです。オピオイドの特徴としては、強力な鎮痛作用があげられます。ただ、副作用として呼吸抑制があり、悪心がみられることもあります。

使用に際しては、本当に強い疼痛が存在しオピオイドが必要かどうかの適応を見定めなければなりません。またオピオイドの呼吸抑制に関しては十分な注意が必要で、投与中の呼吸回数の低下や大きな呼吸が出現したときは過量投与の可能性があり、非常に危険な状態であることを認識すべきです。

▼硬膜外投与

手術の種類によっては、硬膜外麻酔が併用されることがあります。術中の鎮痛目的に使用されるのはもちろん、術後痛に用いることも可能です。硬膜外カテーテルを通して、硬膜外腔に薬剤を投与し、鎮痛を図ります。

特徴は、神経ブロックする範囲や効果の持続時間・強さを使用する薬剤の種類や投与量、投与速度、オピオイドの併用の有無などによりコントロールできる点です。合併症としては、局所麻酔薬中毒、悪心・嘔吐、尿閉、感染症（硬膜外膿瘍、髄膜炎等）、硬膜外血腫などがあげられます。

▼PCAとPCEA

PCA（patient-controlled-analgesia：患者調節鎮痛法）とPCEA（patient-controlled epidural analgesia：患者調節硬膜外鎮痛法）は、患者自身が痛みを感じた時に鎮痛薬を投与するという鎮痛方法です。

患者が痛みを感じた時、従来は、痛みを感じる→ナースコールを押す→ナースが鎮痛薬を準備する→鎮痛薬が投与される、という4つのステップを踏む必要がありました。PCAやPCEAの場合は、痛みを感じる→鎮痛薬が投与される、と鎮痛までの時間が短縮され患者にとって非常に有益な鎮痛法であり、満足度も高いとされます。

薬剤の注入器はディスポーザルのものから細かな設定のできる機械式のものまであります。設定に必要な項目は、機械の種類によりさまざまですが、主に一回注入量、一時間での最大投与回数、ロックアウト時間（一回注入後から次の注入ができるまでの時間、過量投与を予防するため）であり、麻酔科医は痛みの程度を観察し、設定します。PCAやPCEAを使用する際には、注入器の性能を良く理解し、過量投与や未投与などの事故がないように注意が必要です。

文献

1) 日本麻酔科学会・周術期管理チームプロジェクト：周術期管理チームテキスト第2版．日本麻酔科学会，2011．
2) 花岡一雄 編：術後痛 改訂第2版．克誠堂出版，2006．

〈大杉浩一〉

精神症状とその対策

> **POINT**
> ▶ せん妄の症状は多彩であり、まずはせん妄であることを認識する
> ▶ 術後せん妄は可逆性の変化ではあるが、遷延する認知機能低下のリスク因子であり、しっかりと診断し原因を明らかにする
> ▶ 術後の不眠に対しては、不眠の原因をしっかりと除去し、安易なベンゾジアゼピン系薬剤の使用はせん妄を惹起する可能性があるため注意が必要

周術期の精神状態は非常に不安定であり、術前・術中・術後のそれぞれで問題点があげられます。

術前は、手術への不安・恐怖・不眠・抑うつなどの心因性精神障害があります。術中は、服薬薬物と全身麻酔薬などとの相互作用や術中覚醒によるPTSD発生の可能性があります。術後は一般的にせん妄が問題となり、術後経過から生じる不安や抑うつといった心因性反応の発生も見受けられます。

術後の経過はさらに、いくつかの段階があり、手術が無事に終わり手術室で覚醒・抜管を待っているとき、リカバリールームで経過観察しているとき、病棟やICUに入室後以降と、各時期にさまざまな精神状況を呈することがあります。その状態は、不穏、不眠、せん妄、傾眠、抑うつ、失見当などさまざまです。

せん妄と術後不眠

▼せん妄

せん妄とは、認知症では説明できない認知機能の障害（記憶欠損、失見当識、言語障害など）を伴う急性で可逆的な意識水準の変化した状態を示します。せん妄の特徴としては、障害は短時間（数時間から数日）で発症し一日のうちで症状が変動する傾向があること、一過性で可逆性であるにも関わらず患者予後を悪化させる独立因子として指摘されていることがあげられます。せん妄の診断基準を表1-31にまとめます。一般的に言われているせん妄の要因や影響を与える薬剤を、表

表1-31 一般的身体疾患に起因するせん妄の診断基準
（DSM-IV：Diagnostic and Statisical Manual of Mental Disorders）

A：注意を集中し、維持し、転導する能力の低下を伴う意識障害（すなわち環境認識における清明度の低下）
B：認知の変化（記憶欠損、失見当識、言語の障害など）またはすでに先行し、確定され、または進行中の認知症ではうまく説明できない認知障害の出現
C：その障害は短時間のうちに出現し（通常数時間から数日）、1日のうちで変動する傾向がある
D：病歴、身体診察、臨床検査所見から障害が一般的身体疾患の直接の生理的な結果であることを示す

1-32、33 にまとめました。

術後患者に起こるせん妄の臨床的特徴を、表 1-34 にまとめました。このような患者や状態を発見した場合には、せん妄を疑い原因を明らかにして対応していく必要があります。

患者管理において、術後せん妄対策は今後さらに必要不可欠になっていくと考えられます（☞p.272）。

・周術期におけるせん妄

一般的に身体疾患で入院する患者の 10〜30％、高齢者の場合は 10〜40％程度の割合でせん妄を発症するといわれますが、術後患者においては約 40％が発症し、特に股関節手術や大血管手術に多く、身体に高度な侵襲が加わった状態や鎮痛薬・鎮静薬の影響がある場合もせん妄の発生は多いとされます。

表 1-32　一般的なせん妄の要因

素因	促進因子
高齢（特に 75 歳以上） 器質的脳疾患 （認知症、脳血管疾患、パーキンソン病） 抑うつ症 抗コリン作用薬 ビタミン欠乏症（特にサイアミン） アルコールならびにベンゾジアゼピン依存症 外傷（脂肪塞栓、脳震とう、硬膜下血腫） てんかん 不安 栄養不良	薬剤 脳への酸素供給障害 体外循環 感染症（肺、尿路、傷、腹腔内、脳） 代謝障害 心疾患 脳血管疾患 てんかん アルコール、ベンゾジアゼピン離脱 ICU での環境変化 手術の種類 （股関節手術、開心術、移植手術、白内障手術） 麻酔時間

表 1-33　せん妄発生に影響する薬剤

中枢性抗コリン作用をもつ薬剤	ベラドンナ系薬剤、三環系抗うつ薬、神経遮断薬、抗パーキンソン薬、抗不整脈薬、ベンゾジアゼピン系薬剤、麻薬、ケタミン、ハロゲン化麻酔薬
心血管系薬剤	ジゴキシン、βブロッカー、利尿剤、カルシウム拮抗薬
抗痙攣薬	
抗炎症薬	ステロイド、非ステロイド系消炎鎮痛薬、シクロスポリン、OKT 3
消化器系薬物	H_2ブロッカー、メトクロプラミド
抗生物質	ペニシリン系、シプロフロキサシン、ゲンタマイシン、セファロスポリン系
経口糖尿病薬	

表 1-34　術後せん妄の臨床的特徴

1) 高齢者に多い
2) 中等度以上の手術に多い
3) 前駆症状として不眠や不安を訴えるものが多い
4) 手術直後から発症までの間に、いわゆる lucid interval（一時的な意識の清明化）があるものが多い
5) 症状として幻覚を主とするせん妄が主症状で、時に興奮を伴うこともある
6) 特に重大な合併症を併発しなければ、通常は 1 週間以内に消退する
7) 軽快後、後遺症を残さない。認知症が進行したように見えるときは、新たな脳梗塞の発症の可能性を考えた方がよい

要因としては図1-30に挙げたとおりです。直接因子・誘発因子・準備因子に分けると捉えやすく、術式や周術期に使用した薬剤、感染症の有無、ショック、低酸素、発熱、貧血、脱水、四肢の抑制、疼痛、精神的ストレスなども危険因子となりえます。また近年の報告では遷延する認知機能低下のリスク因子とされ、せん妄だけの問題でなく術後の経過や退院後の生活にも影響を与えうる可能性があり、まず発症を予防すること、発症してしまったら早期に察知し速やかに対応しなければなりません。

周術期の流れからみたせん妄の要因を表1-35にまとめました。術前状態をしっかりと把握し、せん妄を予防していくことが大事です。せん妄の予防のポイントを表1-36にまとめ、特に重要と考えられる「せん妄予防のための環境」を表1-37に挙げました。

また、参考までに英国老年病学会が推奨するせん妄管理を表1-38に示します。各施設での状況に合わせて、せん妄予防システムを

図1-30 周術期におけるせん妄の直接因子、誘発因子、準備因子

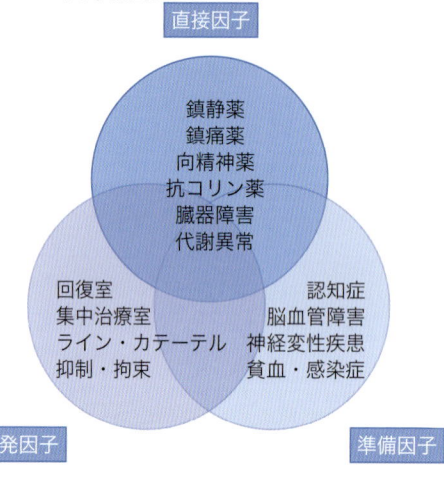

直接因子：鎮静薬、鎮痛薬、向精神薬、抗コリン薬、臓器障害、代謝異常

誘発因子：回復室、集中治療室、ライン・カテーテル、抑制・拘束

準備因子：認知症、脳血管障害、神経変性疾患、貧血・感染症

表1-35 周術期からみたせん妄の要因

術前	術中	術後
○脳の機能 ・生理学的：加齢 ・病理学的：先天性、外傷性 　　　　　　腫瘍性、血管性 　　　　　　突発性 ○薬剤 ・多剤併用・薬物依存・離脱 ○内分泌、代謝 ・甲状腺機能亢進症／低下症 ・低ナトリウム血症 ・低血糖 ○精神状態 ・うつ ・認知症 ・不安 ・既往歴 　（認知障害、せん妄）	○術式 ・整形外科 ・眼科 ・心臓外科 ○手術時間 ○麻酔薬 ○麻酔方法 ○術中合併症 ・低血圧 ・過換気 ・塞栓 ・低酸素血症	○低酸素血症 ・呼吸の要因 ・周術期低酸素血症 ・麻酔薬の残留 ○低炭酸ガス血症 ○疼痛 ○敗血症 ○知覚脱出、過敏せん妄 ○電解質異常、代謝異常

表1-36 せん妄の予防

術前評価	術中の注意点	術後管理
詳細な薬物服用歴 医学的問題点の評価 知覚や認知障害の検索 術前の精神状態 神経精神学的テスト 老年麻酔プログラムの使用	適切な酸素化と循環 電解質異常の補正 薬剤量の調整 最小限の薬剤使用 （アトロピン、スコポラミン、フルラゼパムの使用の避ける）	術後痛管理 せん妄に関係する薬剤の同定 　抗コリン薬、抗うつ薬、H_2ブロッカー、ジゴキシン、リドカイン 患者、家族を安心させる

構築していく一助となれば幸いです。

▼術後不眠

術後せん妄を予防していくことが、術後不眠の予防にもつながります。患者の睡眠を促すための安易なベンゾジアゼピン系薬剤の使用は、かえってせん妄を惹起する可能性があり注意が必要です。

文献

1) 古家仁　編：術後精神状態　せん妄を中心とした対処法，真興交易，2003．
2) 薬剤療法検討小委員会　編：せん妄の治療指針　日本総合病院精神医学会治療指針1．星和書店，2005．
3) 布宮伸：周術期合併症発症のリスク評価と適切な対策　せん妄．ICUとCCU；36：507-13，2012．

〈大杉浩一〉

表 1-37　せん妄予防のための環境因子の調整

- 日中は十分な照度を保つ
- 見当識を保つために、少なくとも3回/日の日時や場所の声かけ
- 時計やカレンダーの配置
- 必要に応じて補聴器や眼鏡の着用
- 看護スタッフによる継続的なケア
- 早期離床の努力
- 騒音軽減の努力
- 家族面会
- 脱水予防
- 便秘予防
- $SpO_2 ≧ 95\%$ を保つように酸素投与
- 夜間睡眠の促進

表 1-38　英国老年病学会が推奨するせん妄管理

STEP1	65歳以上の患者すべてに、入院時にMMSEなどのスクリーニングを行う
STEP2	認知機能障害や術後せん妄のハイリスク患者をされたすべての患者にCAMを用いたスクリーニングを行う
STEP3	病歴や検査所見などからせん妄の危険因子を同定し可能な限りこれを是正する
STEP4	せん妄患者およびせん妄のハイリスク患者に対し DO： 　見当識の保持 　ケアの継続 　早期離床 　確実な鎮痛 　視聴覚の確保 　便秘予防 　十分な睡眠の確保 　飲水 　家族面会 　非動化、低栄養、褥瘡、過鎮静、転落、失禁などの合併症防止 　老年病科などへのコンサルテーション DO NOT： 　尿道カテーテル留置 　身体拘束 　ルーチンの鎮静 　患者との口論
STEP5	鎮静が止むをえない場合でも、単剤を少量から使用、増量が必要ならば2時間の間隔で漸増
STEP6	退院時にも老年病チームへのフォローアップを依頼し、家族のケアの注意点を十分説明する

[排液・ドレーン管理]
排液・ドレーン管理の実際【総論】

> **POINT**
> ▶ドレナージの目的は、①治療、②観察、③合併症の予防
> ▶ドレナージは患者への負担もあり、長期留置は感染のリスクとなり得るので、必要がなくなった段階で早期に抜去する

ドレナージの用途と目的

　体内に貯留した消化液、膿、血液や滲出液などの液体や気体を体外に排出することをドレナージといい、ドレナージするための管をドレーンといいます。ドレナージの目的は、次の3つがあります。

- ドレーンを治療として用いる「治療的ドレーン」
  （例：消化管穿孔や腹膜炎などにより腹腔内に貯留した血液や消化液を排出する）
- ドレーン排液の性状から出血や感染の有無などを観察する目的の「情報ドレーン」
- 術後の縫合不全や滲出液、血液貯留に伴う血腫や膿瘍形成などの合併症を防ぐ目的の「予防的ドレーン」

ドレナージの種類

　ドレナージの種類は、その目的や排液方法によりさまざまなものがあります（図1-31）。

- 開放式ドレナージ：ドレーンからの排液をガーゼに染み込ませ吸収させる
- 半閉鎖式ドレナージ：開放式ドレナージをパウチに排出させる
- 閉鎖式ドレナージ：ドレーンバッグに接続

図1-31 ドレナージの種類

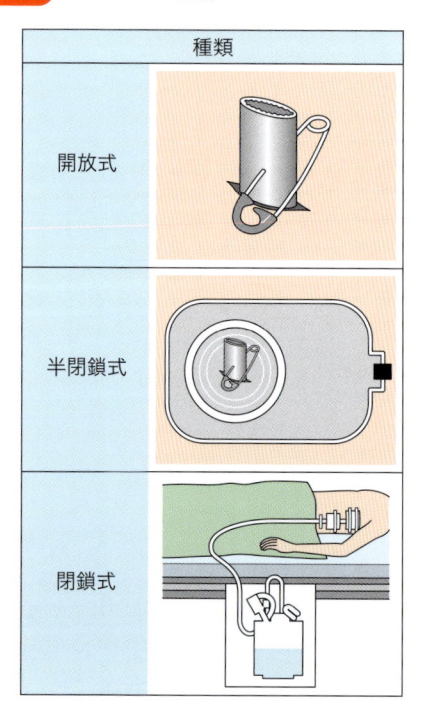

種類	
開放式	
半閉鎖式	
閉鎖式	

し閉鎖回路にする

ドレナージの長所と短所

▼開放式ドレナージ

長所：ドレナージの効率がよい
短所：汚染・感染しやすい、排液による皮膚障害、ガーゼ交換が頻回、手間がかかる　など

▼半閉鎖式ドレナージ

長所：ドレナージ効率がよい、感染を起こしにくい、汚染しない
短所：コストが高い

▼閉鎖式ドレナージ

長所：排液の観察や排液量の計測が容易であり、検体の採取も可能
短所：ドレーントラブル（閉塞、事故抜去など）や患者のADL低下

また、開放式ドレナージおよび半閉鎖式ドレナージは受動的ドレナージといい、閉鎖式ドレナージを能動的ドレナージ（ドレーンから陰圧をかけることによりドレナージする）といいます。

ドレーンの種類（図1-32）

- ペンローズドレーン：薄く柔らかく膜状のドレーンで、特徴としては膜上に多数の溝があり毛細管現象でドレナージをする。開放型ドレーンとして使用。
- チューブドレーン：ストロー状のドレーンであり、このチューブを用いてドレナージのみならず洗浄も行える。閉鎖型ドレーンとして使用。
- サンプドレーン：ダブルルーメン、トリプルルーメンを持ったチューブドレーンであり、吸引する際1つのルーメンから外気を取り入れつつ吸引するため詰まりにくい特徴がある。

図1-32 ドレーンの種類

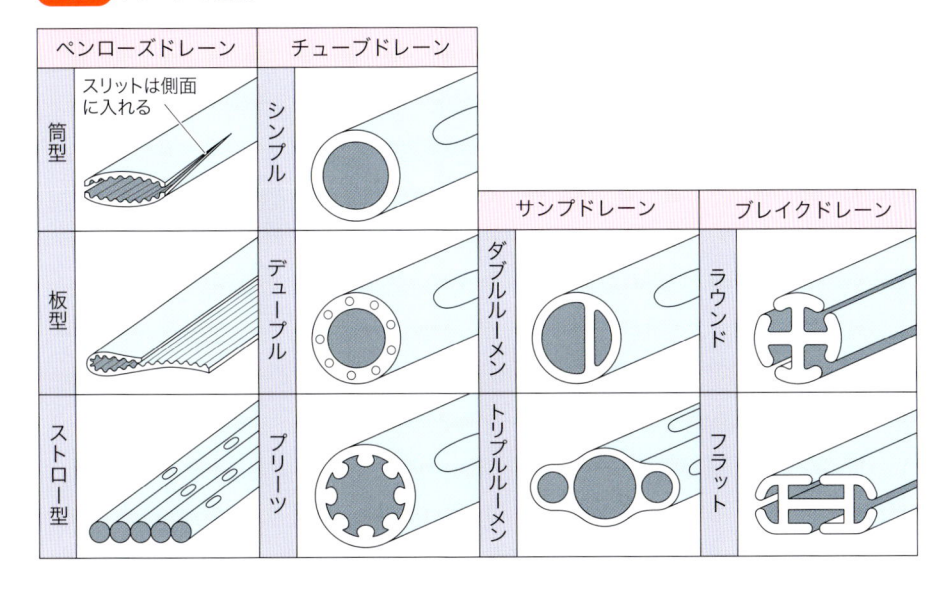

ペンローズドレーン	チューブドレーン	サンプドレーン	ブレイクドレーン
筒型（スリットは側面に入れる）	シンプル	ダブルルーメン	ラウンド
板型	デュープル	トリプルルーメン	フラット
ストロー型	プリーツ		

[排液・ドレーン管理] 排液・ドレーン管理の実際【総論】

- ブレイクドレーン：チューブドレーンのような内腔はなく、4本の溝により構成されるドレーン。ドレナージ効率は良く、詰まりにくい半面、洗浄には適さない。

ドレーンの固定について（図1-33）

閉鎖式ドレナージは体内からのドレーンがドレナージバッグにつながっています。

その際のドレーンの固定方法やドレナージバッグの取り扱いにはいくつかポイントがあります。

ドレーンの固定は図にある通り、しっかりとテープで固定する以外にドレーンが直接肌に接触することで発生する皮膚障害を予防し、体位変換などで余分な張力がかからないような"遊び"を作ることが大切です。

また、ドレナージバッグによってはドレーン挿入部位よりも低く留置することも大切です。

ドレーン固定のチェックポイント（図1-34）

❶ **挿入部位のチェック**
- 固定縫合糸の緩みの程度
- ドレーン挿入部から排液漏出の有無
- 事故抜去の危険性の有無
- ドレーンの逸脱や迷入（留置長の確認、X線撮影でのドレーン先端の確認）

❷ **体幹や四肢での固定のチェック**
- 固定テープの剥がれや汚染の有無

図1-33 ドレーンの固定

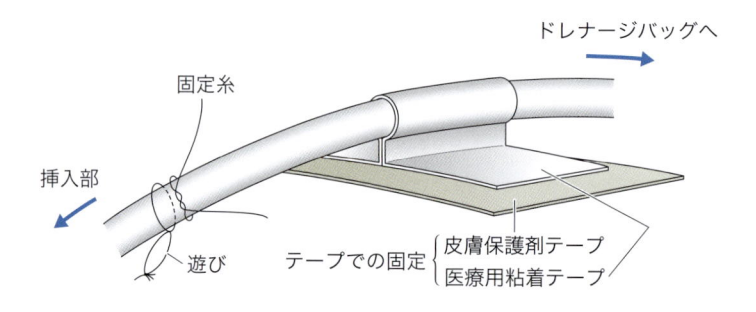

図1-34 ドレーン固定のチェックポイント

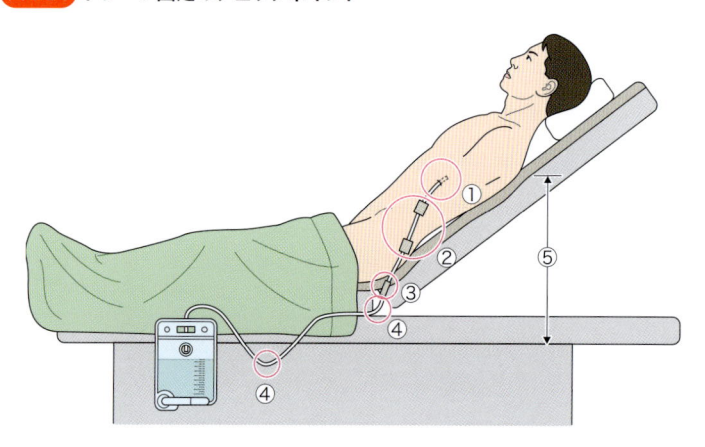

❸ ドレーンとドレナージバッグとの接続部位のチェック
・接続部からの排液漏出の有無

❹ ドレーン全体のチェック
・ドレーンの屈曲や捻転の有無
・ドレーンの閉塞の有無

❺ ドレーン挿入部位よりドレナージバッグは低位置に

排液バッグを装着しているときには、ドレーンが引っ張られたり、ねじれ・折れ曲がったり、身体の下敷きになって閉塞や圧迫されることがないようにしましょう。

ドレーン留置に伴う感染の危険性について

▼ドレーン挿入による感染と予防

ドレーンはヒトにとっては異物であり、ドレーンの挿入自体が感染源や逆行性感染を引き起こす可能性があります。

▼感染徴候の早期発見

感染徴候は、発熱やドレーン挿入部からの排膿、周囲の発赤、腫脹、熱感、疼痛の増強があげられます。毎日（場合によっては必要時にも）ドレーン挿入部位の観察、ガーゼ交換、皮膚を清潔に保ち、患者からの訴えを聞くことが大事です。

▼感染の予防

開放式ドレーンは外界と通じているために、挿入部位から感染する可能性が高く、注意が必要となります。

排液の体内停滞は感染につながるため、ドレーン固定を工夫し排出効率をあげる努力が必要です。ドレーンの観察では、閉塞や狭小の有無を観察し、その排出量、性状、臭気を観察することが大切です。少しの変化でも感染徴候となり得ることがあるためです。

ドレーン排出量の変化

▼増加時

血性排液の増加は術後であれば出血を考え、混濁した排液の増加や浮遊物などがあれば感染を疑います。確実な経過観察（バイタルサインなども含めて）をする必要があります。

▼減少時

確実にドレナージできているかを確認することが大切です。まずドレーン全体をみて屈曲やドレーン内での排出物の沈着の有無を確認しましょう。次にドレーンが逸脱してないか、ドレーン挿入部や接続部から漏出していないかを確認しましょう。

以上のことを踏まえ、ドレーン管理を行いましょう。また、ドレナージの必要性がなくなった段階でドレーンは抜去します。感染予防のみならず早期離床を促すうえでも、常にその必要性を考えることが大切です。

〈大杉浩一〉

[排液・ドレーン管理]
排液・ドレーン管理の実際【各論】

> **POINT**
>
> 頭部ドレーン
> ▶脳圧管理目的の髄液ドレナージと、血腫や出血を排出するドレナージがある
>
> 胸腔ドレーン
> ▶胸腔ドレナージの目的は、胸腔内を陰圧に保ち、肺を膨張させること
> ▶胸膜腔に貯留した体液や空気を体外に排出し、ドレーンから胸腔内への逆流を防止する
>
> 腹腔ドレーン
> ▶腹腔内に貯留する体液や膿汁を体外に排出し、膿瘍などの術後合併症を予防する
> ▶ドレーンの留置位置と目的を理解する
> ▶感染を防止するためにドレナージバッグは適切な位置に配置する
>
> 尿道カテーテル
> ▶自然排尿が難しい場合や長時間手術、尿量測定が必要な際に留置される
> ▶尿路感染のリスクを伴うため、留置の必要がなくなった際や感染徴候を認めた際に抜去する

頭部ドレーン

頭部ドレナージの種類と目的

- 髄液をドレナージし脳圧管理を行います（脳室ドレナージ・脳槽ドレナージ）
- 術後やくも膜下出血後などの血腫や出血を体外に排出します（硬膜外ドレナージ、硬膜下ドレナージ、血腫腔ドレナージ）
- すべての頭部ドレナージは閉鎖式ドレナージであり、感染がすぐに予後に影響する

可能性があることを常に頭に入れておく必要があります（図1-35）。

脳室ドレナージの管理

❶ 圧管理

　脳室ドレーンの目的は、頭蓋内灌流圧を測定し、髄液を適切に流出させ脳圧を調整することです。そのために脳室ドレナージでは閉鎖式回路を用いサイフォンシステムを使っ

図1-35 頭蓋内と各種ドレーンの位置

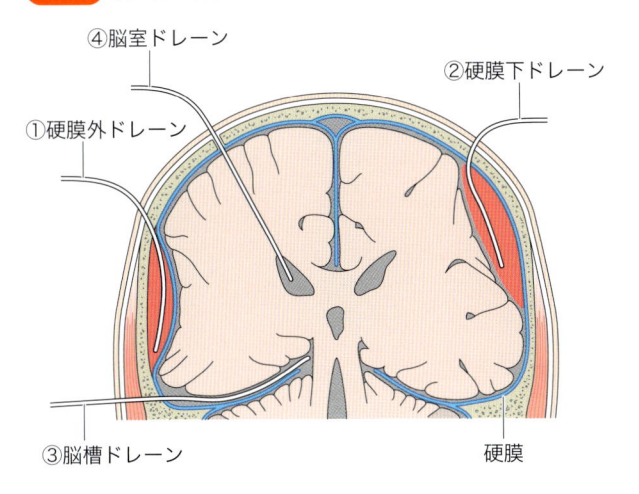

④脳室ドレーン
②硬膜下ドレーン
①硬膜外ドレーン
③脳槽ドレーン
硬膜

て、流出の圧を一定に保つことが大事です（図1-36）。

❷ 圧の設定

外耳孔（＝モンロー孔）の高さを0点（ゼロ点）とし、サイフォンの高さを髄液の流出を見ながら調整します。その高さ（cm）を設定圧（cmH_2O）とします。

❸ 観察項目

・流出した髄液の性状や量
・ドレーン内の髄液の液面は必ず心拍や呼吸性の変動と一致するかどうか
・患者の訴え　など

硬膜外ドレナージの管理

硬膜と頭蓋骨のあいだにドレーンを挿入し、術後の皮下・筋組織からの出血をドレナージするものです。硬膜外で血腫が増大すると頭蓋内圧が亢進してしまうため、それを予防する目的で留置します。

図1-36 脳室ドレナージ

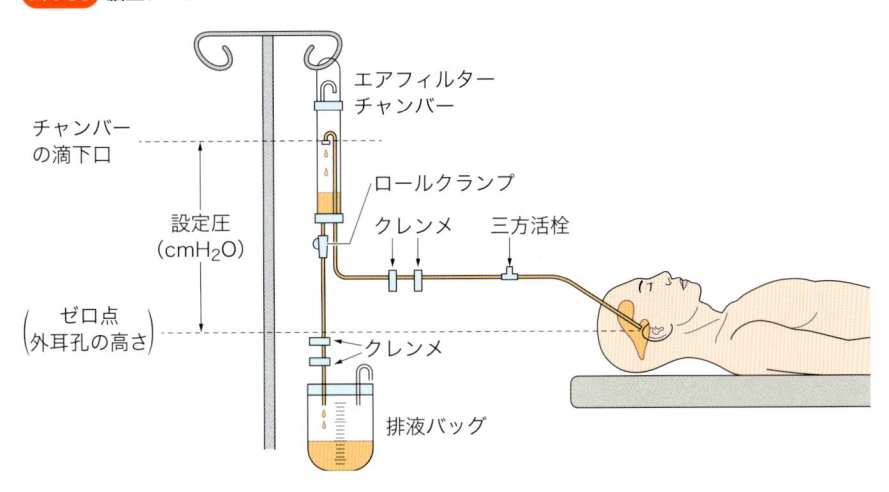

チャンバーの滴下口
エアフィルターチャンバー
ロールクランプ
クレンメ
三方活栓
設定圧（cmH_2O）
ゼロ点（外耳孔の高さ）
クレンメ
排液バッグ

胸腔ドレーン

胸腔ドレナージの適応疾患

・肺手術術後、気胸、血胸、血気胸、膿胸など

胸腔ドレーンのドレナージ方法
（図 1-37）

- 持続陰圧吸引法：一定の吸引圧をかけて持続的に吸引する方法
- 水封式吸引装置：吸引圧はかけず、ドレーンの一端を常に水封し水の中を強制的にくぐらせることで体外から胸腔内への逆流を遮断する方法

図 1-37 胸腔ドレーン

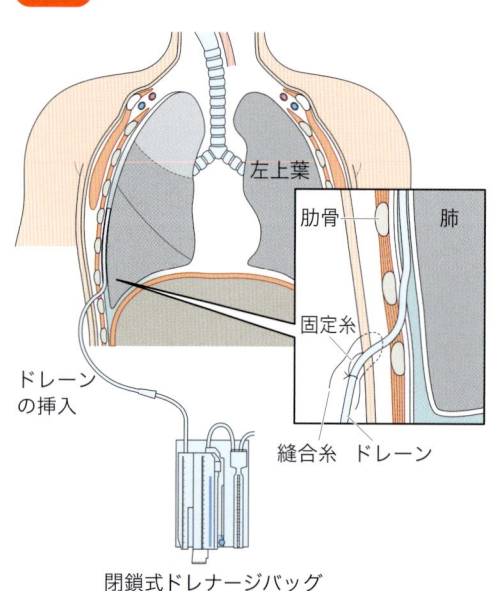

（左上葉／肋骨／肺／固定糸／縫合糸／ドレーン／ドレーンの挿入／閉鎖式ドレナージバッグ）

持続陰圧吸引法について（図 1-38）

3連ボトルシステムを使用します。患者胸腔側から、排液ボトル・水封ボトル、吸引圧制御ボトルが連結されており、吸引圧制御ボトルには吸引源が接続されます。

吸引圧制御ボトルに一定の陰圧がかかり、胸腔内に陰圧がかかるしくみです。

このような3連ボトルシステムを利用する理由は、過剰な吸引圧が胸腔内に直接かからないようにし、排出した液体や気体の逆流を防ぎ、さらに外部からの空気の流入や逆流による感染を予防するためです。

胸腔ドレナージの観察項目

❶ 患者の訴え
・挿入部位の疼痛や胸痛の有無

❷ 診察
・呼吸運動や呼吸音
・皮下気腫の有無または増大の有無
・挿入部皮膚の発赤や腫脹の有無

❸ ドレーンの確認
・排液の沈着物や血塊などによる閉塞の有無、接続部位のリークの有無

❹ 排液ボトルのチェック
・排液ボトル内の排液の量、性状

❺ 水封ボトルのチェック
・水面の呼吸性変動の確認
・気泡の有無

水封ボトルの呼吸性変動の消失は、肺の良好な再膨張によってドレーン先端が閉塞した

図1-38 胸腔ドレナージシステム

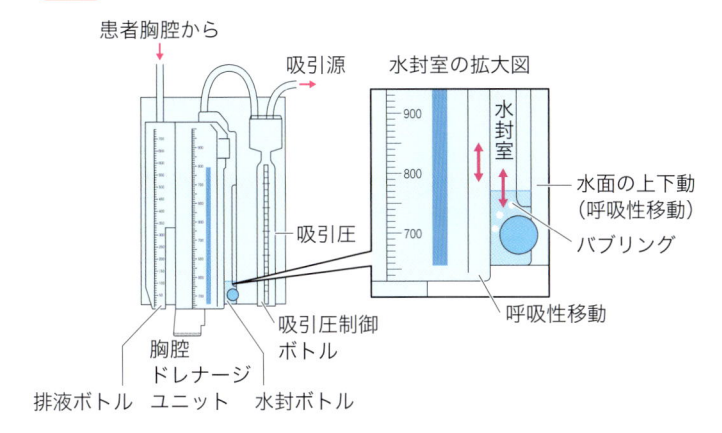

こと、またはドレーンの閉塞を意味します。

再膨張であれば、ドレーンの抜去を検討しますが、そうでない場合にはドレーンの閉塞によってドレナージが適切に行われていないことが考えられるため、緊急の対応が必要になります。

腹腔ドレーン

腹腔ドレナージ

消化管穿孔や腹膜炎、腹腔内手術後など腹腔内に貯留する血液や膿汁などを排液したり、また術後の腹腔内膿瘍などの合併症を予防するために行われるのが腹腔ドレナージです。

腹腔ドレナージの部位（図1-39）

術式にもよりますが、体位により腹腔内で液体の貯留する部位は変わります。横行結腸より頭側では横隔膜下腔、肝下面、モリソン窩（肝腎陥凹）に、尾側では両側傍結腸溝、腸骨窩、腸間膜間隙、ダグラス窩に貯留します。

- モリソン窩：仰臥位において右上腹部でのもっとも低い場所。右腎と壁側腹膜で形成される。
- ダグラス窩：立位や頭高位においてもっとも低い場所。男性では直腸膀胱窩、女性では直腸子宮窩。

腹腔ドレーンの観察項目

❶ 患者の訴え
- 挿入部位の疼痛や胸痛の有無

❷ 診察
- 挿入部皮膚の発赤や腫脹の有無

❸ ドレーンの確認
- 排液の沈着物や血塊などによる閉塞の有無、接続部位での漏出の有無

図1-39 腹腔ドレーン留置場所

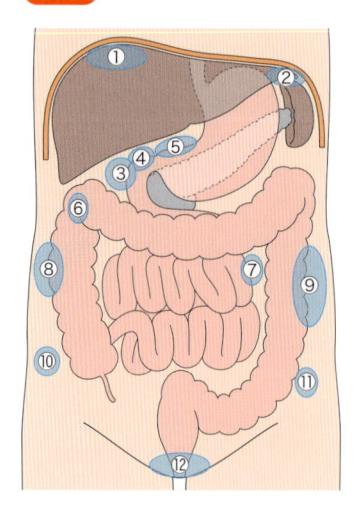

① 右横隔膜下
② 左横隔膜下
③ モリソン窩
④ ウィンスロー孔
⑤ 肝下面
⑥ 結腸肝彎曲部
⑦ 脾彎曲部
⑧ 右結腸傍溝
⑨ 左結腸傍溝
⑩ 右腸骨窩
⑪ 左腸骨窩
⑫ ダグラス窩

❹ 排液ボトルのチェック
・排液ボトル内の排液の量、性状
  ドレーンの必要性については、毎日検討し不必要なドレーンは早期に抜去しなくてはなりません。

尿道カテーテル

留置する目的

・長時間手術・前立腺肥大などによる尿路の閉塞・神経因性膀胱などによる自然排尿が困難な場合
・尿量測定・採尿
・泌尿器科の術後では膀胱内の血腫などによる排尿困難の予防と出血などを観察するための監視的な役割

　尿道カテーテルを留置することが看護ケアの代わりをするものではありません。留置することの必要性を常に考え不要なカテーテルは留置しないという姿勢が大事です。その理由としては、患者への負担と感染があります。留置されることによる患者への身体的・精神的な負担は想像以上に大きいものであるという認識は必要です。また尿道カテーテルを留置することに伴う感染は多く見受けられ、この感染は時に重篤な感染症となりえます。感染源とならないためには、不必要なカテーテルは抜去すること、それに尽きます。留置するにしても適応のある時期に短期間だけということです。

尿道カテーテルの留置法と固定について

　尿道カテーテルの留置に際してはいくつか注意点があります。
・尿道口からの逆行性感染を起こさせないこと
・尿道損傷を起こさないこと

図1-40 尿道カテーテル留置

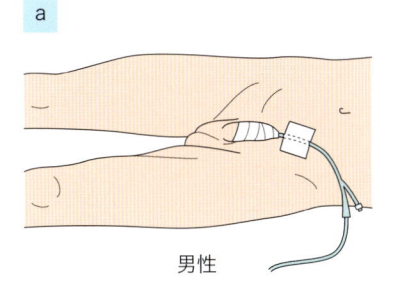

a 男性

b 女性

尿道カテーテルを留置する際には、不適切な操作で尿路感染を引き起こしかねないので衛生的な操作が必須です。カテーテルによる尿路感染は、尿道口・カテーテルと採尿バッグに連結しているチューブとの接続部および採尿バッグの排尿口の3か所から入った微生物によって引き起こされます。衛生的に尿道カテーテルを留置するためには、必要な資材がセットになったキット（尿道カテーテル・シリンジ・滅菌手袋・滅菌ドレープ・消毒薬・潤滑剤など）を使用し留置にかかる無駄な操作や時間がないようにします。

清潔な留置操作とは、まず手指洗浄を行い、無菌操作を行うための清潔野を作ります。キットの中にある滅菌手袋をはめ、まずは尿道口を消毒薬にて消毒します。その後無菌的に尿道カテーテルを尿道口から挿入します。この際の注意点としては、カテーテルを膀胱内まで挿入すること、そしてバルーンを膨らます際に抵抗がないことを確認しなくてはなりません。これは、尿道損傷を防ぐためであり、尿道損傷を引き起こすリスクを回避するうえでもっとも大事なことになります。挿入後はバルーンを拡張させそのままカテーテルを引き抜きカテーテルの一端を採尿バッグにつながっているチューブに清潔に連結します。その後、カテーテルの中を尿が流出してくることを確認し、留置終了となります。

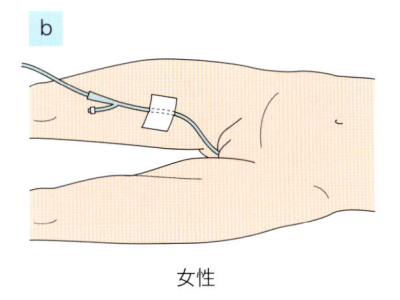

▼尿道カテーテルの固定方法

男性はカテーテルを腹部に固定し、女性は大腿に固定します。（図1-40）

▼尿道カテーテル留置中の観察項目

・カテーテルおよびチューブがしっかりと固定され、ねじれがないか
・チューブ内の尿の流れの具合、閉塞の有無を確認
・尿道口、カテーテルの脇からの尿漏れの有無やチューブの接続を確認

文献
・北島政樹, 櫻井健司　編：外科手術と術前・術後の看護ケア．南江堂，2004．
・下間正隆：まんがで見る　術前・術後ケアのポイント．照林社，2000
・竹末芳生, 藤野智子：術後ケアとドレーン管理．照林社，2009．

〈大杉浩一〉

[カテーテル管理]
カテーテル挿入の目的（注入・輸液等）

POINT
- ▶手術では輸液、薬剤投与などのために末梢静脈にカテーテルを挿入する
- ▶中心静脈は循環系作動薬を投与するために確保する場合がある
- ▶動脈圧は血圧だけでなく、波形の観察も重要
- ▶肺動脈カテーテルは圧、心拍出量など多くの情報を提供する

静脈へのカテーテル挿入（末梢静脈、中心静脈）

手術では必ず、輸液や薬剤投与などのために静脈系にカテーテルを挿入します。末梢静脈は通常、上肢に確保され、輸液や薬剤投与に使います。

中心静脈は内頸静脈、鎖骨下静脈、大腿静脈などが一般的に使用され、適応は表1-39の場合があげられます。

肺動脈カテーテル（スワン・ガンツカテーテル）挿入

肺動脈カテーテルは発明者の名前をとってスワン・ガンツカテーテルとも呼ばれます。

中心静脈圧、肺動脈圧などの圧データ、心拍出量、混合静脈血酸素飽和度や血液温などを測定できます。経静脈的に心臓ペーシングができる種類もあります。

肺動脈楔入圧（☞NOTE）は左心系の機能を表し、このカテーテルを用いると右心系、左心系の両方の機能を評価できると考えられ、成人の多くの心臓手術に用いられてきました。しかし、病態によっては必ずしも肺動脈楔入圧が左心系の機能を正しく表現していないことがあります。

混合静脈血酸素飽和度はそれぞれの臓器から戻ってきた上大静脈、下大静脈、冠静脈洞から還流されてきた血液（混合静脈血と呼ばれる）の酸素飽和度を表すことより全身の酸素の需要と供給のバランスを評価できます。

そのほか、循環血液量の評価のために熱傷患者などにも使用されています。

カテーテル挿入や留置は合併症が認められる侵襲的手技なので、短期管理に限るべきです。しかし、経食道エコーで得られない情報

表1-39 静脈へのカテーテル挿入の適応

- 循環系作動薬などの投与
- 中心静脈圧の測定
- 高カロリー輸液
- 化学療法
- 抗菌薬の長期投与
- 末梢静脈の確保が難しい場合の輸液や輸血
- 空気塞栓の吸引 　　　など

を提供することもでき、経食道エコーと共に有用なモニターです。

動脈へのカテーテル挿入

手術時はマンシェット法による非観血的血圧測定を行いますが、連続的血圧測定が必要な場合に動脈（橈骨動脈、足背動脈、大腿動脈、上腕動脈など）にカテーテルを挿入し観血的に血圧をモニターします。収縮期血圧／拡張期血圧と平均動脈圧と圧波形から不整脈、呼吸性変動などもわかります。動脈血を採血でき血液検査やガス分析もできます。適応を表1-40に示します。

硬膜外カテーテル挿入

術中の麻酔および術後鎮痛のために挿入します。最近はPCA（patient controlled analgesia）機能のついたディスポーザブルの機器が盛んに使用されています。

図1-41 肺動脈楔入圧

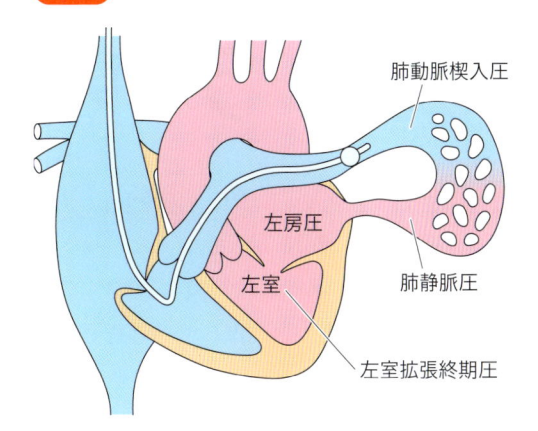

文献
1) 高田眞紀子：基礎的生理学とモニタリング　中心静脈圧　日本麻酔科学会編：周術期管理チームテキスト2010　242-247，2010．
2) 高橋夏美 他：基礎的生理学とモニタリング　血圧測定（動脈圧モニタリング）日本麻酔科学会編：周術期管理チームテキスト2010　232-241，2010
3) 国沢卓之：術中モニターの適応と選択．日臨麻会誌　29（2）143-51，2009．
4) 渡辺廣昭：動脈カテーテル・動脈圧測定の適応：正確な動脈圧測定のための理論と実践．LISA．14（7）630-634，2007．

〈深田智子〉

表1-40 動脈へのカテーテル挿入の適応

- カテコラミン、血管拡張薬などの血行動態に影響を及ぼす薬剤の投与時
- 大きな循環変動を伴う大量出血が予想される時
- 脳外科手術
- 心臓手術、大血管手術
- 長時間手術
- 虚血性心疾患、高度の心機能低下患者
- ショック患者、高度外傷
- FloTrac™（☞NOTE）を用いて心拍出量を測定
- 血液ガス分析を頻回に必要とする場合
- 非観血的血圧測定が困難な場合（四肢の変形や外傷などでマンシェットが巻けない）　など

NOTE

肺動脈楔入圧（図1-41）
肺動脈にてカテーテル先端のバルーンを膨らませ血流を遮断すると肺動脈圧＝肺静脈圧＝左房圧となり、僧帽弁の前後で圧較差がなければ左室拡張期圧を反映します。しかし、肺高血圧症など病態によっては左房圧と等しくならない場合もあり注意が必要です。

NOTE

FloTrac™システム
観血的動脈圧より一回拍出量やその変化率、心拍出量を算出し、調節呼吸下で循環血液量の過不足を評価することができるシステム。

[カテーテル管理]
カテーテル管理の実際

> **POINT**
> ▶ 中心静脈穿刺時にはマキシマルバリアプレコーションが必要
> ▶ 中心静脈挿入時には患者のバイタルサインのチェックが重要
> ▶ 手術時では中心静脈として内頸静脈が第一選択

静脈へのカテーテル挿入

▼末梢静脈

　末梢静脈は通常、手軽に確保でき、輸液や薬剤投与に使います。手背、前腕などの上肢の静脈を使用します。原則として下肢の静脈は確保しません。なぜなら、血栓性静脈炎や肺梗塞を予防するためです。通常は麻酔導入前に末梢静脈を確保しますが、小児では入眠後に確保する場合があります。

▼中心静脈

　中心静脈として外頸静脈、内頸静脈、鎖骨下静脈、上腕尺側皮静脈、大腿静脈を選択し、カテーテルを挿入します。以前は筋肉や骨、並走する動脈を目印に穿刺していましたが、解剖学的に異常があるときは穿刺できず、また動脈穿刺や気胸などの合併症を生じることがあります。最近は穿刺時合併症を避けるためにエコー下に穿刺をすることが多くなってきています。エコー下穿刺の場合も習熟した医師が行います。
　中心静脈穿刺は侵襲的処置のため、多くの施設ではカテーテル管理のマニュアルやガイドラインに則り実施されています。これらを用いて中心静脈へのカテーテル挿入は患者（家族）にインフォームド・コンセントを得ることが望まれます。
　中心静脈にカテーテル挿入中は滅菌シートで覆われ、患者が見えにくくなっていることが多いため、チアノーゼや酸素マスク・挿管チューブのはずれの発見が遅れる可能性があります。周囲にいるスタッフもパルスオキシメータや心電図の観察を行います。
　挿入後はバイタルサインのチェック、X線写真によるカテーテル先端の位置の確認、気胸の有無の確認を必ず行います。また、中心静脈カテーテルが不要になった時は、ただちに抜去します。

中心静脈穿刺部位の特徴

▼鎖骨下静脈

　固定が容易で患者の負担が少なく、長期留置に最適です。ほかの穿刺部位に比べて感染症や空気塞栓の発生率は低いものの、気胸や動脈穿刺が起こりやすいという問題がありま

す。また、鎖骨下動脈からの出血は解剖学的に圧迫止血が困難であり、出血傾向のある患者では鎖骨下静脈穿刺は避けるべきです。

▼内頸静脈

第一選択となる中心静脈です。内頸動脈を損傷した場合も比較的圧迫止血が容易です。顔に近いため患者によっては不快感を訴えることがあります。

▼外頸静脈

ガイドワイヤーを用いたセルジンガー法での成功率が比較的高く、特に凝固異常のある患者には、安全性が高い血管です。

▼大腿静脈

可能であれば穿刺を避けるべき血管です。その理由として実際には動脈誤穿刺が多い、清潔を保ち難い、アプローチが長く血栓形成を起こしやすいなどの欠点があります。長期留置には適しません。

▼上腕尺側皮静脈

腋窩静脈、鎖骨下静脈を経由して上大静脈にカテーテル先端を留置する時に用いる血管です。気胸・血胸などの合併症を起こさないことが最大の利点ですが、カテーテルが細いこと、上肢の動きでカテーテル先端の位置が大きく移動し、滴下速度が変化すること、血栓形成や静脈炎を起こしやすいなどの問題があります。

中心静脈穿刺時の合併症

中心静脈穿刺時の合併症と、その頻度を表1-41に示します。

感染

刺入部の炎症を起こすほか、血流感染を生じ、高熱など全身症状を呈します。感染症の発生率は大腿静脈＞内頸静脈＞鎖骨下静脈の順となります。

▼感染ルート

感染ルートは挿入部位、輸液ラインの接合部位、輸液自体の汚染が考えられます。このうちカテーテル挿入部位の皮膚に存在する常在菌や医療従事者の手指等からの菌がカテーテルの外壁を伝わり血管内に侵入する経路がもっとも重要な侵入経路と考えられています。感染予防のため、手指衛生を行った後、

表1-41 中心静脈穿刺偶発症の頻度（%）

	内頸静脈	鎖骨下静脈	大腿静脈
動脈穿刺	6.3〜9.4	3.1〜4.9	9.0〜15.0
動脈穿刺時の止血	容易	困難	容易
血腫	<0.1〜2.2	1.2〜2.1	3.8〜4.4
血胸	NA	0.4〜0.6	NA
気胸	<0.1〜0.2	1.5〜3.1	NA
感染	中	低	高
合計	6.3〜11.8	6.2〜10.7	12.8〜19.4

（NEJM 348：1123-33、2003より。一部改変）

帽子、マスク、ガウン、滅菌手袋などのマキシマルバリアプレコーションを行い、カテーテルを挿入します（図 1-42）。

▼感染対策

術者だけでなく介助者も帽子、マスク、ガウン、滅菌手袋を使用し、患者の全身に大きい滅菌シートをかけて行います。ビニールの滅菌シートは患者の状況も観察でき、急変時の早期発見にも役立ち便利です。

エコープローベも滅菌カバーをかけて使用します（図 1-43）。カテーテル刺入部は 0.5％クロルヘキシジンアルコールまたは 10％ポピヨンヨードなどで消毒し、消毒薬が乾燥してから刺入を試みます。刺入部位に抗菌薬の軟膏を用いることは真菌感染の助長や、抗菌薬耐性の可能性があるので行いません。

カテーテル感染が疑われた場合はすみやかにカテーテルを抜去します。緊急などで無菌操作が完全に行えない状況で挿入したカテーテルは患者の状態が落ち着いたら、すみやかに新しいものと交換します。

機械的合併症

・動脈穿刺、血腫

ただちに穿刺針を抜去して5分以上の圧迫止血を行います。ダイレータ挿入後の止血困難に対しては外科的処置が必要な場合もあり、血腫が生じると時に気管や食道を圧迫し呼吸困難となることがあります。場合によっては手術の延期を考慮します。特に出血傾向のある患者や、抗血小板薬、抗凝固薬を使用している患者では重篤な出血を生じることがあります。

・気胸（遅発性気胸）
・血胸、縦隔血胸、心タンポナーデ

複数回、穿刺した症例では要注意です。カテーテルを右房まで挿入すると、先端が心臓壁を貫いて心タンポナーデを起こす場合もあります。

図1-42 マキシマルバリアプレコーション

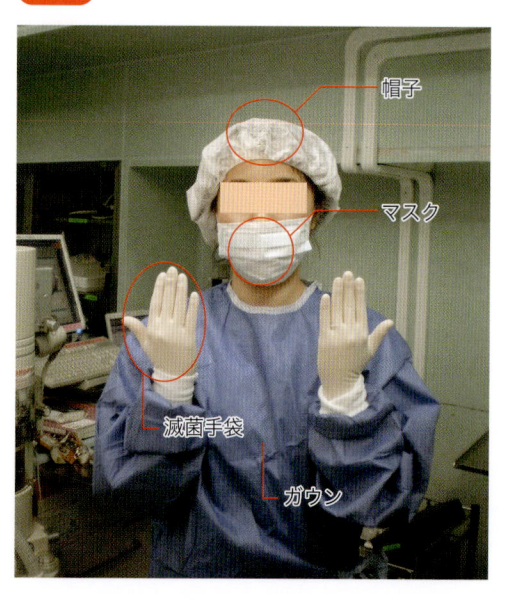

帽子
マスク
滅菌手袋
ガウン

図1-43 エコープローベ

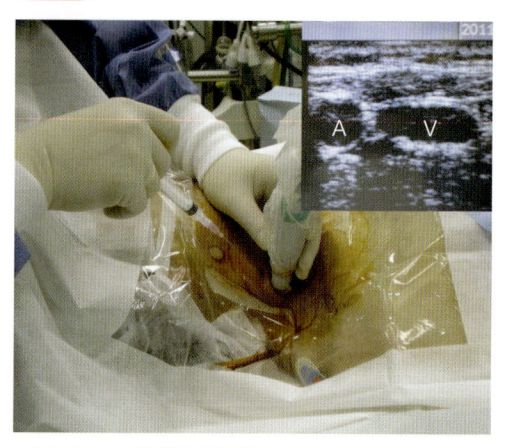

エコー下で内頸静脈を穿刺
A．内頸動脈：丸く描出され、エコープローベで押しても変形しない
V．内頸静脈：楕円に描出され、エコープローベで押すと変形する

- 空気塞栓

  予防のために内頸静脈穿刺ではトレンデレンブルグ位をとります。

- 不整脈

  ガイドワイヤーやカテーテルの刺激で心室細動を含む不整脈が生じます。持続性の心室細動が生じた場合はただちに除細動を行います。

肺動脈カテーテル（スワン・ガンツカテーテル）挿入（内頸静脈、鎖骨下静脈、大腿静脈）

肺動脈カテーテル挿入は侵襲が大きく、習熟した医師が行う必要があります。挿入時の準備、注意点は中心静脈カテーテル挿入時と同様です。

レントゲン透視下、あるいは圧波形と同時に経食道エコーを用いて肺動脈カテーテルの先端を上大静脈、右房、右室、肺動脈と確認しながら進めていくと安全で正しい位置に挿入できます（図1-44）。肺動脈カテーテルは手術の進行に伴い、深さが変化することがあります。カテーテルの深さを変更する時、カテガードを使用すると感染予防になります（図1-45）。

▼合併症

- シースイントロデューサの動脈内への挿入（心臓手術は中止を考慮する場合があります）
- 挿入中にカテーテル先端が右室内や流出路付近にあると不整脈が起こることがあるので心電図波形に注意します。
- バルーンを膨らませたまま、三尖弁位から引き抜くと弁を損傷する場合があります。
- カテーテルに結び目を形成することがあります。
- 手術に伴い、カテーテルの位置が変化し肺動脈破裂、肺梗塞を起こすことがあります。
- 感染（72時間以上留置していると高率）。

動脈へのカテーテル挿入（橈骨動脈、足背動脈、大腿動脈、上腕動脈など）

もっとも多く用いられる動脈は橈骨動脈です。通常、橈骨動脈と尺骨動脈はループを作り、手指への血流を供給しています。橈骨動脈穿刺による最も多い合併症は一時的な動脈閉塞です。橈骨動脈へのカテーテル挿入がうまくいかなかった場合、尺骨動脈へのカテーテル挿入は行いません。両動脈に閉塞が起きる危険があるからです。また、血栓は男性に比べ橈骨動脈の細い女性で多く発生します。

動脈圧ラインを維持するためにフラッシュデバイスが必要です。急速にフラッシュを行うと動脈近位側への血流の逆流が起こり、血栓や空気塞栓の原因となります。

動脈へのカテーテル挿入もエコー下で行う場合が増えてきました。

▼合併症

合併症として感染、血腫、血栓による血行障害、仮性動脈瘤、神経障害などがあります。感染予防のために閉鎖回路を用います。カテーテル挿入がうまくいかなかった時やカテーテル抜去時はしっかりと圧迫止血し、血腫ができないようにします。適切な手技、複数穿刺を避ける、不要になったらすみやかに抜去することで合併症を予防します。

硬膜外カテーテル挿入

術中の麻酔および術後鎮痛のために挿入します。出血傾向のある患者や抗血小板薬、抗

図1-44 肺動脈カテーテルの挿入

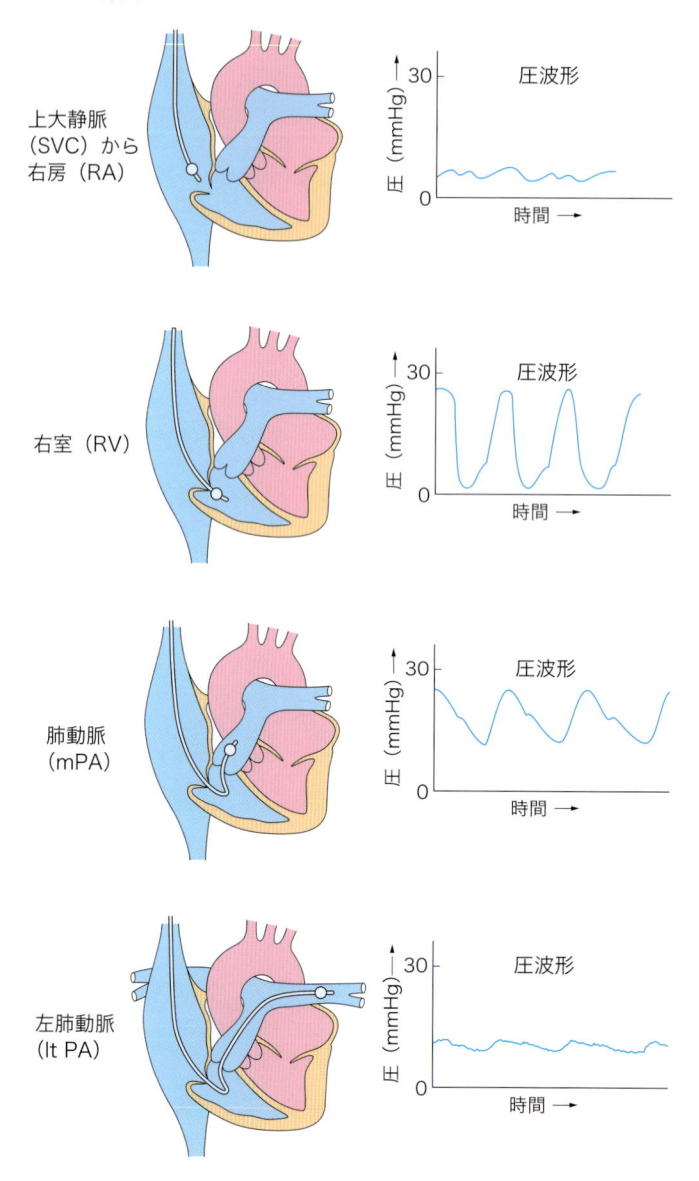

上大静脈（SVC）から右房（RA）

圧波形

右室（RV）

圧波形

肺動脈（mPA）

圧波形

左肺動脈（lt PA）

圧波形

　凝固薬を使用している患者では硬膜外血腫など重篤な合併症を起こす危険があるので、行いません。また、カテーテル抜去と抗凝固薬などの投与のタイミングも考慮しなければなりません。硬膜外血腫ができると神経障害をきたし、手術が必要になることもあります。
　感染にも注意が必要です。全身感染症のある患者や易感染性の患者、カテーテル挿入部位に感染を認める場合には実施しません。硬膜外に感染が起こるとカテーテル挿入部局所の発赤や腫脹、圧痛、熱感などのほかに硬膜外膿瘍を生じることがあります。また、硬膜外膿瘍では背部痛や発熱などを認め、時に麻痺や感覚障害を生じてしまいます。状況に

図1-45 カテガード

右内頸静脈に挿入された肺動脈カテーテル（カテガードを使用しているため、自由に肺動脈カテーテルの深さを変更できる）

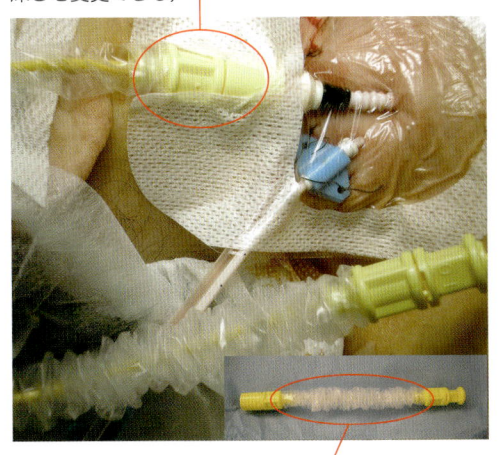

カテガード

図1-46 ビニールの滅菌シート

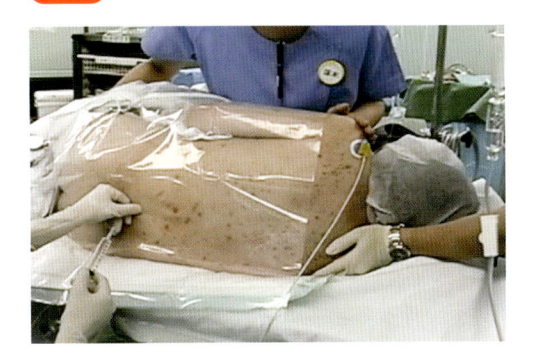

4) O'Grady NP, et al.: Guidelines for the Prevention of Intravascular Catheter-Related Infections, 2011 (http://www.cdc.gov/hicpac/pdf/guidelines/bsi-guidelines-2011.pdf)

〈深田智子〉

よっては外科的処置も必要となります。

硬膜外麻酔時の菌の侵入経路も中心静脈穿刺時と同様、皮膚常在菌や医療従事者の手指からの菌がカテーテルを伝わって侵入する経路がもっとも重要と考えられます。硬膜外麻酔も手指衛生後に帽子、マスク、ガウン、滅菌手袋を着用し、背中を消毒後は大きな滅菌シートをかけ、感染予防に努めます。

ビニールの滅菌シートは刺入部の確認ができ便利です（図1-46）。

文献

1) （社）日本麻酔科学会・安全委員会　麻酔手技における事故防止対策調査ワーキンググループ：安全な中心静脈カテーテル挿入・管理のための手引 2009.（http://www.anesth.or.jp/guide/pdf/kateteru_20090323150433.pdf）
2) McGee DC. et al.: Preventing Complications of Central Venous Catheterization. N Engl J Med 348 (12): 1123-33, 2003.
3) 森田茂穂：研修医のための心臓麻酔の手引，克誠堂，1988.

第2章 周術期循環動態管理
（モニターの見方）

- 麻酔器／呼吸器
- 各種モニター
  循環器モニター／血圧モニター／心電図モニター／呼吸モニター／神経筋モニター／体温モニター

[麻酔器／呼吸器]
麻酔器

> **POINT**
> ▶麻酔器本体、呼吸回路、人工呼吸器で構成されている（麻酔器構造の理解）
> ▶麻酔器本体ではパイピング、余剰ガス排出装置、流量計、気化器を始業点検する
> ▶呼吸回路を接続してリークテストを行う（リークは不可）
> ▶人工呼吸器の動作とアラームを確認

麻酔器の役割

　麻酔器は酸素、空気および笑気（亜酸化窒素）と揮発性吸入麻酔薬を混合した麻酔ガスとして、患者に接続された呼吸回路に供給し、安定した麻酔管理を行うことが可能です。
　自動換気／手動換気の切り替えが容易なため、揮発性吸入麻酔薬を使用しない麻酔（全静脈麻酔）の場合にも用いられます。

図2-1 麻酔器の構造（概略）

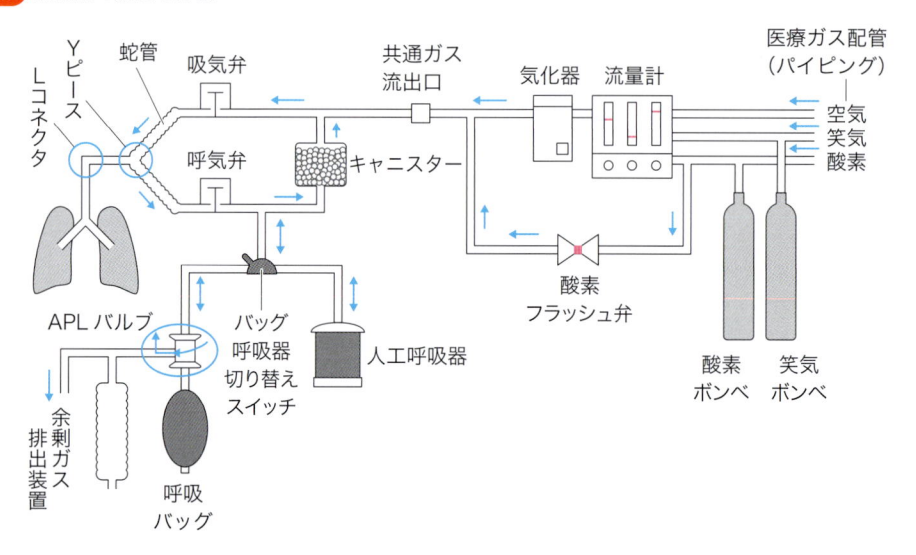

麻酔器の基本構造

麻酔器の基本構造を理解して使用する必要があります（図 2-1）。麻酔器は麻酔器本体、呼吸回路、人工呼吸器で構成されています。集中治療で用いる人工呼吸器と異なるのは、半閉鎖回路というしくみで患者の呼気から排出されたガスを再利用するところにあります。再利用するためには二酸化炭素を除去するための装置（キャニスター）が組み込まれています。また、全身麻酔でなくとも麻酔器と麻酔回路は蘇生器具として使用できるため、使用前には準備と点検を必ず行います（表 2-1）。常にすぐ使用できる状態にしておくことが大切です。

> **NOTE**
> **パイピング圧**
> 酸素＞空気＞笑気の順になっている。酸素がもっとも高く、笑気がもっとも低い。

▼パイピング

中央配管から送られてくる酸素、笑気、空気などのガスを麻酔器に接続するホースです。

酸素：緑　笑気：青　空気：黄

▼ピンインデックスシステム（図 2-2）

中央配管からガスのパイプと麻酔器からのホースのアダプタは、ピンインデックスといって、同じ種類のガスでないと合わないよ

表 2-1 麻酔器の始業点検チェックリスト

□麻酔回路の組み立て（蛇管、バッグ、L ジョイント、マスク）
□補助用ボンベの点検（酸素、笑気）
□流量計のノブ、浮き子の動きがスムーズか
□酸素流量 5 L/分以上
□酸素 OFF としたとき、笑気も自動で OFF になるか
□補助用ボンベ OFF とする
□パイピング（酸素、笑気、空気）を行う→パイプ接続漏れとパイピング圧（☞NOTE）
□流量計酸素ノブ OFF としたとき、笑気が自動で OFF になるか
□酸素パイピングをはずしたとき、笑気が自動で OFF になるか
□気化器（麻酔薬の補充、薬液注入栓をしめる、OFF 状態で臭いがでない、ダイアルがスムーズ、別の気化器と同時にダイアルは回らない）
□酸素濃度計（電池、センサーの校正、酸素フラッシュで酸素濃度が上昇）
□キャニスター（ソーダライムの色、量、一様に詰まっているか、水抜き）
□呼吸回路の組み立て（蛇管、バッグ、マスク、L ジョイント）
□リークテスト（酸素ノブを最低→ APL 弁を閉めて Y ピースを閉塞→酸素 5〜10 L/分→回路内圧 30 cmH$_2$O →酸素 1 L/分以下→ 10 秒以上 30 cmH$_2$O 以上→ APL 弁開放）※
□ Y ピースにテスト肺をつけてバッグを押す（呼気弁と吸気弁の動き、テスト肺の動き、APL 弁を回して機能を確認）
□人工呼吸器とアラーム（人工呼吸器の操作確認、アラーム作動確認、テスト肺の動き確認）
□麻酔ガス排出装置（接続、吸引量、呼吸回路から異常にガスが吸引されないことを確認）

※酸素 1 L/分以下でリークテスト
低流量にする場合、酸素 1 L/分以下とする。これでだめなら、何 L/分で 30 cmH$_2$O が 10 秒以上保てるかを調べる。
5 L でも保てなければ、リークは大きく、総点検が必要

図 2-2 ピンインデックスシステム

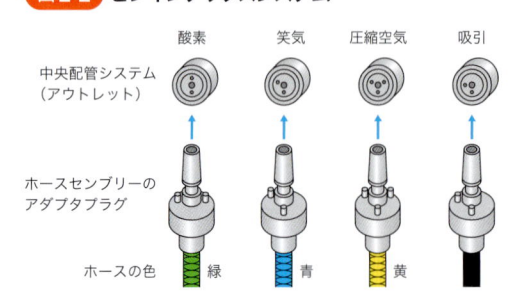

うにできています。酸素、笑気、空気、吸引のホースで別々の位置に穴があいています。ちなみにホースの色も酸素は緑、笑気は青、空気は黄色です。

▼余剰ガス排出装置

半閉鎖回路の余剰ガスを手術室外に排出するしくみです。

▼流量計

ノブを回して酸素、笑気、空気の流量を決定します（L/分）。
* 流量はローター浮き子の上縁、またはボール浮き子の中点で読む。
* 流量計の設定で患者に投与される酸素濃度が決まる。
  例　酸素2 L/分・笑気4 L/分
  　　（O_2濃度33%）
  　　酸素3 L/分・笑気3 L/分
  　　（O_2濃度50%）

▼気化器

揮発性吸入麻酔薬（セボフルラン、デスフルラン、イソフルラン）を気化して吸入濃度の濃度調節を行います。

図 2-3 キーインデックスシステム

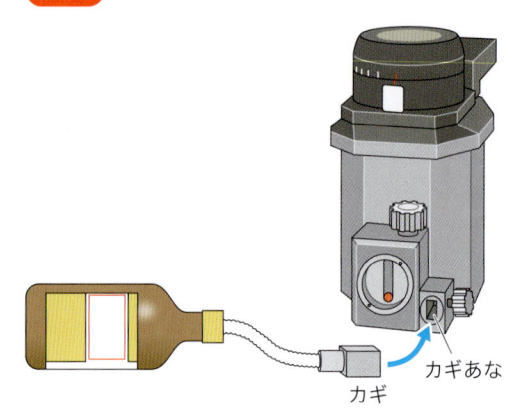

▼キーインデックスシステム（図 2-3）

揮発性吸入麻酔薬の気化器の注入口とリフィルアダプタ（麻酔薬の瓶に取り付けるアダプタ）の形がキーのように同じ形でないと合わないようになっています。セボフルランとイソフルランでは形が違い絶対に合いません。

▼共通ガス流出口（common gas outlet）

酸素、笑気、揮発性吸入麻酔薬の新鮮混合ガスが出てくる流出口です。

▼酸素フラッシュ弁

多量の100%酸素を瞬間的に呼吸回路へ流します（流量計や気化器はバイパスするので、麻酔薬濃度は低くなる）。緊急的に加圧バッグを膨らませたい時などに使います。
※患者に呼吸回路を接続した状態で使用しないこと。

▼呼吸回路

半閉鎖循環式（再呼吸回路）を使用します。
①マスク（気管チューブ）
②Lコネクタ

③人工鼻
　＊麻酔ガスの加温・加湿目的で使用。
④Yピース
⑤蛇管（吸気側、呼気側）
⑥一方向弁（吸気弁：吸気時に開く、呼気弁：呼気時に開く）
⑦呼吸バッグ
　＊成人では3〜5L。
⑧APLバルブ（APL弁）(☞NOTE)
　呼吸回路を循環する麻酔ガスの一部を余剰ガスとして排出する圧を調節します。
　＊バッグを使って徒手で陽圧換気をする時、このAPLバルブの開き具合を調節して適切な吸気圧で換気ができるようにする。
※患者が自発呼吸のときには完全に開放する。
※人工呼吸器使用中は、完全に閉じる。
⑨キャニスター(二酸化炭素吸収装置)：ソーダライムを充填
　ソーダライム：患者からの呼気に含まれるCO_2を迅速に吸収除去する。消耗すると紫色に変化する。
※変色したソーダライムは時間がたつと元の色にもどるが、CO_2の除去効果はほとんどない。

麻酔器の使い方

　麻酔導入の際には、手動換気（用手換気）で人工呼吸を行います。このときにはAPLバルブを調節することで、呼吸バッグを押す圧をコントロールします。
　麻酔導入し、気管挿管や声門上器具を挿入した後、自動換気として人工呼吸器を作動させます。人工呼吸器の設定は従量式では呼吸回数は成人で10〜12回、一回換気量は7 mL/kgとします。従圧式では呼吸回数10〜12回、最高気道圧を15 cmH$_2$O程度に設定し、一回換気量が7 mL/kg程度になるように気道内圧を調節します。
　手術が終了し自発呼吸が出現すれば、用手換気とします。呼吸の補助が必要でない場合には、必ずAPLバルブを（最大限）開放し気道に圧がかからないようにします。
　気道内圧の最低、最高アラームは必ずセットし気道内圧の上昇・下降に細心の注意を払います。

> **NOTE**
> **APL弁**
> 半閉鎖弁、ポップオフバルブとも呼ばれる。

文献
1) http://www.anesth.or.jp/guide/pdf/guideline_checkout.pdf（日本麻酔科学会）
2) 讃岐美智義：麻酔科研修チェックノート　改訂第4版, 羊土社, 2013.

〈讃岐美智義〉

[麻酔器／呼吸器]
人工呼吸器

> **POINT**
> ▶人工呼吸器のモードには調節換気（CMV）と補助換気（PTV）がある
> ▶調節換気には従量式換気（VCV）と従圧式換気（PCV）がある
> ▶補助換気には、SIMV、PSV、CPAP などがある
> ▶ APRV、BIPAP は、高いレベルと低いレベルの PEEP を一定周期で変化させる換気法である
> ▶ NIPPV は気管挿管を行わずマスクで人工呼吸を行う

人工呼吸器のモード

　人工呼吸器のモードには、すべて人工呼吸器が行う調節換気（CMV：controlled mechanical ventilation）と自発呼吸をサポートする補助換気（PTV：patient trigger ventilation）があります。

　全身麻酔中や深い鎮静が必要な治療（低体温療法など）では、自発呼吸が出現しないように管理するため CMV とするのが一般的です。

　PTV では、自発呼吸を生かして人工呼吸を行うため呼吸パターンや患者の呼吸数を患者状態モニターとして利用でき、吸気時には胸腔内が陰圧になるため肺血流の増加が見込めることなどから、患者管理に有利な点が多くあります。そのため術後人工呼吸管理には、積極的に PTV が使用され、声門上器具で鎮静下に行う手術中にも自発呼吸で管理する PTV が使用されます。

調節換気の 2 つのモード

　調節換気には従量式換気（VCV：volume controlled ventilation）と従圧式換気（PCV：pressure controlled ventilation）の 2 種類の換気法があります（図 2-4）。

　VCV は一回換気量（VT）と呼吸回数を規定するので $PaCO_2$ のコントロールが容易です。しかし、胸郭が重い場合には一定の換気量を確保するためには高い気道内圧がかかる可能性があります。そのために気道の最高圧（測定値）をモニターする必要があります。全身麻酔中の調節換気には、成人では通常、VCV が利用されます。

　PCV は吸気圧および呼吸回数を設定して換気を行う方式で、高い気道内圧をかけたくない場合に利用されます。肺の圧外傷を避けたい症例や乳幼児の症例では PCV とすることが多いです。しかし、胸郭が重くなった場合には一回換気量が保てなくなり、吸気および呼気の換気量（測定値）をモニターする必

図2-4 従量式換気（VCV）と従圧式換気（PCV）の気道内圧パターン

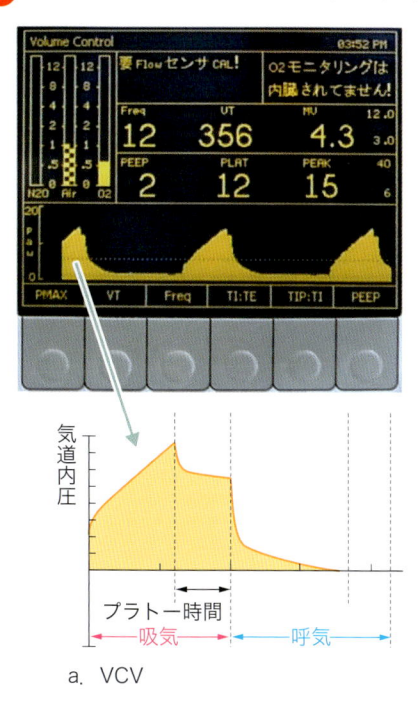

a. VCV

b. PCV

要があります。いずれの換気法の場合も、酸素化が保てない場合には、即座に換気設定や換気モードを見直す必要があります。

※ VT：tidal volume

補助換気の代表的なモード

補助換気の基本的なモードには、自発呼吸に同期して一定回数の強制換気を行うSIMV（synchronized intermittent mechanical ventilation：図2-5）のほか、自発呼吸のたびに一定の圧で吸気をサポートするPSV（pressure support ventilation、図2-6）あるいは気道に常に陽圧をかけるCPAP（continuous positive airway pressure、図2-7）などがあります。PSVは自発呼吸に同期させて設定1回換気量を1分間に一定回数だけ換気させる方法で、必要最低限の分時換気量を保つことができます。PSVは、自発呼吸の吸気努

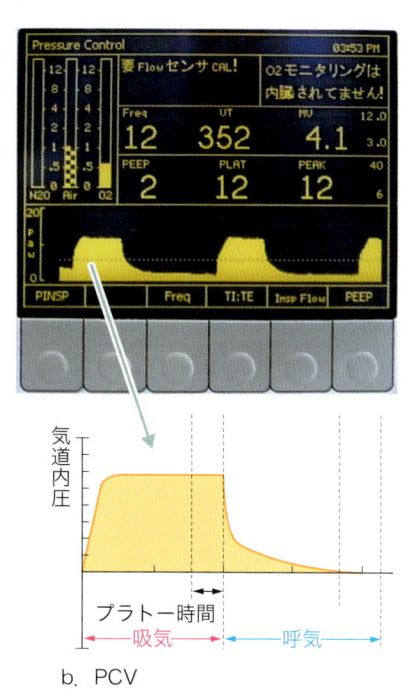

図2-5 SIMVモード

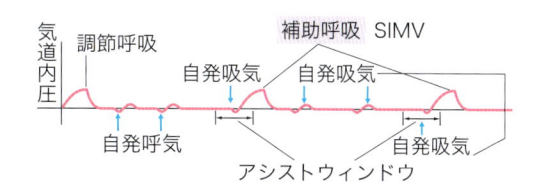

自発呼吸の吸気のタイミングが、設定した回数の人工呼吸の吸気時間に合ったとき（アシストウィンドウという）のみ補助呼吸としてサポートされる。それ以外の時間は、自発呼吸が行われている。自発呼吸が少なければ、強制的に調節換気（VCVまたはPCV）が行われる。SIMVで補助する換気はVCV、PCVのどちらも可能である。

力（吸気流速）を人工呼吸器が感知すると、タイミング良く陽圧をかけて吸気をサポートする換気法です。一回換気量が増加するため呼吸仕事量が減少し、結果的に呼吸数は減少します。CPAPは自発呼吸に常時（吸気時も呼気時も）PEEP（positive end-expiratory pressure）をかけておく方法で、PSVの自発呼吸の吸気努力（吸気流速）に陽圧をかけない（PS圧＝0）場合と同じです。

図2-6 PSVモード

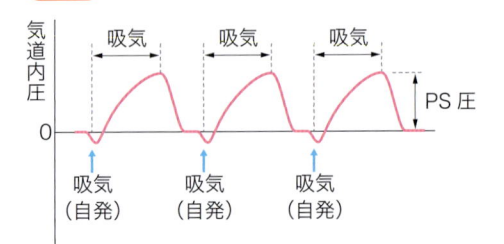

PS＋PEEP

PS圧（吸気時にサポートする圧）

> 患者の吸気努力を感知して、タイミングよく一定の陽圧を吸気時にサポートする換気法。
> 自発呼吸ができない場合には、サポートできない。PEEPが加わっているときには最高気道内圧はその分引き上げられる。PS圧＝0の場合をCPAPモードという。

図2-7 CPAPモード

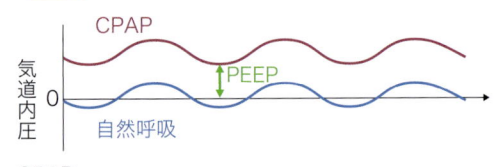

CPAP
自発呼吸の吸気にも呼気にも陽圧（PEEP）をかける

図2-8 APRV、BIPAPモード

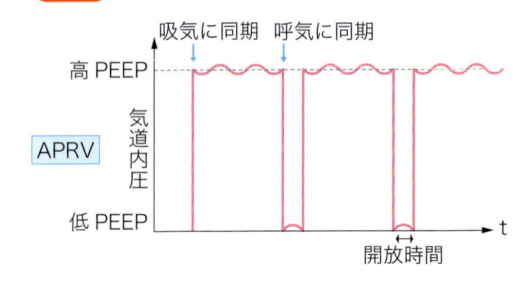

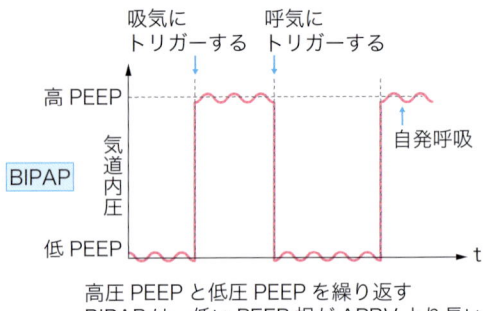

高圧PEEPと低圧PEEPを繰り返す
BIPAPは、低いPEEP相がAPRVより長い

これらの換気法のほかに、自発呼吸のある患者で高いPEEPレベル（IPAP：inspiratory positive airway pressure）と低いPEEPレベル（EPAP：expiratory positive airway pressure）を交互に一定周期で変化させるAPRV（airway pressure release ventilation）とBIPAP（biphasic positive airway pressure ventilation）があります（図2-8）。これらは、最高気道内圧を低く抑え、かつ肺胞の虚脱を防ぐ換気モードです。APRVのほうが低いPEEPレベルの相が1～1.5秒と短い。高PEEPでは機能的残気量を保ち酸素化と吸気量を維持する一方、低PEEPでは呼出しやすく、胸腔内圧が低下するため静脈うっ滞が減少し、循環系への影響を軽減する効果があります。

気管挿管しない補助換気であるNIPPV（non-invasive positive pressure ventilation）は、意識があり、気道が開通している患者に、フェイスマスクを顔（または鼻）にフィットさせて人工呼吸を行うもので、抜管後の呼吸サポートに役立ちます。吸気酸素濃度は1.0まで対応でき、PEEPやPS圧をかけることが可能です。あまり深い鎮静には適さないので患者の協力が得られる場合のみに限られます。

人工呼吸の目的

人工呼吸を行う場合には、(1) 酸素化の

保持、(2) 換気の維持、(3) 呼吸仕事量の軽減（自発呼吸）という目的があります。酸素化が保持できない場合、CO_2が適正に保てない場合には常に人工呼吸器の換気設定を見直す必要があります。パルスオキシメーターやカプノメーターで呼吸状態をモニタリングしながら人工呼吸を行うとともに、長時間になる場合には動脈血ガス分析を行い、換気条件を調節します。胸郭や横隔膜の動きを目視で観察します。術後の自発呼吸を生かした人工呼吸モードでは呼吸仕事量の軽減も目的になります。

各種換気モードの使い分け

症状、目的	換気モード
自発呼吸がない	VCV または PCV
自発呼吸があるが換気補助が必要	SIMV か PSV
酸素化改善が必要で自発呼吸がない	VCV+PEEP または PCV+PEEP
酸素化改善と換気補助が必要で自発呼吸がある	SIMV+PEEP+PSV
自発呼吸を生かして酸素化を改善したい	BIPAP または APRV

人工呼吸器の初期設定と目標値

人工呼吸の開始時には、マスク換気などで$FiO_2＝1.0$（吸入酸素濃度100％）ですが、酸素化が保たれる場合には可及的すみやかに$FiO_2＝0.5$以下に設定します。高濃度酸素による吸収性無気肺や酸素による肺障害を避けるため、不必要に吸入気の酸素濃度を100％にするのを避けます。

酸素化が悪い場合にはPEEPを活用します。初期設定は4 cmH_2Oとします。高いPEEPや高い気道内圧は胸腔内圧の上昇で静脈還流が悪化するため循環動態に影響を及ぼします。血管内容量不足や心機能抑制をまねかないように注意します。SpO_2は95％以上（COPDでは90％以上）を目標とし、$PaCO_2$は35〜45 mmHg（正常CO_2）とします。

人工呼吸器の設定

・VCV

麻酔中のCMV（VCV）では、一回換気量7〜10 mL/kg、呼吸回数10〜15回/分、I：E比＝1：2とします。

・PCV

吸気コントロール圧10〜15 cmH_2O、換気回数10回/分（小児：20〜30回/分）、吸気トリガー感度−1 cmH_2O、吸気時間25〜35％または1秒、吸気ホールド0％または0秒とします。

・PSV

一回換気量10 mL/kgが得られる程度の吸気サポート圧10〜15 cmH_2O、吸気トリガー感度−1 cmH_2Oとします。

人工呼吸器からの離脱条件

(1) 人工呼吸器を装着する原因・病態が改善している
(2) 酸素化改善、換気改善、呼吸筋の疲労がない

具体的な人工呼吸器離脱の目安

☐ 呼吸回数＜20回/分

☐ 1回換気量＞5 mL/kg

☐ 最大吸気圧＜−30 cmH$_2$O

☐ PaO$_2$/F$_I$O$_2$＞300

☐ PaCO$_2$＝35〜45 mmHg

☐ 循環動態、意識、栄養状態の改善

文献

1) 讃岐美智義：麻酔科研修チェックノート 改訂第4版, 羊土社, 2013.
2) 讃岐美智義：ナースのための手術室モニタリング攻略ガイド, メディカ出版, 2009.

〈讃岐美智義〉

[各種モニター]
循環器モニター

> **POINT**
> ▶ 中心静脈圧は前負荷や循環血液量の指標になる
> ▶ 心拍出量の測定はスワンガンツカテーテルのほか動脈圧心拍出量 APCO によるものも用いられる
> ▶ APCO は末梢動脈圧波形から一回拍出量を計算し、心拍出量を計算する
> ▶ SvO_2 や $ScvO_2$ は投与酸素濃度と酸素消費が一定であれば、心拍出量の変化を反映する
> ▶ 経食道心エコー（TEE）では、血管内容量、心臓の動き、心・大血管の形態的異常、カテーテル類の位置が観察できる

中心静脈圧（CVP）

中心静脈圧はカテーテルを内頸静脈や鎖骨下静脈などから挿入し、カテーテル先端を右房付近に合わせて留置します（図2-9）。中心静脈圧は、右房（付近）の圧で、前負荷や循環血液量の指標になります（図2-10）。測定は陽圧の影響（人工呼吸）を受けないように呼気終末で行います。基準値は5〜10 cmH_2O（4〜8 mmHg）で、異常値の意味を表2-2に示します。PEEPがかかっている場合にはPEEPの分だけ圧が高く表示されますので、その分を差し引いて記録します。PEEP が 5 cmH_2O であれば 5 cmH_2O 高く表示されると考えてください。

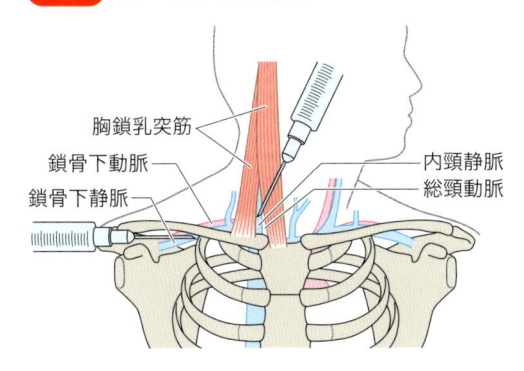

心拍出量と肺動脈圧

▼スワン・ガンツカテーテル
（挿入部位）内頸静脈、鎖骨下静脈
（適応）ショック状態、肺高血圧の周術期管理、坐位手術の空気塞栓に対する対処など

図2-9 カテーテルの挿入部位

胸鎖乳突筋
鎖骨下動脈
鎖骨下静脈
内頸静脈
総頸動脈

図2-10 中心静脈圧波形

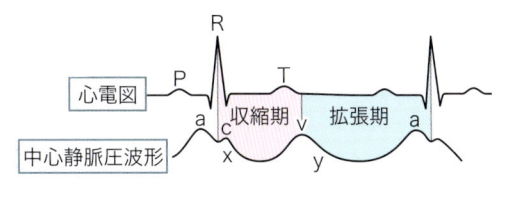

心電図
中心静脈圧波形
収縮期　拡張期

正常な中心静脈圧波形（仰臥位で頸部を観察したとき、拍動がプクプクして見えるのは内頸静脈の拍動をみている。1拍に2回拍動するのが特徴的です）

表2-2 CVPの異常

基準値：4～8 mmHg

	異常の意味
CVP 上昇	右心不全、輸液過剰、頭低位 心タンポナーデ、肺高血圧、不整脈、三尖弁の異常 気道内圧上昇、PEEP 圧トランスデューサーの位置が、右房より低い
CVP 低下	出血や脱水による循環血液量不足、頭高位 圧トランスデューサーの位置が、右房より高い

※CVPは、呼気終末で測定する

図2-11 スワン・ガンツカテーテル（PAカテーテル）

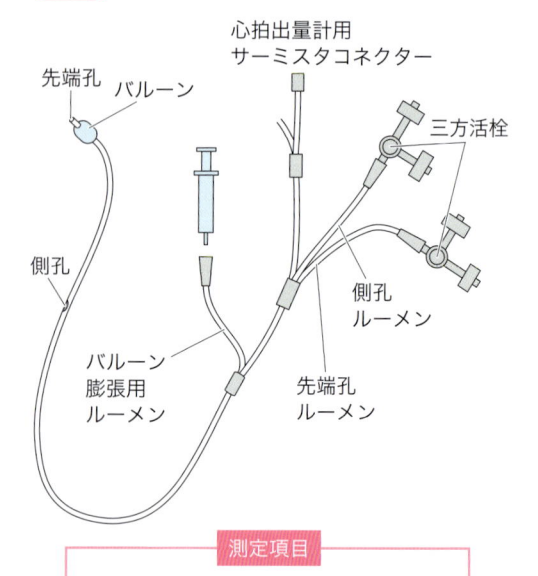

測定項目
RA圧（CVP）、PA圧（収縮期／拡張期）、PCWP、CO（心拍出量）

スワン・ガンツカテーテルとは、先端部にバルーンがついた肺動脈カテーテル（図2-11）で、1970年にスワンとガンツがPAカテーテルを臨床に広めたために、この名前があります。心拍出量のほか肺動脈圧（PAP）、肺動脈楔入圧（PCWP）、右房圧（RAP）を測定できます。

肺動脈楔入圧は左房圧（LAP）を反映します。カテーテルを内頸静脈あるいは鎖骨下静脈より挿入し、先端のバルーンを膨らませて血流により右房（1）、右室（2）、肺動脈（3）と進めます（図2-12）。バルーンの空気をぬくと肺動脈圧（3）になり、入れると肺動脈楔入圧（4）となるところで固定します。使用中には常に肺動脈圧をモニターして、バルーンを膨らませない状態で肺動脈楔入圧にならないように監視します。

心腔内の圧以外に心拍出量を測定できます。心拍出量を測定する場合は通常は熱希釈法という原理（図2-13）を用います。測定装置のスタートボタンを押した後、注入開始指示が表示されれば、0℃の5％ブドウ糖液（氷と水が混じった状態のもの）5 mLまたは10 mLを、側孔ルーメンから注入します。先端孔にあるサーミスタが温度変化を感知して画面に熱希釈曲線が表示され心拍出量が表示されます。3回程度反復して、平均値を心拍出量として記録します。動脈圧ラインと肺動脈圧をモニターすると、体血管抵抗（SVR）や肺血管抵抗（PVR）の計算が可能になります。循環変動が激しい場合、体液の出入り（出血）が激しい場合、心機能が悪い場合などではSVRやPVRが全身管理の指標として使用できます（表2-3）。

▼ SvO_2 とCCO

また、先端に酸素飽和度センサーがついているものでは混合静脈血の酸素飽和度（SvO_2）が測定できます。SvO_2 は酸素濃度が一定であれば心拍出量の変化に一致して変動します。さらに、先端に特殊なサーミスタのコイル（通常の血液温を測定するもの以外に）がついたものでは、連続的心拍出量（CCO）を表示することができます（図

図2-12 挿入時の先端位置と圧波形

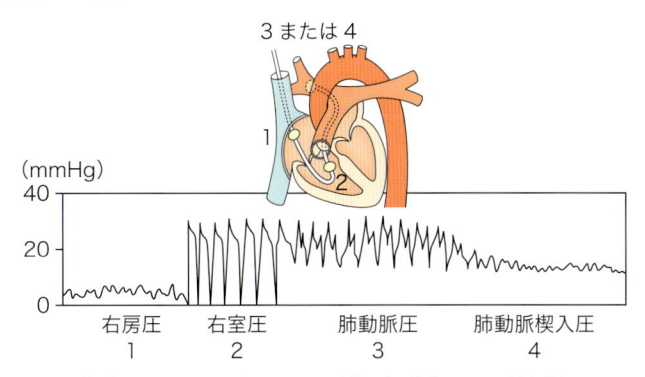

（mmHg）

右房圧 1　右室圧 2　肺動脈圧 3　肺動脈楔入圧 4

数字の1〜4は、カテーテル挿入中（進めていく途中）に、先端孔の位置が図の位置にあるときに表示される波形。

PAカテーテルの圧波形

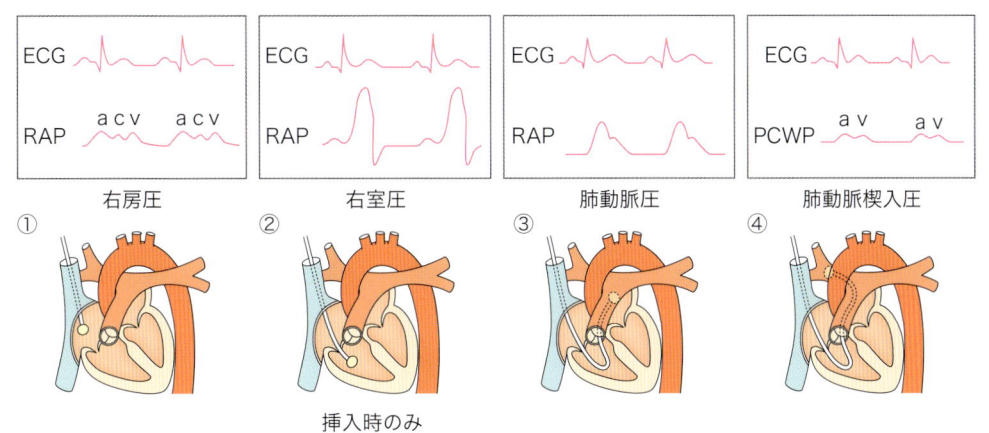

ECG / RAP （a c v a c v）	ECG / RAP	ECG / RAP	ECG / PCWP （a v a v）
①右房圧	②右室圧	③肺動脈圧	④肺動脈楔入圧

挿入時のみ

図2-13 熱希釈法の原理

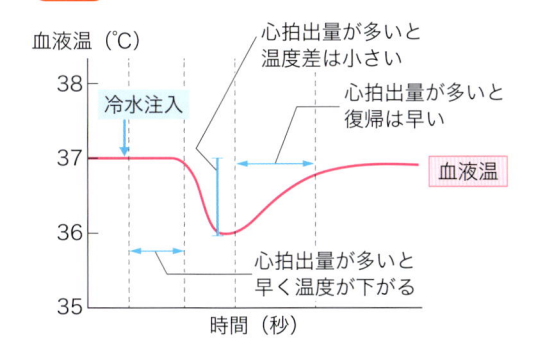

血液温（℃）

- 心拍出量が多いと温度差は小さい
- 心拍出量が多いと復帰は早い
- 冷水注入
- 血液温
- 心拍出量が多いと早く温度が下がる

時間（秒）

側孔ルーメンから0℃の水を入れると、先端温度の低下が観察されます。心拍出量が多い場合は、冷たい水は早く通過するために先端の温度の低下は少なくて早く回復します。心拍出量が少ない場合は、先端温度の低下は大きくて長く続きます。

表2-3 スワン・ガンツカテーテルから得られる値と計算後に表示される基準値

略号	項目	計算式	基準値
HR	心拍数		80±10/分
CO	心拍出量		5±1 L/分
CI	心係数	CO/体表面積	3±0.5 L/分/m^2
SV	一回拍出量	CO/HR	65±5 mL
PAP	肺動脈圧（平均）		15±5 mmHg
PCWP	肺動脈楔入圧		10±2 mmHg
RAP	右房圧（平均）		3±2 mmHg
SVR	体血管抵抗	（MAP－RAP）×80/CO	1,200±200 dyne・秒/cm^5
PVR	肺血管抵抗	（PAP－PCWP）×80/CO	150±50 dyne・秒/cm^5

［各種モニター］循環器モニター

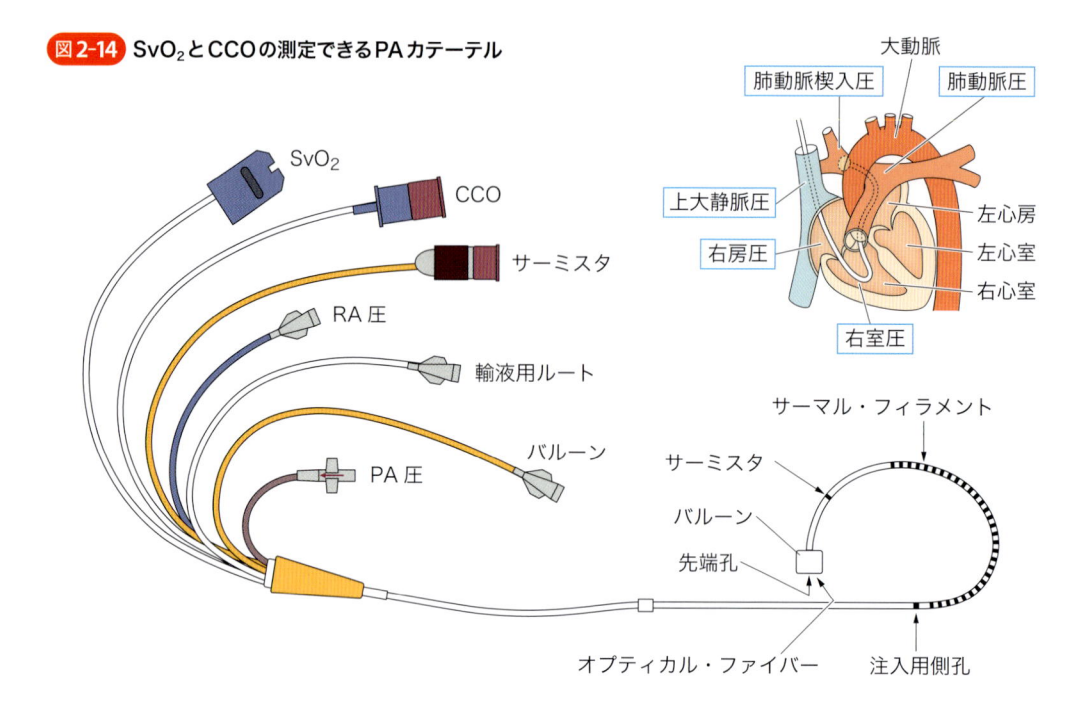

図 2-14 SvO₂ とCCOの測定できるPAカテーテル

2-14)。

・CCO の測定原理

　CCO は、0℃の水を注入せず、カテーテルのサーマル・フィラメントを短時間に不規則に加熱して血液温の温度変化をサーミスタで感知することにより自動的に心拍出量を算定します（図 2-15）。これを連続心拍出量（CCO）と呼びます。加熱による変化は少ないため、何度もくりかえして行うので、測定結果は数分前のものを表示します。CCO の測定結果の表示が遅いのを補うために SvO₂ を併用して判断に使います。

・SvO₂ の意味するもの

　カテーテルの先端には酸素飽和度センサーがついており、カテーテル先端の酸素飽和度を測定しています。カテーテル先端は肺動脈にあるため、混合静脈血の酸素飽和度を測定でき、それを SvO₂ といいます。肺動脈で測定する SaO₂ ということができるでしょう。

　また、中心静脈カテーテルにも同様に酸素飽和度センサーがついたもの（プリセップ）があり、中心静脈酸素飽和度（ScvO₂）が測定できます。

　SvO₂ と ScvO₂ は同様に変化することが多いですが、ScvO₂ は上大静脈の酸素飽和度を測定しているため、下大静脈の酸素飽和度が大きく変化している場合には相関しないと考えられます。

　ScvO₂ は通常、その値が SvO₂ よりわずかに低くなります。両者の値には差がありますが、そのトレンドは同じです。SvO₂ の基準値は 60〜80 % の範囲です。SvO₂ が低い（60%以下）場合、酸素供給が不十分か、酸素需要が増加しています。SvO₂ が高い（80%以上）場合、酸素供給が増加しているか、酸素需要が低下しています。SvO₂ の値は、局所における静脈血酸素飽和度を示し、70〜80%が基準値となります。

図2-15 CCOの測定原理

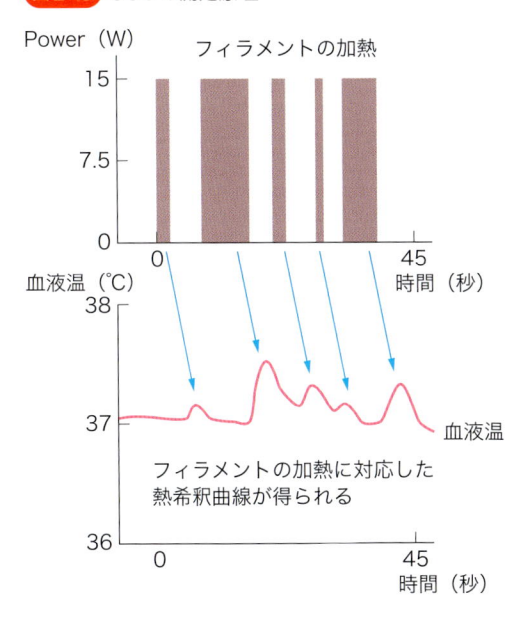

Power（W）
フィラメントの加熱

血液温（℃）
フィラメントの加熱に対応した熱希釈曲線が得られる

図2-16 APCOの基準値

	正常値
CO	4.0〜8.0 L/分
CI	2.5〜4.0 L/分/m²
ScvO₂	>70%
SV	60〜100 mL/beat
SVV	<10%
SVR	800〜1200 Dynes・秒/cm²

CO（心拍出量）：SV×HR
CI（心係数）：CO/体表面積
ScvO₂（中心静脈血酸素飽和度）：組織酸素供給
SV（一回拍出量）：心臓より一心拍で押し出される血液量
SVR（体血管抵抗）：末梢血管抵抗
SVV（一回拍出量変動）：
(SVmax−SVmin)/〔(SVmax+SVmin)/2〕
SVmax＝SV 最大値、
SVmin＝SV 最小値
SVR＝〔(MAP−CVP)/CO〕×80

表2-4 SvO₂の値

- 動脈血酸素含有量（CaO₂）、混合静脈血酸素含有量（CvO₂）、心拍出量（CO）

  CaO₂＝(SaO₂×1.34×Hb)＋(0.0031×PaO₂)
  CvO₂＝(SvO₂×1.34×Hb)＋(0.0031×PvO₂)
  VO₂＝(CaO₂−CvO₂)×CO×10

- PaO₂とPvO₂の項は小さくて無視できるため

  VO₂≒(SaO₂−SvO₂)×(CO×13.4×Hb)
  SvO₂≒SaO₂−VO₂/(CO×13.4×Hb)

酸素消費量（VO₂）、動脈血酸素飽和度（SaO₂）、Hb値が変化しなければ、SvO₂は心拍出量（CO）に相関します「SvO₂≒SaO₂−VO₂/(CO×13.4×Hb)」（表2-4）。

ビジレオモニター

動脈圧心拍出量（APCO：arterial pressure based cardiac output）は、専用装置を利用して観血的動脈圧波形を解析し心拍出量を測定する方法で、ビジレオモニターを用いると橈骨動脈カテーテルを利用してAPCOを連続測定することができます。専用の動脈圧測定装置（フロートラックセンサー）を利用して動脈波形を解析し、心拍出量や呼吸性変動から循環血液量の指標などを計算して表示します（図2-16）。実測しているのではなく、波形から計算して理論値を表示していることに注意が必要です。

経食道心エコー

経食道心エコー（TEE）では、食道にエコープローベを挿入し手術中の心臓を形態的に評価できます（図2-17）。体表面からのエコーに比較して肺の影響が少ないため心臓

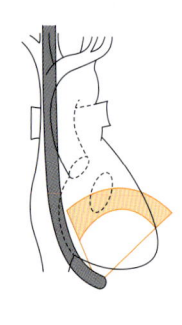

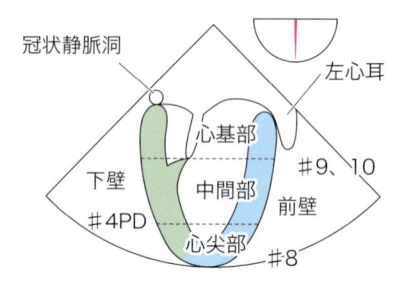

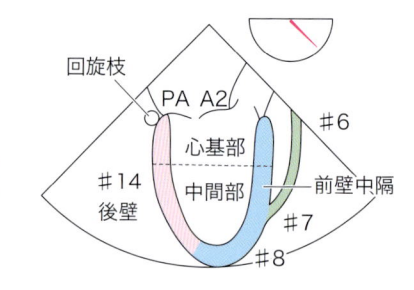

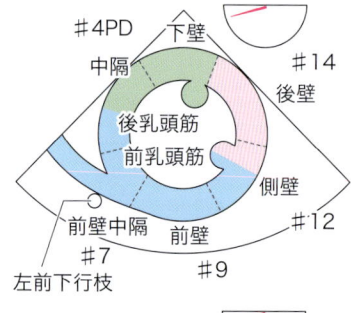

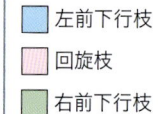

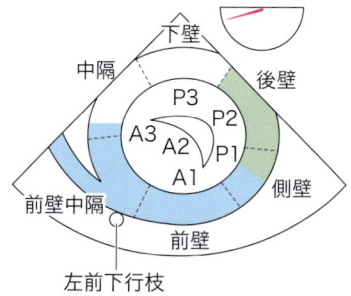

図 2-17 TEE 基本画像

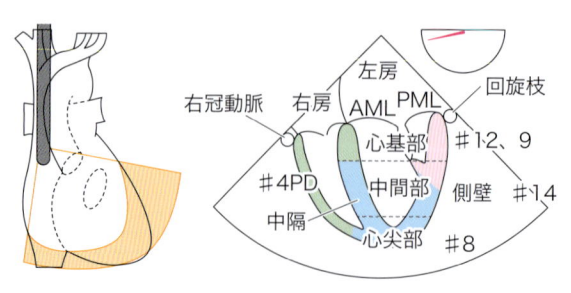

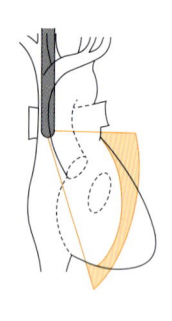

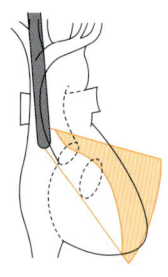

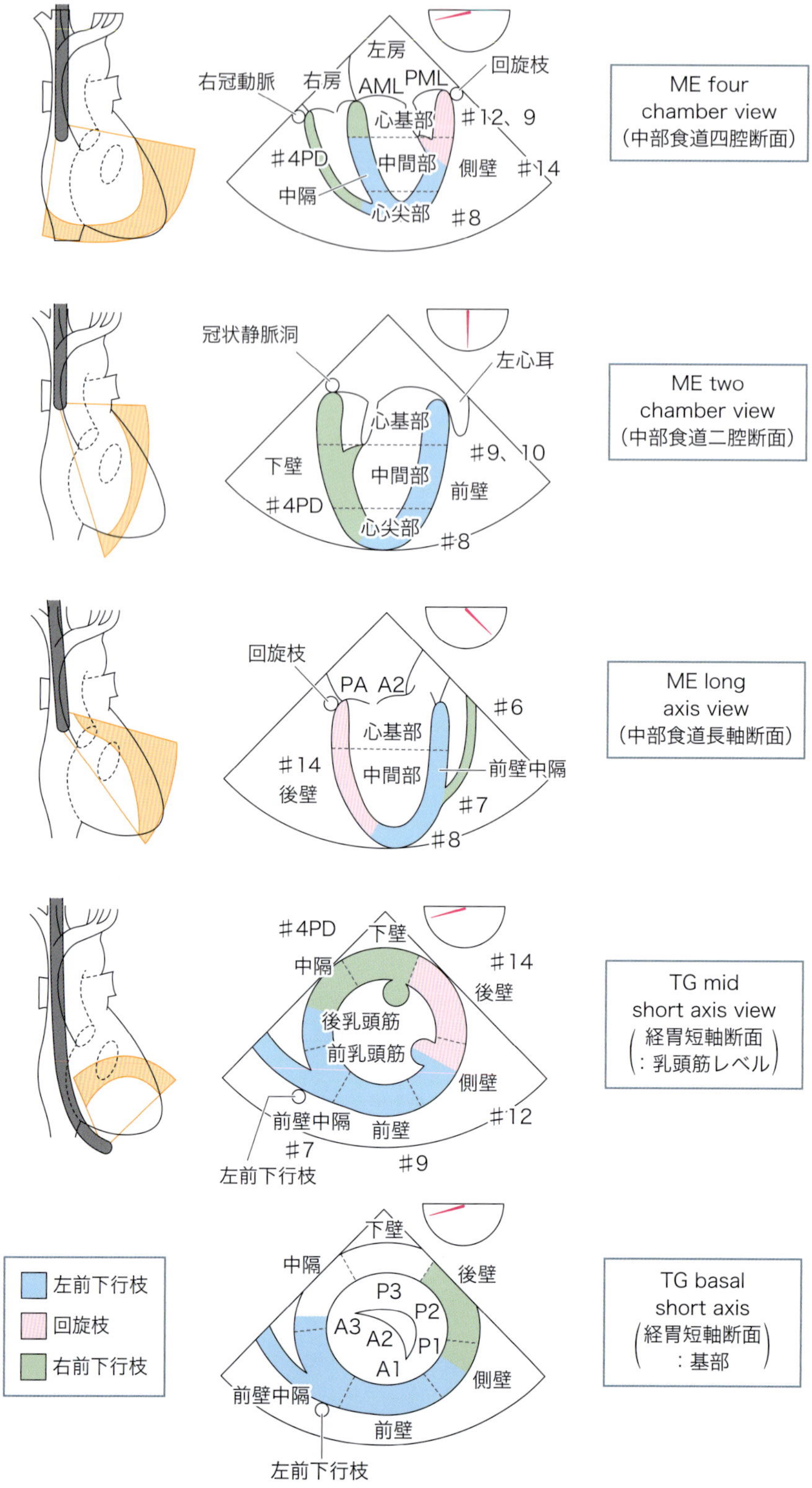

図2-18 ASE/SCAガイドラインによる28基本断面

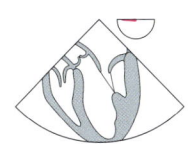

1. 中部食道5腔像 (ME 5-Camber View)
2. 中部食道4腔像 (ME 4-Camber View)
3. 中部食道僧帽弁交連像 (ME Mitral Commissural View)
4. 中部食道2腔像 (ME 2-Chamber View)
5. 中部食道長軸像 (ME Long Axis View)
6. 中部食道大動脈弁長軸像 (ME AV LAX View)
7. 中部食道上行大動脈長軸像 (ME Ascending Aorta LAX View)
8. 中部食道上行大動脈短軸像 (ME Ascending Aorta SAX View)
9. 中部食道右肺静脈像 (ME Right Pulmonary Vein View)
10. 中部食道大動脈弁短軸像 (ME AV SAX View)
11. 中部食道右室流入出路像 (ME RV Inflow-Outflow View)
12. 中部食道修正2腔三尖弁像 (ME Modified Bicaval TV View)
13. 中部食道2腔像 (ME Bicaval View)
14. 上部食道左右肺静脈像 (UE Right and Left Pulmonary Veins View)
15. 中部食道左心耳像 (ME Left Atrial Appendage View)
16. 経胃基部短軸像 (TG Bassal SAX View)
17. 経胃中部短軸像 (TG Mid Papillary SAX View)
18. 経胃心尖部短軸像 (TG Apical SAX View)
19. 経胃右室基部像 (TG RV Bassel View)
20. 経胃右室流入出路像 (TG RV Inflow-Outflow View)
21. 深部経胃5腔像 (Deep TG 5-Chamber View)
22. 経胃2腔像 (TG 2-Chamber View)
23. 経胃右室流入路像 (TG RV Inflow View)
24. 経胃長軸像 (TG LAX View)
25. 下行大動脈短軸像 (Descending Aorta SAX View)
26. 下行大動脈長軸像 (Descending Aorta LAX View)
27. 上部食道大動脈弓部長軸像 (UE Aortic Arch LAX View)
28. 上部食道大動脈弓部短軸像 (UE Aortic Arch SAX View)

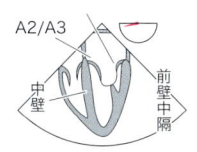

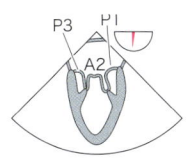

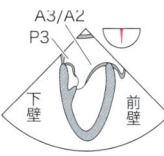

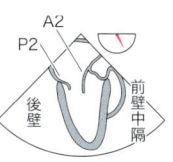

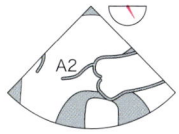

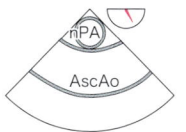

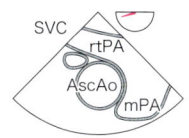

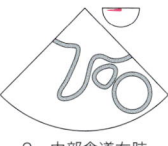

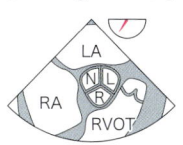

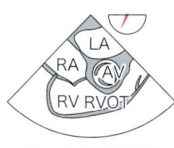

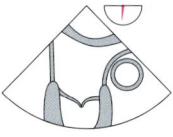

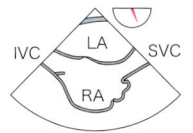

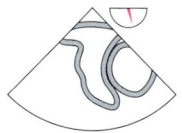

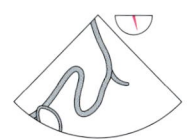

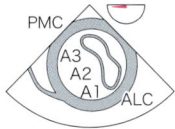

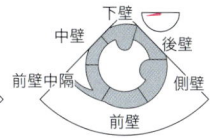

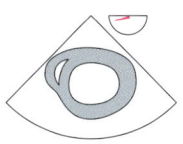

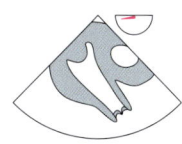

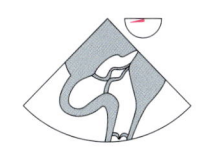

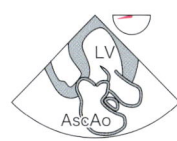

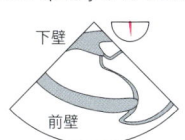

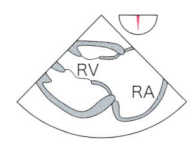

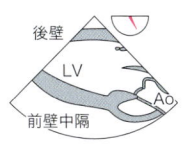

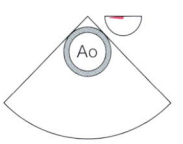

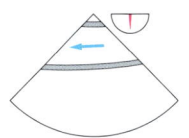

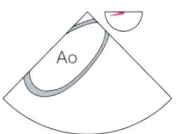

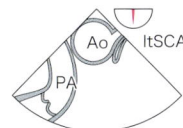

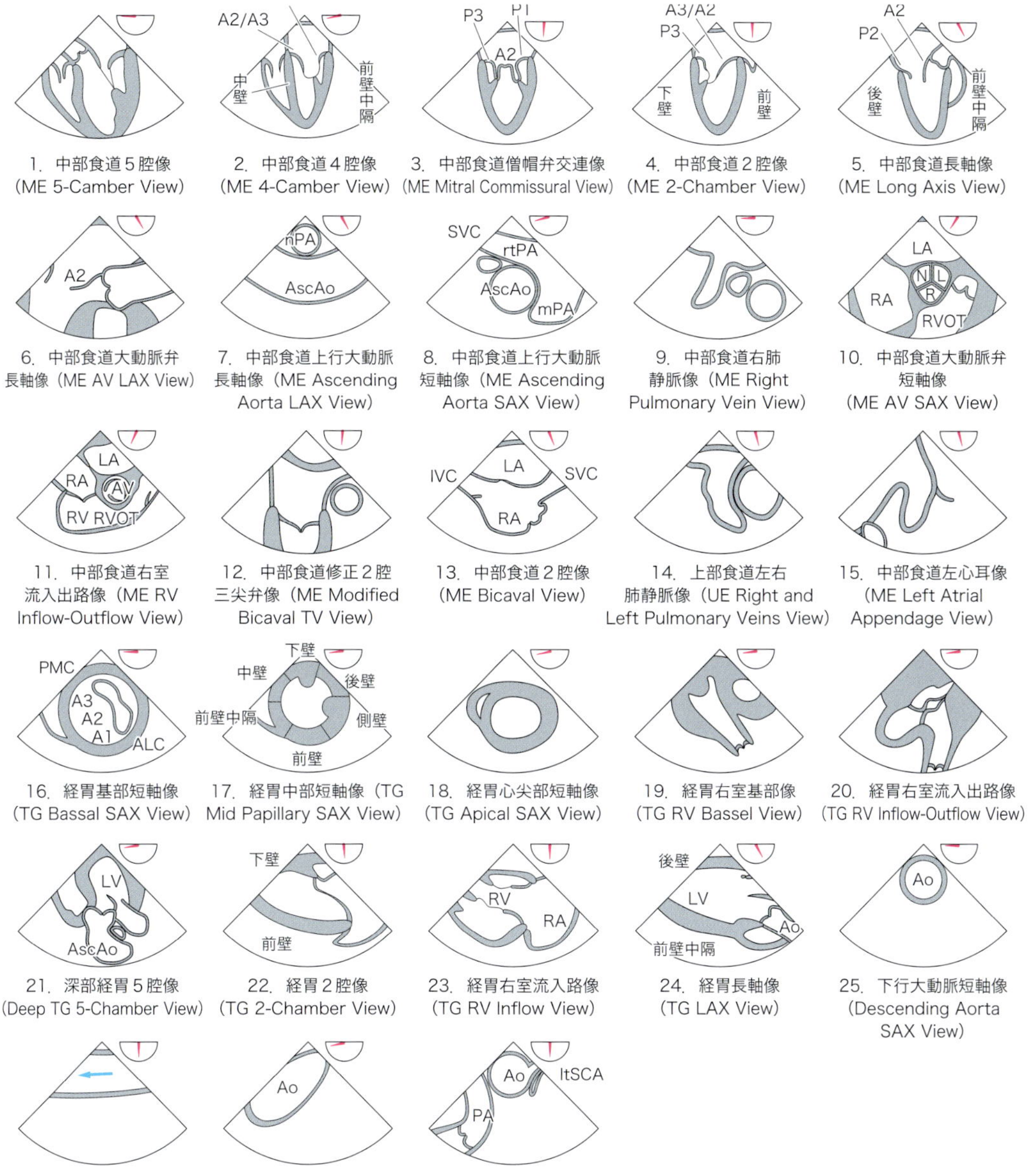

大血管の観察が容易です（図2-18）。やや侵襲的でプローベ挿入に伴う血圧変動や、無理な挿入に伴う食道穿孔に注意が必要です。

TEEで観察するポイントは、1.血管内ボリューム（前負荷）、2.心収縮能・拡張能、3.局所壁運動異常（心筋壁の動き）、4.弁、大血管の異常（逆流、異常血流を含む）、5.カテーテル類の位置、6.空気や血栓を含む異常構造物です。

〈讃岐美智義〉

［各種モニター］
血圧モニター

> **POINT**
> ▶循環の指標としての血圧はもっとも基本的なバイタルサインといえる
> ▶血圧測定には触診法、聴診法、自動血圧計、観血的動脈圧測定があるが、周術期にもちいられるのは後者2つ
> ▶血圧には収縮期圧、拡張期圧、平均圧があるが臓器血流は平均圧に依存する
> ▶動脈波形の意味を理解して観血的動脈圧波形およびパルスオキシメーターの波形を読む必要がある

血圧を測定する4つの方法

血圧の測定には、以下の方法が用いられます。
（1）触診法
（2）聴診法
（3）自動血圧計
（4）観血的動脈圧測定
　（1）と（2）はマンシェットを用いる血圧測定法（手動）です。

（1）触診法は、マンシェットを巻き、橈骨動脈を指で触れます。カフ圧をあげてから同側のカフ圧を下げてゆき拍動が触れ始めた時点を収縮期圧とします。拡張期圧の測定はできません。

（2）聴診法はマンシェットのカフの下（通常は肘部）に聴診器をおき、コロトコフ音の聞こえ始めを収縮期圧、聞こえ終わりを拡張期圧とします。

（3）自動血圧計の原理は聴診法と同じですが、低血圧や体動によって測定できないので注意が必要です。測定できないと自動でカフ圧をあげていくしくみがあり、測定不能を繰り返すと、起きている患者は非常に痛みを感じます[※]。

※血圧測定中は、しめつけていること自体に加えて、動脈が遮断、静脈は怒張しているため腕の痛みが強いと考えられます。

（4）観血的動脈圧測定では、動脈内にカテーテルを留置して動脈内の圧力をトランスデューサーで電気信号に変換しモニター画面に表示します。英語でArtery LineというのでAラインとも呼ばれています。この場合は1拍ごとの血圧波形と

> **NOTE**
> **観血的動脈圧の適応**
> 循環動態の急激な変化が予想される場合（患者要因、手術要因）、血圧がマンシェットで測れない場合（手術要因、患者要因）、低血圧麻酔、人工心肺手術、開頭術など。

収縮期／拡張期（平均動脈圧）の数値を表示できます※。

※実際には数値は1拍ごとではなく何拍かの代表値です。

平均血圧と脈圧

血圧には収縮期血圧、拡張期血圧があります。これ以外に、麻酔、手術、重症患者管理中には平均血圧と脈圧に注意を向けてください。脈圧＝収縮期血圧－拡張期血圧で、平均血圧＝脈圧/3＋拡張期血圧です。平均血圧は、モニター上にも120/80（93）などと（　）内に表示されますが小さいので見落としがちです。平均血圧は臓器の血流を実質的に規定しています。110/40では平均血圧は63ですが、110/75では平均血圧87です。平均血圧は最低70を目標にします。一回拍出量の増加で脈圧は増加しますが、末梢血管抵抗の増減では変化は一定しません。観血的動脈圧測定では、ほかの測定法に比べて連続的に血圧がモニターできることに加えて、動脈波形をみることが重要です。

正常な波形は図2-19のように表示されます。一番高いところが収縮期血圧、一番低いところが拡張期血圧を表します。波形を観察するときのポイントは、①収縮期血圧に至るまでの立ち上がり（図2-20）、②波形のもどり、③波形の硬さ、やわらかさ、④大動脈弁閉鎖ノッチ（dicrotic notch）の位置と有無（図2-21）、⑤血圧波形の呼吸性変動（図2-22）です。

図2-19 動脈圧波形の意味

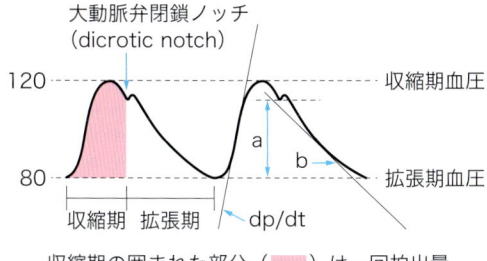

収縮期の囲まれた部分（　）は一回拍出量（1拍で心臓から拍出される血液量）

図2-20 動脈圧波形の先端の先細り

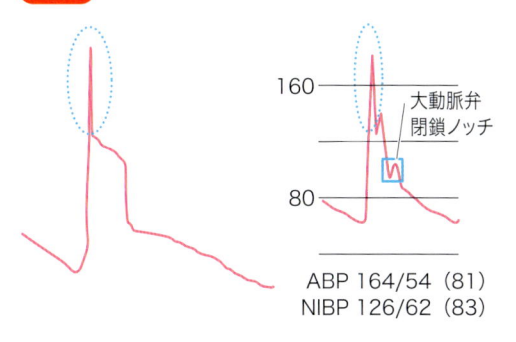

ABP 164/54（81）
NIBP 126/62（83）

図2-21 大動脈弁閉鎖ノッチの位置

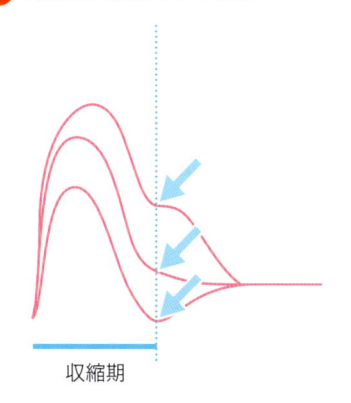

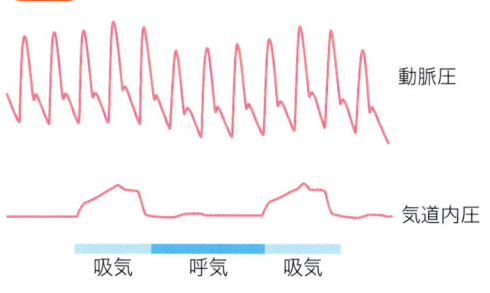

図2-22 動脈圧波形の呼吸性変動

動脈圧
気道内圧
吸気　呼気　吸気

［各種モニター］血圧モニター

①波形の立ち上がり

　急なほど心収縮力がよいと考えられます。

②波形のもどり

　aが低く、bの速度が速い（急峻）ほど血管抵抗は低いことを表しています。

③大動脈弁閉鎖ノッチ

　立ち上がりから大動脈弁閉鎖ノッチのところまでを収縮期、その後ろが拡張期にあたります。収縮期に相当する部分の線に囲まれた面積が一回拍出量を反映します。

　動脈硬化が強い場合には立ち上がりが垂直に近く先細りの波形になります。このような先細り波形ではマンシェットの圧より高く表示されます。針のように尖った部分は動脈にあたった波が反射したものと考えられるので、観血的動脈圧は正しい収縮期圧を表示しません。この場合にはマンシェットによる血圧測定を行う必要があります。

　大動脈弁閉鎖ノッチの位置が低いか、みられない場合は、循環血液量が十分にない（血管内容量不足：ハイポボレミー）か末梢血管抵抗が低いことを表します（大動脈が閉鎖するまでに、左室内血液をすべて拍出してしまっている。すなわち"からうち"になっているといえます）。

　胸腔内に異常（緊張性気胸や心タンポナーデなど）があるか出血などで循環血液量が非常に少なくなっているときには、呼吸性に波形の頂点の動揺が大きくなります。動脈圧波形のもっとも高い位置を目で追ってみれば呼吸性に変動しているかどうかがわかります。

カフを使用して測定する血圧の注意点

　血圧測定のもっともポピュラーな方法は、マンシェットによる測定です。マンシェットは通常、点滴ルートと反体側の上肢に巻きますが、上肢が術野の場合、下肢（足首）に巻きます。下肢用のマンシェットのないときは上肢用のマンシェットを足首に巻き測定します。足首の内顆でコロトコフ音を聴取できます。ただし、下肢のほうが上肢より高めに出ることが多くなります。

　マンシェットの幅は巻く部位の直径の1.5倍のものがよいとされています。上腕と足首はほぼ同じ太さであることが多いので、同じカフ幅のものが使える可能性が高いです。カフ幅が、規定より狭いものは血流を遮断するのに高い圧が必要なため、実際の血圧より高く測定されます。幅が広すぎるものは、逆に低く測定されます。また、緩く巻くと高く、きつく巻くと低く測定されます（表2-5）。

表2-5　血圧計のマンシェットの規格

	幅（cm）	長さ（cm）
（成人用）		
上腕用　標準体格用	14	25
肥満者用	14	28
下肢用　大腿用	18	50
（小児用）		
上腕用		
3か月未満	3	15
3か月〜3歳	5	20
3歳〜6歳	7	20
6歳〜9歳	9	25
9歳以上	12	25

血圧測定時に考えなければならないこと

　血圧計の高さが問題になるのは、心臓とマンシェットを巻く位置が違うときの話です。心臓よりマンシェットを巻いた位置が高ければ、血圧は低く出ます。また、マンシェットが心臓より低ければ血圧は実際より高い圧を示します。側臥位のときに問題になりますが、通常は下側の腕で測定するほうがよい。

▼観血的動脈圧測定の　トランスデューサーの位置

　トランスデューサーは心臓の高さ（中腋窩線）でゼロバランスをとります。そのため、トランスデューサーが元の心臓の位置より低くなっているときには、血圧は高く表示され、トランスデューサーが高い位置にあるときには血圧は低く表示されます。床にトランスデューサーが落ちていれば 60 mmHg（ベッドと床の高さが約 60 cm であるため）血圧が高く表示されます。

〈讃岐美智義〉

NOTE

血圧の単位
mmHg（Torr）、cmH_2O、kPa（キロパスカル）
血圧には mmHg（Torr）、中心静脈圧には cmH_2O が使われてきた。mmHg とは水銀柱という意味で、血圧が水銀式であったことより mmHg が、中心静脈圧の cmH_2O とは水柱の高さの意味で、その単位が慣習的に使われてきた。最近は、中心静脈圧も mmHg で表現されている。今後は、国際単位である kPa を使うようになるようだ。1 mmHg＝0.13 kPa

[各種モニター]
心電図モニター

POINT
- ▶ 心電図モニターは非侵襲的な連続モニターで途切れなく生命徴候をモニタリングできる
- ▶ 不整脈と虚血のモニターである
- ▶ 不整脈は耳で聞いて、画面で波形をみる
- ▶ 不整脈を判別するポイントはQRS幅の広さとP波のあるなしに注目する
- ▶ 危険な不整脈を瞬時に判断できる能力が求められる

心電図のモニターの役割

心電図モニターは12誘導心電図検査とは異なり、患者に電極を装着しリアルタイムに出現する波形や脈拍、リズムの変化をアラームとして伝えるモニター機器です。

基本的には3点誘導で四肢誘導（Ⅰ、Ⅱ、Ⅲ、aV_R、aV_L、aV_F）をモニターします。通常は肢誘導のⅡ誘導が用いられますが、その理由としてⅡ誘導ではP波が大きくみやすいために、不整脈を発見しやすいことによります。虚血性変化を見たいときには5点誘導とし、虚血時に変化が現れやすい左側胸部誘導V_5をⅡ誘導に追加してモニターします。

心拍数とリズム（不整、徐脈、頻脈）は、画面をみるのではなく「耳で聞く」ことができます。音で不整脈の有無はわかります。

モニター装着法

(1) アルコールで皮膚をふいてから電極を装着する。
(2) 3点誘導では「あ・き・く」、すなわち赤：右肩、黄：左肩、黒：左殿部（側胸部）。
(3) 5点誘導では「あ・き・く・み・し」すなわち赤：右肩、黄色：左肩、黒：右臀部、緑：左殿部、白：V_5の位置（左側胸部）。
(4) 波形がきちんと出ないときには、①電極の密着が悪い、②電極とリード線の接点にゴミがないか（イソジン®がついていることがある）、③リード線は本体にきちんとつながっているか、④誘導と感度をかえてみる、⑤電気メス使用中でないか（電気メスで波形は乱れる）をチェックする。

図 2-23 心電図波形

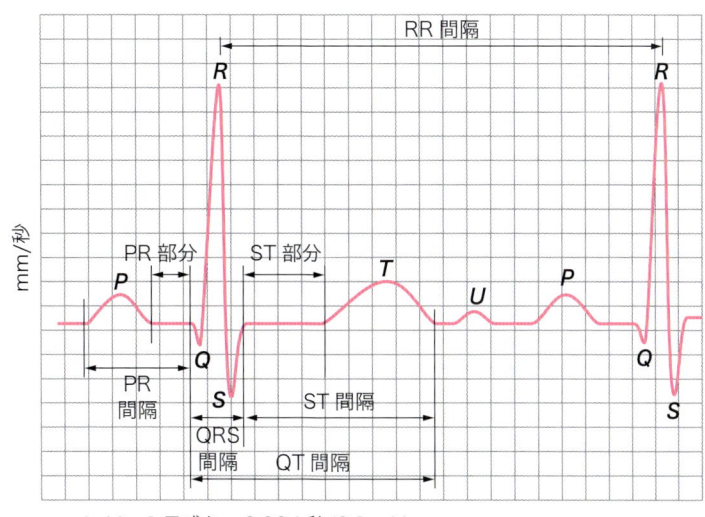

mm/mV　1目盛り＝0.004秒/0.1 mV

心電図波形

　PQRSTU 部分からなる一定の形を持つ波形です（図 2-23）。P から始まる記号には意味はありませんが、波形をそれぞれの部分に分けて観察する際に役立ちます。P 波、QRS 波、T 波、U 波と上に凸になる部分を○○波と呼びます。心房の興奮をあらわす P 波と心室内の伝達を表す QRS 波の間隔を PR 間隔と呼び、心房と心室の伝達時間に相当します。ST 部分は心筋虚血の指標として用いられます。

心電図波形のチェックポイント

(1) 心電図音が規則的に聞こえるか、心拍数は音で聞く（図 2-24）
(2) P 波があるか（QRS 幅は？　P と QRS の関係は？）
(3) ST 変化はどうか（図 2-25）
(4) QT 間隔は延長していないか

　一般的に虚血は ST 低下として現れますが、冠動脈れん縮によるものや貫壁性の虚血は ST 上昇として現れます。ST 低下では、水平型および下降型が虚血を表すとされています。

> **NOTE**
> **心電図モニターの注意点**
> 心電図モニターでは心臓のポンプ機能は反映しない。また血圧もわからない。心拍出がなくても心電図は正常のことがあり、心電図が正常であったとしても循環が正常であるとはいえない。

［各種モニター］心電図モニター

図2-24 不整脈の見分け方

QRS幅が狭い 洞性、接合部位

洞調律	P波がある	
心房細動（Af）	P波がない RR間隔が不規則	
AVブロック	P波がある P波が規則的 P波とQRSが1対1でない	
洞性頻脈	P波がある PR120以上	
発作性上室性頻脈	P波がない PR200±50 リズムは整 PSVT	

QRS幅が広い 心室性

PVC（心室性期外収縮）R on T		
ショートラン		
多源性心室期外収縮		
心室性頻脈 VT	高さが同じ 同じ形の繰り返し	
心室細動（心停止）VF	幅も形もばらばら	

危険な不整脈

図2-25 ST変化

上昇型（J型）ST低下　肥大型ST低下　盆状ST低下（ジギタリス効果）

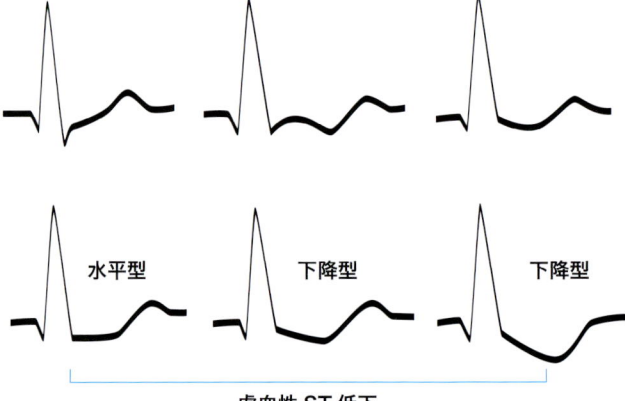

水平型　下降型　下降型

虚血性ST低下

心電図変化の原因

周術期に心電図変化を引き起こす病態として、次のようなものが考えられます（表2-6）。患者要因によるもの以外に手術や麻酔による侵襲（疼痛）により引き起こされるものや、出血、麻酔薬によるものも考える必要があります。

〈讃岐美智義〉

表2-6 心電図変化を引き起こす原因

(1)	手術、麻酔による手技や侵襲（疼痛）
(2)	麻酔薬、抗不整脈薬、昇圧・降圧薬、筋弛緩薬など
(3)	出血
(4)	低血圧
(5)	低酸素
(6)	低体温
(7)	高二酸化炭素血症
(8)	電解質異常（K^+、Ca^{2+}、Mg^{2+}）
(9)	心筋虚血

［各種モニター］
呼吸モニター

> **POINT**
> ▶パルスオキシメーターは循環と呼吸のモニターで、SpO_2と脈波形に注目する
> ▶気道内圧は人工呼吸中の低圧、高圧に注目する
> ▶換気量は気道内圧との関係を示すP-V曲線やフローとの関係を示すF-V曲線で判断する
> ▶カプノメータは$ETCO_2$の絶対値だけでなく波形パターンに注目する
> ▶麻酔ガス濃度では、呼気と吸気中の麻酔ガス濃度の差に注目する
> ▶動脈血ガス分析では、何を知りたいのかを明確にしてデータを読む必要がある

本稿では、呼吸状態を評価するモニターとして、パルスオキシメーター、気道内圧計、換気量計、カプノメータ、麻酔ガス濃度測定、モニターではありませんが術中の検査として動脈血ガス分析検査を取り上げます。

図2-26 酸素解離曲線

pH＝7.40、PCO_2＝40 mmHg、37℃

動脈血 (100、98)
混合静脈血 (40、75)
P_{50}＝27.0
酸素分圧、PaO_2（mmHg）
SaO_2 酸素飽和度（％）

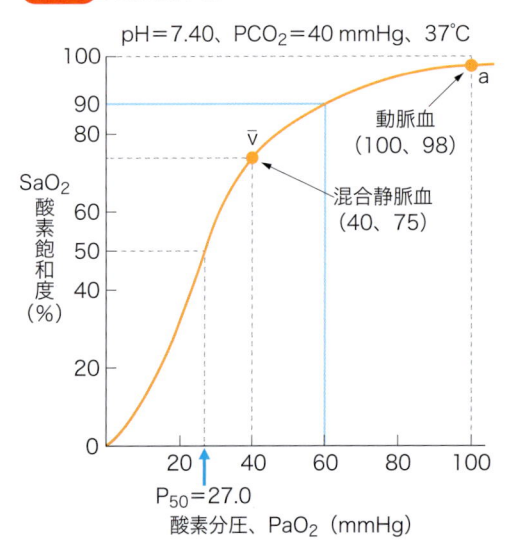

パルスオキシメーター

パルスオキシメーターは呼吸と循環のモニターで、酸素飽和度と脈波形（プレチスモグラフ）、脈拍を連続的に監視できるモニターです。パルスオキシメーターで脈波形が表示されていれば脈がふれる証拠であり、同時に酸素飽和度で動脈血中の酸素化をリアルタイムに捉えることができます。プレチスモグラフの読み方は、観血的動脈圧測定と同じであり、心収縮力や、血管内ボリューム、末梢血管抵抗が推測可能です。

原理は、酸化ヘモグロビンと還元ヘモグロビンの吸光度の違いを利用して、酸素飽和度を測定しています。酸化ヘモグロビンは赤く、還元ヘモグロビンは赤黒いのでその割合により光の透過性が異なります。実際に測定しているのではなく光を当ててどのくらい透過するかを見ています。

表 2-7　PaO₂と飽和度の覚え方

PaO₂（mmHg）	SaO₂（%）	覚え方
10	13	奇数
20	35	↓
30	57	↓
40	75	5と7を入れかえ
50	83	+8
60	89	+6
70	93	+4
80	95	+2
90	97	+2
100	98	+1

諏訪邦夫：血液ガス ABC．p.16，中外医学社，1990 より引用一部改変

▼酸素解離曲線

SpO_2（SaO_2）と PaO_2 の関係は、横軸：PaO_2（mmHg）、縦軸：SpO_2（％）とした S字状カーブを描く酸素解離曲線で表現されます（図 2-26、表 2-7）。

このグラフで、覚えておくべきポイントは以下の 4 点です。特に PaO_2 が 60 mmHg 以下は低酸素血症であるので SpO_2 が 90％を切らないように管理します。

- 動脈血　　　　100 mmHg　98％
- 低酸素血症　　60 mmHg　90％
- 混合静脈血　　40 mmHg　70％
- P_{50}　　　　　27 mmHg　50％

▼PaO₂とSaO₂の違い（図 2-27）

PaO_2 は、血液中に溶け込んだ酸素の圧（mmHg）を表しているのに対して、SaO_2 は Hb についている酸素の割合（％）を表しています。Hb は 1 つに 4 か所 O_2 を結合させることができます。

図 2-27　PaO₂とSaO₂の違い

mmHg　PaO₂　動脈血ガス分析で測定
％　　SpO₂　パルスオキシメータで測定
　　（SaO₂）

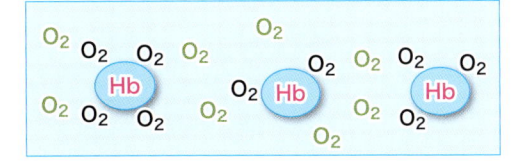

SaO₂（SpO₂）は Hb に何％酸素が結合しているかを表す

100％

23 個　2 個　98％

15 個　10 個　90％

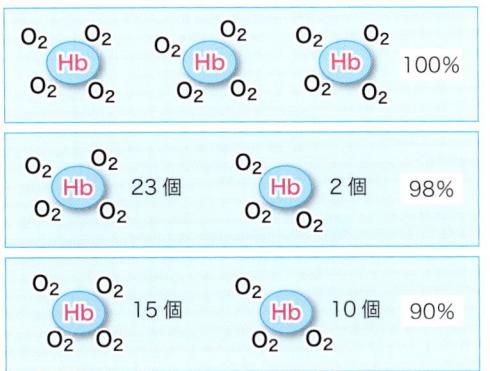

図 2-28　酸素解離曲線の右方移動

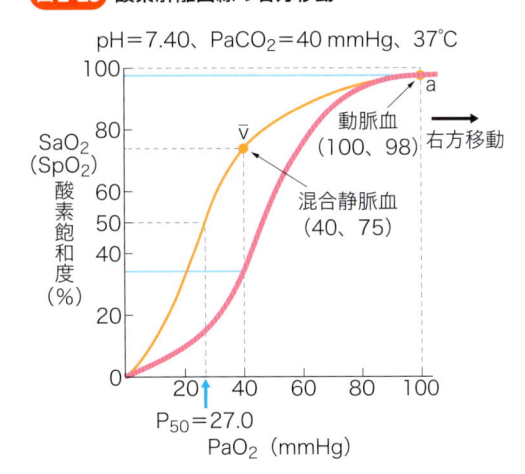

pH＝7.40、PaCO₂＝40 mmHg、37℃

動脈血（100、98）　右方移動
混合静脈血（40、75）
P_{50}＝27.0
PaO_2（mmHg）
SaO_2（SpO_2）酸素飽和度（％）

▼酸素解離曲線の右方移動（図 2-28）

S字状曲線が右に移動（右方移動）すると、PaO_2 が低くなっても SaO_2 は下がり始めません。

図 2-29 左方移動では SpO₂ の値では低酸素に気づきにくい

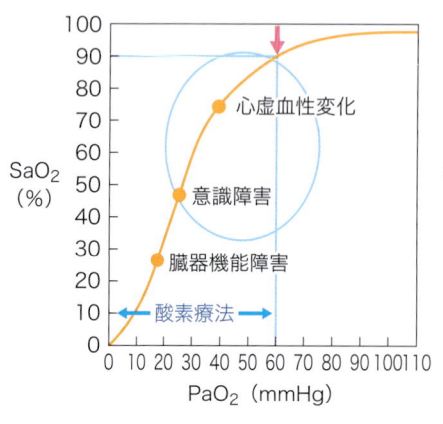

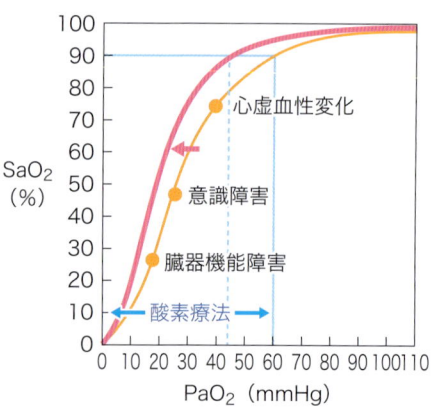

表 2-8 気道内圧の上昇と低下

気道内圧	原因
上昇	呼吸回路の閉塞・屈曲（蛇管、気管チューブなど） 喘息・咳 肥満患者
低下	人工呼吸器の停止 気管チューブ抜去（位置異常） 呼吸回路の異常（麻酔回路はずれ、気管チューブのカフ漏れなど）

右方移動は、温度、水素イオン（pH 低下）、炭酸ガス分圧、2,3-DPG が上昇した場合に生じます。pH の低下は血液が酸性になることを示します。右方移動（全身状態悪くなるとき）には、組織は酸素を欲しているので Hb は O_2 をたくさん放出する性質になると考えれば覚えやすいです。

▼ 左方移動の場合 SpO₂ の値では低酸素に気づきにくい（図 2-29）

右方移動の反対の条件（体温低下、pH 上昇、$PaCO_2$ 低下、2,3-DPG 低下）で酸素解離曲線の左方移動が起こります。その場合、PaO_2 が低下しても SpO_2 はあまり低下しない状態が続きます。

実際、PaO_2 が 60 でも SpO_2 は 90％ 以上を示すため、低酸素に気づきにくく、SpO_2 が 90％ 以上とだけ思っていると虚血性変化が出て初めて気づくことになります。特に、$PaCO_2$ や pH の上昇は人工呼吸中にはよく起きることであるので、長時間の人工呼吸では血液ガス分析を行って PaO_2 の値も知っておく必要があります。

気道内圧計

麻酔回路内ガスの漏れや人工呼吸による肺の圧外傷（バロトラウマ）を防止するためにモニターします。人工呼吸中の気道内圧が 30 cmH₂O を超える症例では気管チューブの閉塞や屈曲、肺コンプライアンスの上昇（肥満、％VC 低下など）を考えます。また気道内圧の低下（10 cmH₂O 以下）は、人工呼吸器の停止、麻酔回路の漏れやはずれ、気管チューブの位置異常、カフ漏れなどを考慮します（表 2-8）。

換気量計

換気量計では、吸気量と呼気量をモニターします。

図2-30 P-V曲線

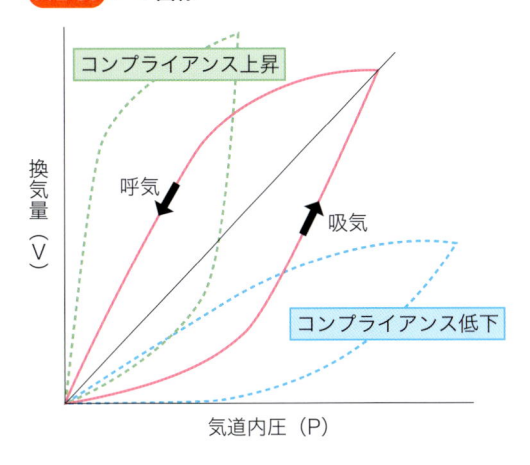

コンプライアンス上昇
呼気
吸気
コンプライアンス低下
換気量（V）
気道内圧（P）

図2-31 F-V曲線

Flow 流量
吸気
正常
Volume 換気量
呼気

Flow 流量
吸気
気道閉塞
Volume 換気量
呼気
呼気流量の低下
痰が存在している可能性

1回換気量の測定は気管チューブの位置（片肺、抜け、欠けなど）、マスク麻酔時の換気の良し悪し、覚醒時の自発呼吸の大きさなどの判定に有用です。

　一回換気量（VT）×呼吸回数（f）
　＝分時換気量（MV）

▼ P-V曲線

換気量と気道内圧の関係を示すP-V曲線では、ループ（輪）が立っていれば低い圧で換気が可能なことを示し、ループが寝ていれば換気に高い圧が必要なことを示しています（図2-30）。ループの傾きは、胸郭全体の硬さを示しておりコンプライアンスと呼びます。コンプライアンスが低いと胸郭が硬いことを示します。F-V曲線では、呼気時の気道閉塞がある場合（痰がある場合など）には、呼気時の流速の低下（図2-31）がみられます。

また、ループが閉じていなければ呼吸回路に漏れがあることがわかります。換気量とフロー（流速）の関係を示すF-V曲線でもループが閉じていなければ呼吸回路に漏れがあることがわかります（図2-32）。

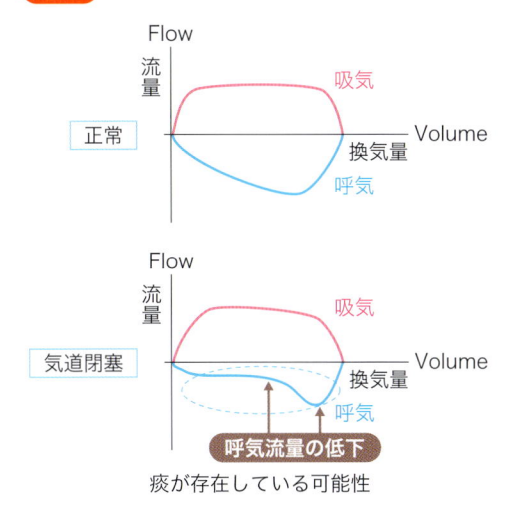

図2-32 呼吸回路にリークがあるときのP-V曲線とF-V曲線

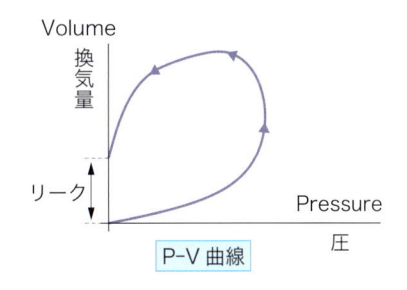

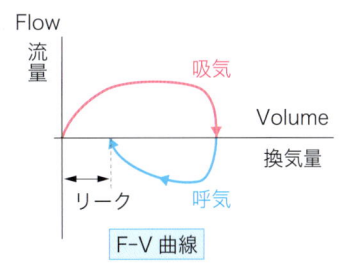

Volume 換気量
リーク
Pressure 圧
P-V曲線

Flow 流量
吸気
Volume 換気量
リーク
呼気
F-V曲線

P-V曲線もF-V曲線もループが閉じていないときは、リーク（もれ）がある

吸気量＞呼気量

カプノグラフ（呼気 CO₂ モニター）

カプノグラフでは、呼気の CO_2 測定により呼気終末 CO_2 濃度（$ETCO_2$）の数値だけでなく CO_2 呼出曲線も描画します（図2-33）。

この波形から、挿管時の食道挿管と気管挿管の判別、呼気障害（吸気障害）などの判断が可能です。CO_2 濃度を参考にして人工呼吸を行う際に、一回換気量や呼吸回数の設定に役立てることができます（図 2-34）。

換気不全、代謝亢進や悪性高熱症では $ETCO_2$ は徐々に上昇し、肺塞栓では肺血流がなくなるため $ETCO_2$ が急激に低下します。

麻酔ガス濃度

セボフルランやデスフルランなどの揮発性吸入麻酔薬や笑気の濃度を測定します。麻酔薬濃度の設定値（ダイアルの値）で判断するのではなく、麻酔ガス濃度をモニターした数値で麻酔薬の濃度を判断します。気化器の設定値と麻酔ガス濃度モニターの実測値は異なるものです。また、麻酔覚醒時の呼気中から排出される麻酔ガス濃度で覚醒するかどうかの判断材料にしたり、覚醒遅延を起こした場合、吸入麻酔薬がその原因かどうかを判定するのに役立ちます。

動脈血ガス分析

動脈血を採取して血液の pH、PaO_2、$PaCO_2$、HCO_3^-、SaO_2 を測定します（表2-9）。パルスオキシメーターで SpO_2 を、カプノメータで $ETCO_2$ を測定していますが、動脈血ガス分析での値とはかけ離れていることがあります。

SpO_2 と PaO_2 の関係は、酸素解離曲線を

図2-33 カプノグラフ　正常波形

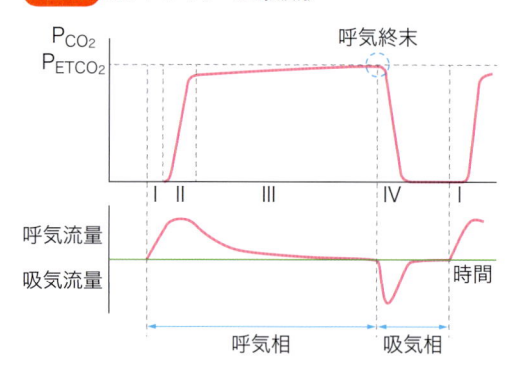

呼気相は、第Ⅰ〜第Ⅲ相で、第Ⅰ相は死腔ガスの排泄、第Ⅱ相は末梢気管支からの呼出、第Ⅲ相は肺胞からの呼出、吸気相は第Ⅳ相になる

図2-34 代表的な CO_2 曲線

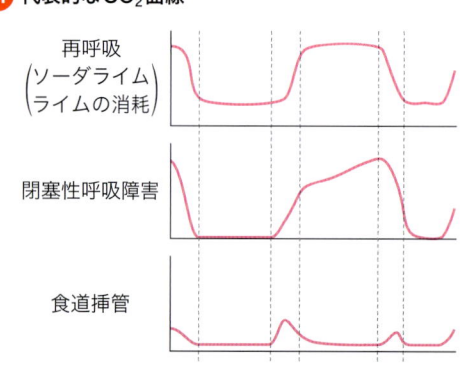

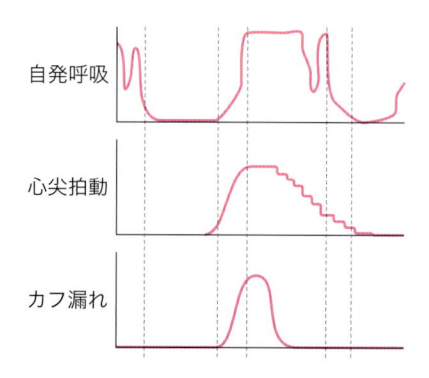

再呼吸（ソーダライム／ライムの消耗）

閉塞性呼吸障害

食道挿管

自発呼吸

心尖拍動

カフ漏れ

参照してください。また、酸素濃度をあげても SaO_2 は100％以上にはなりませんが、F_IO_2（吸入酸素濃度）が100％（1.0）では、PaO_2 は500 mmHg程度まで上昇します。$PaO_2 \div F_IO_2$ をP/F比と呼び、正常値は400程度です。人工呼吸中の PaO_2 を評価するときには必ず、FIO_2 とともに評価する必要があり、常に、P/F比を計算する必要があります（図2-35）。

カプノグラフのETCO$_2$は呼気終末のCO$_2$濃度で、動脈血液ガス分析で測定するPaCO$_2$は動脈血中に存在するCO$_2$の分圧です。単位は同じ（mmHg）ですが、異なったものを評価していることを認識する必要があります。通常はETCO$_2$のほうがPaCO$_2$より5程度低めに表示されます。肺の状態（呼吸機能）によりPaCO$_2$とETCO$_2$の解離が大きくなりますので、注意が必要です。

周術期管理に求められるCO$_2$はPaCO$_2$です。ETCO$_2$からPaCO$_2$を予測していますので、実際には測定して解離の程度を把握しておく必要があります。

現在の動脈血ガス分析装置は、従来のpH、PaO$_2$、PaCO$_2$、HCO$_3^-$、BEに加えて、電解質や血糖、乳酸などが測定できるようになっており、動脈血ガス分析を行うときには何を見たいのかを知る必要があります。例え

図2-35 P/F比の計算

- P/F ratio（酸素化の指標）
- PaO$_2$/F$_IO_2$＝PaO$_2$÷F$_IO_2$
- PaO$_2$＝150 mmHg、F$_IO_2$＝0.5 ならば
  150÷0.5＝300
- 基準値は400〜500程度
  （空気呼吸でPaO$_2$ 80〜100）

表2-9 動脈血ガス分析で測定できる項目と基準値

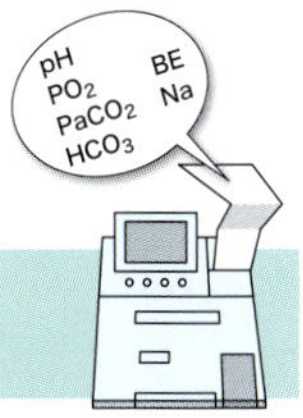

数値の意味

mg/dL（現行単位）→ mmol/L（SI単位）
換算係数は 0.111

● データの見方

データ	基準値
pH	7.35〜7.45
PaO$_2$	80〜100 mmHg（酸素濃度21％の場合）
PaCO$_2$	35〜45 mmHg
HCO$_3$	22〜26 mmol/L
BE	−2〜+2 mmol/L
SaO$_2$	93〜98％
Na	135〜145 mEq/L
Cl	95〜105 mEq/L
K	3.5〜4.5 mEq/L
Ca	9〜11 mg/dL
Lactate（乳酸）	3〜15 mg/dL
Ht（ヘマトクリット）	40〜50％
BS（血糖）	60〜100 mg/dL

何を評価したいかで見るべきものが変わる！

酸性／アルカリ性　pHとPaCO$_2$、BE
酸素化　PaO$_2$
換気　PaCO$_2$
電解質　Na、K、Cl、Ca
血糖　BS
貧血　Hb（Ht）
嫌気性代謝　Lactate（乳酸）

讃岐美智義：ナースのための手術室モニタリング攻略ガイド．p.77，メディカ出版，2009より一部改変

ば、アシドーシスは末梢循環不全で、組織の低酸素が続いたときに発生し、乳酸は嫌気性代謝で血中に出てくるため、低血圧や低酸素が続いたときにはpHと乳酸値をあわせてみる必要があります（**表2-9**）。また、Naは、TUR-Pで水中毒（急性低ナトリウム血症）、高カリウム血症は、腎不全、ショック、アシドーシスで、低カリウム血症は尿量過多、インスリン使用中によく起きます。低カルシウム血症は輸血（大量）時に、高血糖は糖尿病や外科的糖尿病状態でみられます。

文献
1）諏訪邦夫：血液ガスABC．中外医学社，1990．
2）讃岐美智義：ナースのための手術室モニタリング攻略ガイド．メディカ出版，2009．

〈讃岐美智義〉

[各種モニター]
神経筋モニター

POINT
- ▶神経筋モニターには脳波モニター（BIS、エントロピー）と筋弛緩モニターがある
- ▶脳波モニターは全身麻酔中の鎮静の指標で、脳波を分析して0〜100の数値で表現する
- ▶筋弛緩モニターでは末梢神経を刺激して筋肉の収縮を数値化してモニターする
- ▶いずれも麻酔の基本的な薬物の効果を判定するためには欠かせないモニター

BISモニター

脳波を数値化してBispectral Index（BIS）値として鎮静レベルを表示するモニターです（図2-36、表2-10）。BIS値の解釈は表2-11に示す通りで、通常は40〜60を目標に全身麻酔を維持します。

図2-36 BISモニター概観

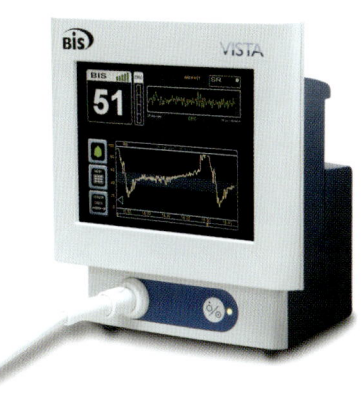

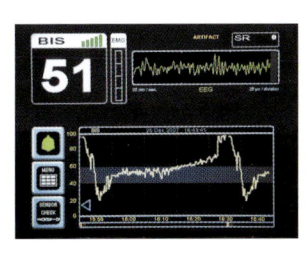

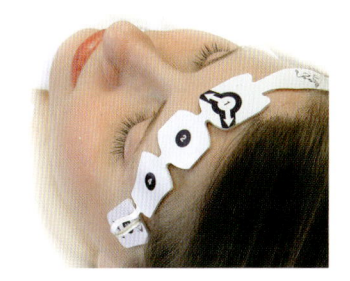

（画像提供：日本光電工業）

表2-10 BISモニターに表示される情報

BIS	脳波を成分解析し、鎮静レベルに相当する指数を表示する
EMG	筋電図成分。70〜110 Hzの周波数帯域パワーをdBで表現したもの。これが0でない場合BIS値が高く表示される
SR（Suppression Ratio）	60秒間で脳波が出なかった部分（平坦脳波）が出現した割合（％）
EEG	脳波の生波形
SQ（Signal Quality Index）	信号の信頼度。（−）は信頼なし（＋）は信頼性あり。（＋）にふれればふれるほどよい

エントロピーモニター

BISモニターと同様に脳波を解析して鎮静レベルを表示するモニターです。

BISモニターは単一の値（BIS値）であるのに対して、RE（Response Entropy）とSE（State Entropy）という2つの値を使用して鎮静レベルを表現します。REとSEは麻酔中には40～55に維持することが推奨されています。この程度の数値を示す場合には、通常REとSEの差はほとんどないとされています。RE値−SE値が5よりも大きい場合には不十分な鎮痛を表す可能性があり、特に10以上の場合には要注意と考えられます（図2-37）。

筋弛緩モニター

筋弛緩薬の効果判定を行うためのモニターで、末梢神経を刺激し筋肉の動きを判定に使用します。電極を尺骨神経に沿って貼付し、母指（長母指内転筋）の動きを感知するセンサーを同側の母指に装着します（図2-38）。

効果判定にはいくつかの指標がありますが、もっとも一般的なのはTOF（Train of Four）による方法です。TOFとは、2秒間に4回末梢神経を電気刺激し、そのうち筋肉の反応が何回、どの程度でるかをみる方法です。TOFカウントとTOF%で表示します（図2-39）。

TOFによって筋弛緩状態を評価し、麻酔中の一連の流れで目標とする値をまとめました（表2-12）。筋弛緩が必要なときには

表2-11 BIS値の意味

BIS値	状態
100	完全覚醒
80～90	覚醒の可能性あり
70～80	強い侵害刺激に反応
60～70	浅麻酔、健忘
40～60	中等度麻酔、意識なし
<40	深い麻酔状態
0	平坦脳波

BIS値に影響する因子
1. 電気メス（単極・双極）から発生するノイズにより、BIS値が上昇
2. 眼球運動、痙攣、シバリングなどで生じる筋電位（eletromyogram：EMG）で、BIS値が上昇
3. 亜酸化窒素、ケタミンなどでは大きな数値が表示される可能性がある

図2-37 エントロピーモニターの概観と数値の意味

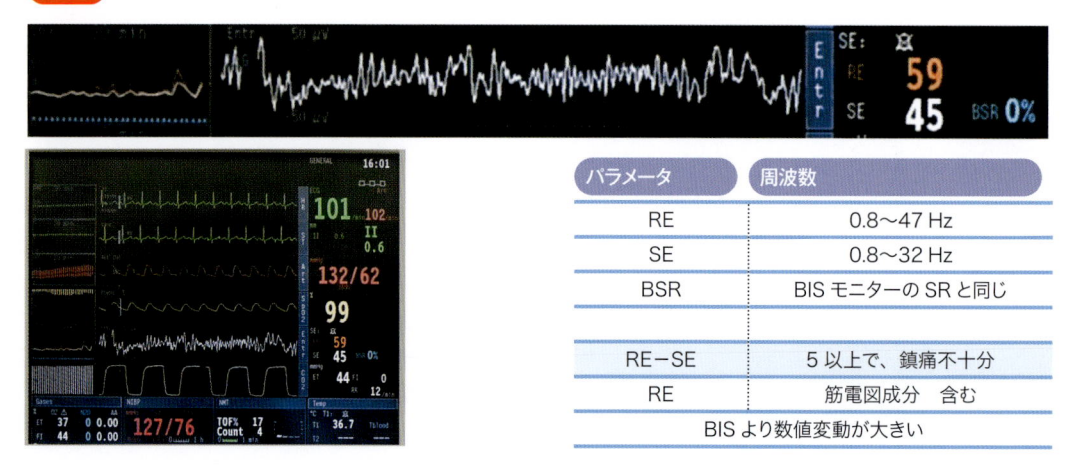

パラメータ	周波数
RE	0.8～47 Hz
SE	0.8～32 Hz
BSR	BISモニターのSRと同じ
RE−SE	5以上で、鎮痛不十分
RE	筋電図成分 含む
	BISより数値変動が大きい

TOFカウント1〜4で調節し筋弛緩薬を追加投与します。

　もっとも大切なことは、鎮静薬で意識がない状態になってから筋弛緩薬を投与し、覚醒させる前に必ず筋弛緩を回復させることです。TOF％が90％以上になったのを確認してから覚醒させることが大切です。

文献
1) 讃岐美智義：麻酔科研修チェックノート　改訂第4版．羊土社，2013．
2) 讃岐美智義：ナースのための手術室モニタリング攻略ガイド．メディカ出版，2009．
3) 萩平哲：日本臨床麻酔学会誌：24, 79-87, 2004
4) Viertiö-Oja H, Maja V, Särkelä M, et al.: Description of the Entropy algorithm as applied in the Datex-Ohmeda S/5 Entropy Module. Acta Anaesthesiol Scand 48: 154-161, 2004.

〈讃岐美智義〉

図2-38 筋弛緩モニターのセンサーの装着

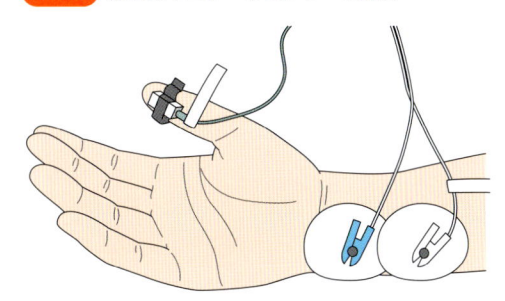

- 尺骨神経の遠位にマイナス（黒）、近位にプラス（白）の電極を貼り付ける。同側手の母指（腹側）に加速度センサーを装着する。
- 母指内転筋の動きを加速度センサーで検知する。加速度センサーのない場合は、刺激側の母指にふれて触覚でTOFの反応を検知する。

図2-39 TOFR

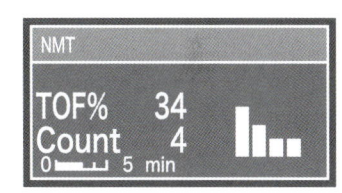

$T_4/T_1 \times 100$ が TOF％

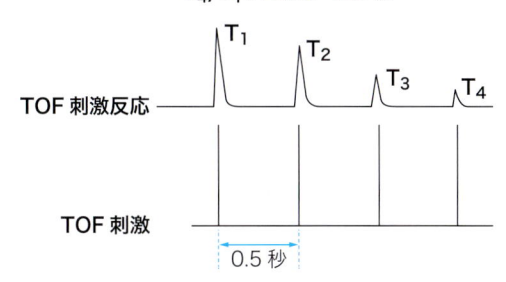

TOFR（TOF ratio）は T_1 と T_4 の比を表し、TOF％はTOFRを％表示にしたものです
TOFカウントの4発目が出なければTOF％は0％
※吸入麻酔維持では3/4〜4/4、静脈麻酔維持では2/4で追加という意見もあります。

表2-12 臨床上で目標とする値

		TOFカウント	TOF％
気管挿管時（麻酔導入時）		0/4	0％
麻酔維持中		1/4〜3/4	0％
筋弛緩薬追加	通常	4/4	0％
	開腹頸部手術など	2/4	
筋弛緩の拮抗開始	アトワゴリバース®	4/4	40％以上
	ブリディオン®	2/4	
抜管時		4/4	90％以上

カウントの4発目が出なければTOF％は0％

> **NOTE**
>
> **PTCとは**
> Post tetanic countの略で、TOFカウントが0/4（TOF刺激にはまったく反応しない深い筋弛緩）のときに用いる指標。50 Hz、5秒間のテタヌス刺激を行った後、3秒あけて1 Hzで刺激をする。そのときに収縮が出現する回数のことをPTCと呼ぶ。この回数でPTCが1なら10分以内にTOFの T_1 が出現するとされている。PTC=5なら3〜4分で7ならまもなく T_1 が出現することが予測できる。

[各種モニター]
体温モニター

POINT
- ▶全身麻酔中に行う体温測定は持続的に行われる
- ▶体温測定部位は直腸温、膀胱温、食道温、咽頭温、鼓膜温などの核心温を測定できる部位が第一選択である
- ▶核心温の基準値は37.0±0.2℃である
- ▶体温が40℃以上、15分間に0.5℃以上、または1時間に2℃以上の体温上昇時には悪性高熱症を疑う
- ▶核心温と末梢温の温度較差の増大は末梢循環不全を疑う

全身麻酔中の連続体温測定の意義

　全身麻酔中あるいは深い鎮静により、正常範囲を逸脱して体温が低下することはよく知られています。早期発見し、早期対応するには持続的な体温測定が必須です。また、核心温と末梢温の温度較差の解離は循環不全を示す可能性があります（図2-40）。そのため、全身麻酔中には持続的な核心温に加えて末梢温の測定を行うことも多いです。

　全身麻酔では、麻酔開始後の1時間に1℃低下します。これは全身麻酔によって末梢血管の拡張が引き起こされ温度が再分布するた

図2-40 再分布性低体温
全身麻酔を行うと、体熱の体内での再分布を生じるため、核心温は低下します。

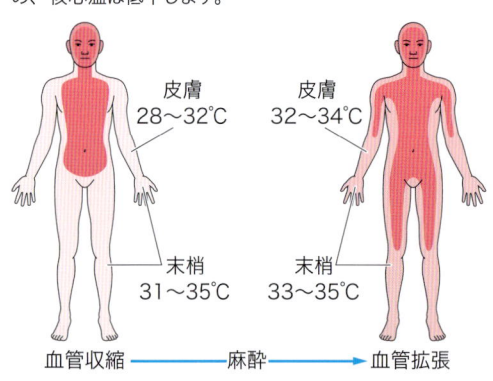

皮膚 28〜32℃ / 末梢 31〜35℃ （血管収縮）
皮膚 32〜34℃ / 末梢 33〜35℃ （血管拡張）
←麻酔→

武田純三監訳：ミラー麻酔科学、メディカル　サイエンス　インターナショナル、第40章　体温モニタリング（1229ページ、図40-8）より引用一部改変

図2-41 全身麻酔での体温低下の3相
全身麻酔導入後のはじめの1時間（第1相）では、血管拡張により体温は中枢から末梢へ再分布するため1時間で1℃低下する。
次の第2相では熱放散が熱産生を上回っていることが主要因である。

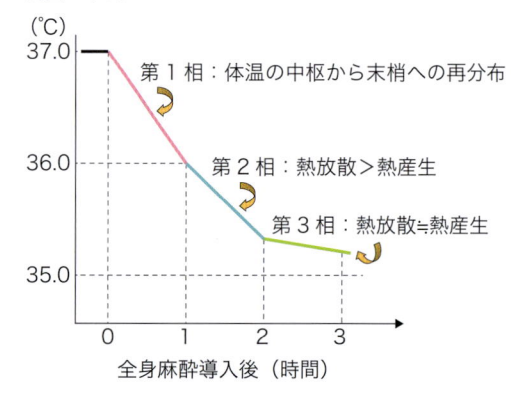

- 第1相：体温の中枢から末梢への再分布
- 第2相：熱放散＞熱産生
- 第3相：熱放散≒熱産生

（全身麻酔導入後（時間））

めです（図2-41）。これを放置すると麻酔覚醒時に覚醒遅延やシバリングを引き起こすため術中から体温保持を行うことが大切です。全身麻酔中には少なくとも1箇所の核心温または外殻温をモニターする必要があります。できれば核心温をモニターすることが望まれます。

低体温以外に吸入麻酔薬や脱分極性筋弛緩薬で引き起こされる悪性高熱症などの高体温の評価や末梢温と核心温の温度較差を測定することで末梢循環を評価することができます。

体温の測定

▼体温測定部位

体温の測定部位は、核心温と外殻温を使い分ける必要があります（表2-13）。周術期には血液温を反映する核心温をなるべく利用します。外殻温は測定が簡単ですが、外気の影響を受けやすくなります。

▼体温の測定原理

体温の測定原理には、水銀を利用したもの、電子体温計、サーミスタ、外耳道に挿入して鼓膜温を計測する赤外線式耳体温計などがありますが、周術期に用いられる体温計の測定原理を表2-14に要約しました。

▼サーミスタ

合金でできており、直腸温、食道温、表面温などに用いられます。温度が上がると電流が多く流れる性質をもち、繰り返し使用することが可能です。

▼コアテンプ（図2-42）

深部体温計で、頭部や四肢にセンサーを貼ることで組織内の体温を測定できます。熱流補償法といって、皮膚の表面にプローブを密着させ皮膚周囲の温度変化を遮断します。遮

表2-13 測定部位

	測定部位
核心温	肺動脈血（PAカテーテル）食道下部、鼓膜、咽頭、直腸、膀胱
外殻温	口腔、腋窩

表2-14 測定原理と使用目的

	測定原理	使用目的
サーミスタ	合金からできており温度が上がると電流が多く流れる性質を利用	直腸温、食道温などに用いられる
熱流補償法	センサー（プローブ）内に2つのサーミスタと1つのヒーターがあり、それらが平衡になると深部温を反映する	コアテンプと呼ばれ頭部や末梢の温度を測定する
赤外線放射式	温度で変化する物体からの赤外線の放射を検知する	鼓膜温測定などに使用される。周術期には連続的に測定できる耳式体温計「ニプロCEサーモ®」がある。

図2-42 コアテンプと深部温センサー

コアテンプ®

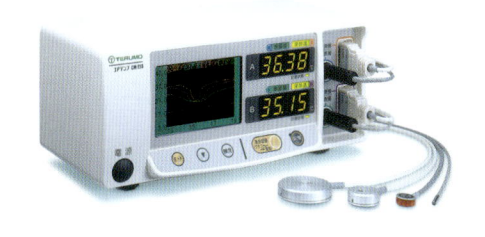

深部温センサー（左）

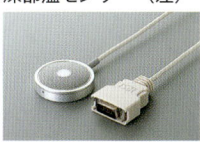

（画像提供：テルモ）

断された部分の温度はプローブ内のサーミスタとヒーターによって一定温に保たれます。皮膚面に密着したサーミスタで測定した温度が間接的に深部温を反映します。ただし、センサーと皮膚を密着させないと火傷を起こすので注意が必要です。使用目的としては、核心温（頭部）と末梢温（手のひら）との温度差を測定して末梢循環を評価するために使用します。核心温－末梢温の差が5℃以上はなれれば末梢循環不全を疑います。

▼鼓膜温測定

最近では家庭用のものが普及していますが、通常は一回測定です。家庭用のものでは低体温側が対応できません。また麻酔領域で使用するためには単回測定ではなく、持続的に測定できる必要があります。

文献

1) Sessler DI: Temperature monitoring and perioperative thermoregulation. Anesthesiology; 109: 318-38, 2008.
2) 武田純三監訳：ミラー麻酔科学，メディカル サイエンス インターナショナル，2007.

〈讃岐美智義〉

第3章

術前・術中・術後トラブルシューティング

- 術前評価
- 術中のトラブル
- 術後のトラブル

[術前評価]
呼吸器系

> **POINT**
> ▶呼吸器疾患は慢性かつ進行性のものが多く、術前状態の把握が重要
> ▶喘息は発作の予防と早期治療が鍵となる
> ▶禁煙はかならず守っていただく
> ▶術前に患者に直接会って評価することが重要

呼吸器系の評価

呼吸器疾患には、"かぜ"のようにありふれた疾患から慢性閉塞性肺疾患（COPD：chronic obstructive pulmonary disease）のように重篤な病態までさまざまな疾患が含まれています。麻酔中は患者の肺を介してガスの交換（二酸化炭素を排出して酸素を取り込む）を行いますので、呼吸器の評価は麻酔の安全性を保つために重要です。また術後には、痛みのため深呼吸ができなくなったり、免疫の低下により肺炎を起こすことがあります。術後呼吸器合併症は、予後を決定する最大の因子ですから、手術前に術後に問題となりそうな呼吸器の異常を把握しておくことも同様に重要です。

まず、患者を診察する前に情報を収集します。

現病歴および手術の内容

上腹部手術、胸部手術では術後呼吸不全のリスクが高くなります。特に食道手術、人工心肺を用いた心臓手術は術中から体液バランスを考慮した麻酔管理が必要です。

既往歴

感染症以外の呼吸器疾患の多くは慢性進行性の疾患で、いつ頃発症したか、どのような治療を受けてきたかまで、情報を得たいところです。

胸部X線写真（図3-1）

透過性の低下（白く見える）：肺腫瘍、無気肺、肺炎など
スリガラス様陰影（下肺野に多い。白っぽいが血管陰影は見える）：間質性肺炎
透過性の亢進（黒く見える）：肺気腫（過膨張により横隔膜の位置が下方に移動する）
胸郭内肺外の透過性亢進：気胸
限局性の透過性亢進：ブラ、肺結核、肺真菌症

図 3-1 胸部 X 線写真

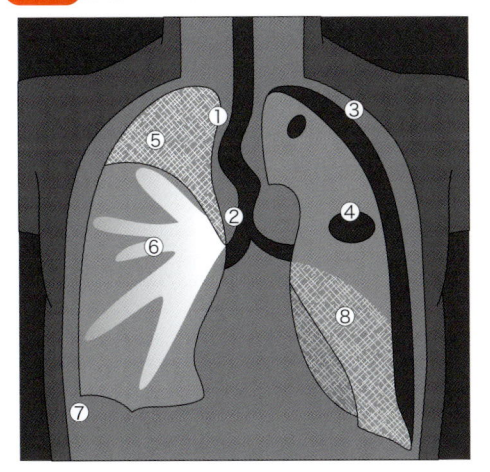

① 気管の偏位（腫大した甲状腺による圧迫）
② 気管の偏位（大動脈弓部による圧迫）
③ 気胸（外側に肺紋理のない領域がある）
④ ブラ（肺野に肺紋理のない丸い領域がある）
⑤ 無気肺（肺門が頂点の三角形、白くなる）
⑥ バタフライシャドー（心不全のサイン）
⑦ 肋骨横隔膜角が鈍（胸水のサイン（立位撮影の場合））
⑧ スリガラス様陰影（肺線維症のサイン）

肋骨横隔膜角の鈍化：胸水、血胸
気管の偏位：無気肺側に引かれる。腫瘍や大動脈瘤により圧排される
以上のような所見は見落とさないようにします。

呼吸機能検査（図 3-2）

呼吸機能検査にはいろいろなデータが並んできますが、%VC（予測肺活量に対する測定された肺活量の%）と FEV$_{1.0}$%（一秒率。努力性肺活量に対する一秒量。"一秒間に排出した量"の%）を見ます。この値を図にあてはめると、換気障害のパターンがわかります。閉塞性換気障害とは気道に狭窄閉塞があって息が吐きにくいことを意味しています。肺気腫や気管支喘息が該当します。拘束性障害とは肺、胸郭に障害があり広がりにくいこと、つまり息を吸いにくいことを意味しています。間質性肺炎などが該当します。両方の障害がみられる場合を混合性障害といいます。

動脈血ガス分析

動脈血の pH、酸素分圧（PaO$_2$）、二酸化炭素分圧（PaCO$_2$）、重炭酸イオン濃度（HCO$_3^-$）、ヘモグロビン値（Hb）、酸素飽和度（SaO$_2$）などを表示します。正常値を覚えてください（表 3-1）。

動脈血酸素分圧は、吸入気酸素濃度に比例しますからガス分析採血時の酸素濃度が解釈には必要です。空気呼吸時に 80 mmHg（≒酸素飽和度 95%）以下なら低酸素血症です。原因を調べる必要があります。二酸化炭素分圧は換気量と反比例します。重炭酸イオンは、血液の緩衝系であり、pH の調整に使われます。人の体では pH が厳密にコントロールされます。pH が正常値より低くなった状態をアシドーシス、高くなった状態をアルカローシスといいます。呼吸性には二酸化炭素で、代謝性には重炭酸イオンで調整されます。呼吸性の調節は換気量により行われ、二酸化炭素を低くするためには換気量が増加し、高くするためには換気量が減少します。この調整は延髄の呼吸中枢で行われていて、迅速に変化します。代謝性調節は腎により行われていて、代償には数日の時間を要します。

低酸素血症が存在する場合、空気呼吸換算で動脈血酸素分圧が 45mmHg 以下を I 型呼吸不全、45～60mmHg を II 型呼吸不全といいます。このような患者では後述する CO$_2$ ナルコーシスが発生する可能性があります。

図3-2 呼吸機能検査

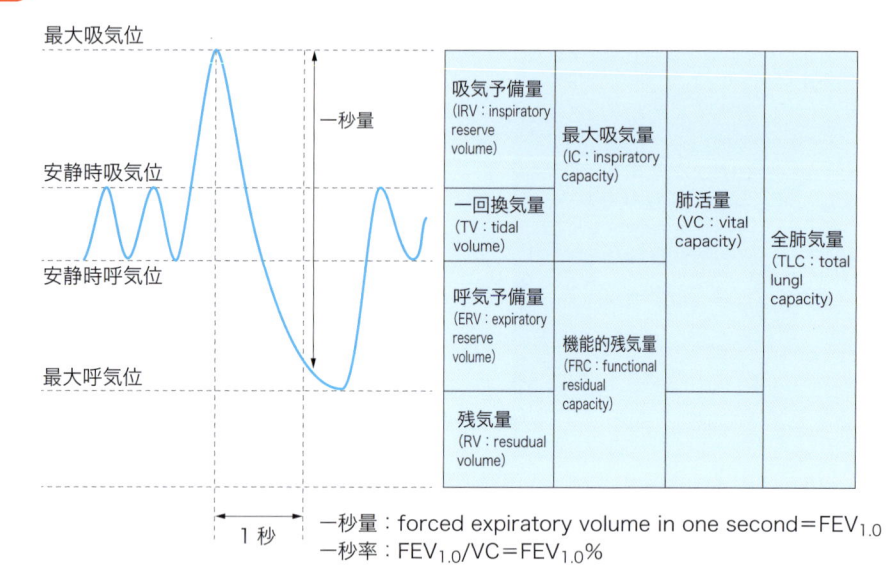

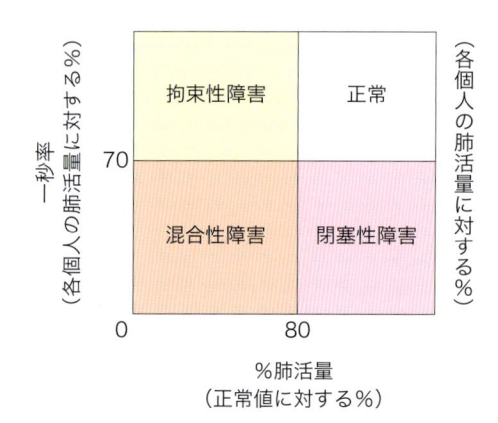

- 最大吸気位
- 安静時吸気位
- 安静時呼気位
- 最大呼気位
- 一秒量
- 1秒

吸気予備量 (IRV: inspiratory reserve volume)	最大吸気量 (IC: inspiratory capacity)	肺活量 (VC: vital capacity)	全肺気量 (TLC: total lung capacity)
一回換気量 (TV: tidal volume)			
呼気予備量 (ERV: expiratory reserve volume)	機能的残気量 (FRC: functional residual capacity)		
残気量 (RV: resudual volume)			

一秒量：forced expiratory volume in one second＝$FEV_{1.0}$
一秒率：$FEV_{1.0}/VC＝FEV_{1.0}\%$

一秒率（各個人の肺活量に対する%）

- 拘束性障害 ｜ 正常
- 70
- 混合性障害 ｜ 閉塞性障害
- 0　　　80

％肺活量（正常値に対する%）
（各個人の肺活量に対する%）

表3-1 動脈血ガス分析の正常値

pH	7.35〜7.45	<7.35をアシドーシス、>7.45をアルカローシスという
$PaCO_2$（動脈血二酸化炭素分圧）	40 mmHg（＝5.3 kPa）	高いことは呼吸が不十分なことを意味している
PaO_2（動脈血酸素分圧）	100 mmHg（＝13.3 kPa）	動脈の酸素分圧＝脳へ供給される酸素分圧
HCO_3^-（重炭酸イオン濃度）	24 mEq	血液中のpHの緩衝作用を持つ
BE（過剰塩基）	0 mEq	＋なら過剰、－なら不足を意味している

動脈血ガス分析は、動脈を穿刺しなくてはならないことから侵襲的で痛みを伴います。必要のある場合にのみ実施します。

呼吸器系の診察

問診

　呼吸器系の診察は、患者が診察室に入ってきた瞬間から始まります。COPDの患者では呼気時間が延長していますし、多くの患者がやせています。咳をされたときは、痰の音がまざっているかどうかも重要な所見です。

　既往歴にCOPDなど慢性の肺疾患がある場合は、日常生活における運動能を評価します。患者の運動の評価にはHugh-Jones分類を用います（表3-2）。この表でⅢ度以上の障害がある場合は、術後肺合併症のリスクが増えます。もう1つ重要なのは喘息です。喘息については、重症度や治療歴、発作の頻度、最後の発作の時期などを確認します。また、風邪について聞いておくことも大切です。最後に喫煙の習慣のある人では、1日の本数と喫煙してきた年数を確認し、手術までは必ず禁煙するように指示します。

　呼吸器疾患ではあらかじめカルテ上のデータから予想した病状と大きく異なることがよくあります（思ったより元気、あるいは逆）。直接会ってお話を聞くことが重要です。

聴診

　ラ音を探します。呼気と吸気の聞き分けが大切になります。聞こえた場合は胸部X線を参考に部位を考えます。

- **ロンカイ**：低音性の音で、吸気呼気ともに聞かれる。太い気道が炎症や分泌物で狭窄して聞こえる音。
- **ウィージング（喘鳴）**：高音性で呼気時に聞かれる。狭い気道の狭窄。気管支喘息による。
- **ファイン　クラックル（捻髪音）**：吸気終末の"パチパチ"という感じの音。間質性肺炎などで聞こえる。
- **コアース　クラックル（水泡音）**：気道内の液体が作る音で、吸気全般から呼気初期に聞こえる。肺炎、肺水腫など。

酸素飽和度

　簡単な検査ですから、診察時に実行します。空気呼吸で93％以下なら動脈血ガス分析などを含めた検査が必要です。90％以下になると呼吸不全の定義を充たすことになりますから、呼吸器内科へのコンサルトが必要になります。

　上記のような手順で診察を行います。診察時に酸素飽和度が低い、ラ音が聞かれる、よく話を聞くと活動性の喘息が疑われるときなどは、上記検査の再試行や専門医へのコンサルトを依頼しなければなりません。呼吸器疾

表3-2　運動能の評価

Hugh-Jones分類

Ⅰ	階段昇降など問題なし
Ⅱ	平地の歩行は正常に可能。階段では息切れ
Ⅲ	自分のペースでなら1.6 km歩ける
Ⅳ	休み休みなら50 m歩ける
Ⅴ	会話や衣服の着脱でも障害がある

患は多岐にわたり、それぞれ対応が必要です。そこでここからは、主な疾患・病態を取り上げ麻酔管理上の問題点を説明します。

呼吸器系の主な疾患・病態

喘息

喘息とは、気管支が何らかのトリガーにより収縮して呼吸が困難になる病気で、呼気時に喘鳴が聞こえるのが特徴になります。喘息には2つのタイプがあり、それぞれ発症する年齢が異なります（表3-3）。

重症では換気がまったくできなくなり、そうなると挿管して人工呼吸しようとしても不能な場合があり、体外式膜型人工肺（Extracorporeal membrane oxygenation：ECMO）を使わなくては救命もできなくなります。喘息では、まず発作を起こさないことが重要で、次にもし発作が起きた場合には適切な初期治療により、重症化・長期化を防ぐことが目標となります。

喘息の患者では気道過敏性が存在し、気道粘膜への小さな刺激でも強い気管支の収縮が起こります。気管チューブの挿入は大変強い刺激ですから喘息患者では危険になります。十分な術前のコントロールと、挿管時の十分な鎮痛、鎮静が必要です。一度喘息の発作が生じると、気道過敏の状態は数週間続きます。このあいだは手術が危険なことになります。

アスピリン喘息

NSAIDs（非ステロイド性抗炎症薬）により誘発される喘息で、成人喘息患者の10％に合併します。重症化しやすいためこのような患者ではNSAIDsは使用禁忌です。喘息を持つ患者の問診時には、過去に解熱薬などで喘息発作を起こしたことがあるか確認する必要があります。慢性副鼻腔炎や、鼻茸を合併することが多いのが1つの特徴です。

上気道炎・かぜ

術前の患者が「今はちょっと咳が出ますが、治りかけですから明日の手術はもう大丈夫だと思います」などと言われることがありますが、これは大きな間違いです。上気道炎の患者でも、喘息同様に気道の過敏性亢進が約3週間続くといわれています。可能ならばこの時期の全身麻酔は避け、局所麻酔法を選択するか手術を延期します。特に小児では気道が狭いため、炎症に伴う浮腫や気道の収

表3-3 喘息の分類

	アトピー型	非アトピー型
発症年齢	小児、思春期（3歳以下が多い）男児に多い（女児の1.5倍）	40歳以上（高齢者に多い）
症状	発作型	間欠型、慢性型
増悪期	春、秋	冬
抗体	IgE抗体	抗体がないことが多い
アトピーの合併	あり	通常ない
その他	アレルゲンにより起こる	夜間、明け方に多い。重症化する。10％がアスピリン喘息

縮により容易に閉塞してしまうため注意が必要です。

喫煙

たばこにはさまざまな生体への影響があります。喫煙により気道は収縮します。その結果FEV$_{1.0}$（一秒量）が減少し、術後に痰の喀出ができなくなります。また、気道内の分泌物は増加しますが、それを排出する気管上皮の繊毛運動が低下して異物の排出能力が低下します。また、咳反射の閾値が高くなり、咳をしなくなります。これらの結果、術後肺炎の可能性が高くなります。また、喫煙後数時間は血液中の一酸化炭素が増加し、酸素の運搬能も低下します。禁煙の効果を表3-4にまとめました。

肺炎、無気肺

痰などにより気道が閉塞すると、その末梢側にあった空気もやがて血液中に吸収されて肺胞もすべてつぶれてしまい、X線写真上で肺門部を頂点とした白い三角形のように見える部分が形成されます。これを無気肺といいます。無気肺では血流は流れていますが、換気はされていませんから、ここを通過する血液は酸素化されることなく心臓に戻っていきます。このような血流をシャントといいます。シャントが増加すると血液を酸素化する能力が低下します。シャントによる低酸素血症は、酸素吸入でもあまり改善してこないのが特徴です。

肺気腫

肺気腫患者の85％に喫煙歴があり、喫煙が大きな要因となります。細気管支レベルで気道が閉塞し、肺胞内の空気をうまく排出できなくなり（閉塞性肺障害）、過膨張からやがて肺胞が破裂してブラを形成します。さらに進行すると低酸素血症、肺高血圧へと進みます。肺にブラが形成されていると、気道内圧の上昇によりブラが破裂して気胸となる可能性があります。人工呼吸にあたっては、気道内圧を可能な限り低く保ち、笑気を避けることが必要です（笑気はブラを膨張させる作用がある）。

表3-4 禁煙の効果

禁煙直後	周囲の人の受動喫煙がなくなる
20分	血圧、脈拍が正常化。皮膚血流量が正常化
8時間	血液中の一酸化炭素レベルが正常化
24時間	心臓発作の発生率低下
48時間	味覚、嗅覚が正常化、歩行が楽になる
3日	ニコチンが完全に抜けて、気管支の収縮がとれ、肺活量が増加
2〜3週間	体全体の血流が正常化し、肺活量は30％回復する
4週間	禁煙による離脱症状がなくなり、ストレスも減少する

（慶應義塾大学保健管理センターホームページ参照、http://www.hcc.keio.ac.jp/）

間質性肺炎（肺線維症）

　肺胞や気管支などガス交換に直接関与する部分ではなく、その支持組織である間質に炎症をきたす疾患です。病因のはっきりしないものは"特発性"と呼ばれ、難病に指定されています。進行するにつれて肺胞が広がることができなくなり、肺活量が減少します（拘束性肺障害）。

　手術や麻酔などのストレスにより、急に病状が進行することがあり急性増悪といいます。このときの死亡率は15％に達します。確実な予防方法は知られていません。全身麻酔や手術侵襲によるサイトカイン、人工呼吸、過剰輸液などがその因子であると考えられています。したがって、間質性肺炎の患者を麻酔する場合には、急性増悪が起きる可能性まで説明した上で、同意していただく必要があります。

肥満

　肥満者では麻酔からの覚醒時にさまざまな問題点が生じますが、呼吸に関するトラブルはもっともよく見られます。主に3つの面があり、1つは上気道の閉塞、2つ目は麻酔薬、筋弛緩薬の過量投与、3つ目はガス交換能の低下です。

　肥満者では、口腔内が狭くなっていて仰臥位では舌根部が咽頭後壁に容易に接触してしまい、気道が閉塞します（☞p.244）。また、麻酔薬や筋弛緩薬が残存しやすく、筋の緊張が弱まることも気道が閉塞しやすい原因の1つです。さらに仰臥位では腹腔内臓器が頭側に移動して横隔膜を持ち上げます。その結果、肺が十分に広がるスペースが胸腔内になくなるため無気肺が生じて、ガス交換が悪くなります。そのようなときはベッドの傾きを調節して頭高位にすると改善されます。それでも、改善しないときは経口・経鼻エアウェイの挿入、さらには持続陽圧呼吸（CPAP）の使用も考慮します。

睡眠時無呼吸症候群

　睡眠時に1時間あたり10秒以上の無呼吸が5回以上みられるときに睡眠時無呼吸症候群と診断されます。睡眠時の上気道閉塞が原因で、睡眠時無呼吸症患者の50〜75％に肥満をみとめます。しかし、逆にいうと肥満のない睡眠時無呼吸症患者も25〜50％存在していることになります。麻酔薬・筋弛緩薬が残存すると無呼吸発作が増加する可能性があるため、注意が必要です。

慢性呼吸不全（表3-5）

　呼吸不全とは、空気呼吸時の動脈血酸素分圧が60 mmHg以下の状態を指し、さらにその重症度によりⅠ型とⅡ型に分けられます。このような状態が1か月以上続いていることを慢性呼吸不全といいます。低酸素状態では、各臓器に十分な酸素を届けることができません。そのため機能低下をきたしてしまいます。

表3-5 慢性呼吸不全の定義

Ⅰ型呼吸不全	$PaO_2 < 45$ mmHg
Ⅱ型呼吸不全	45 mmHg $< PaO_2 \leq 60$ mmHg
準呼吸不全	61 mmHg $< PaO_2 \leq 70$ mmHg

在宅酸素療法(HOT)を受けている患者

慢性呼吸不全で動脈血酸素分圧（PaO_2）が55 mmHg以下になる患者は、在宅酸素療法（home oxygen therapy：HOT）の対象となります。このような患者では、低酸素であるだけでなく動脈血二酸化炭素分圧（$PaCO_2$）も上昇しています。不用意に人工呼吸を開始すると人工呼吸に依存してしまい、離脱することが困難となります。

CO_2 ナルコーシス

健常な人では、$PaCO_2$ が40 mmHgになるように（40 mmHg以上なら呼吸が促進されて40 mmHgになるように、40 mmHg以下なら40 mmHgに上昇するまで呼吸が停止します）、呼吸中枢により呼吸が調節されています。しかし、上述したような慢性呼吸不全の人では、この呼吸中枢が $PaCO_2$ の変化に対応しなくなってしまい、酸素濃度により調節されるようになります。その結果、高濃度酸素を投与すると、PaO_2 が上昇し、呼吸中枢は「十分に呼吸している」と判断して呼吸を止めてしまいます。このような状態を CO_2 ナルコーシスといいます。

慢性呼吸不全患者に高濃度酸素を投与することは呼吸停止の危険を伴います。しかし、術後には酸素が必要ですから酸素の投与量、濃度について細心の注意が必要です。

呼吸器疾患は手術・麻酔により病状・病態が進行することがあり、麻酔管理にあたっては細心の注意が必要になります。COPDの患者では人工呼吸を開始すると、機械換気に依存してしまい人工呼吸から離脱できない状況も生じます。患者は"悪化する可能性"についての認識が足りない場合が多く、手術前には十分な説明を行い、同意を得ることが重要です。

〈坪川恒久〉

［術前評価］
循環器系

> **POINT**
> ▶循環器疾患は、もっともポピュラーな疾患
> ▶心電図、エコーの結果がわかるようになりましょう
> ▶次々と新しい検査、薬剤が登場していて知識のアップデートが必要

循環器系の評価

　術前に患者を評価するときに、もっとも注意するのが循環系の評価です。循環系の評価は、図3-3のように3つの要素に分けて考えると整理しやすくなります。

前負荷

　前負荷とは、心臓に戻ってくる血液の量を意味します。脱水や出血により血液量が不足（前負荷が減少）してくると心臓一回の拍出量が減少し、血圧が低下してきます。そのときには心臓は脈拍を速くすることにより送り出す血液の量を一定に保とうとします。

　ただし、血液量が多ければ多いほどいいのかというと、そうではありません。ある一定の量を超えると心筋が伸びきってしまい（前

図3-3　循環器系の評価

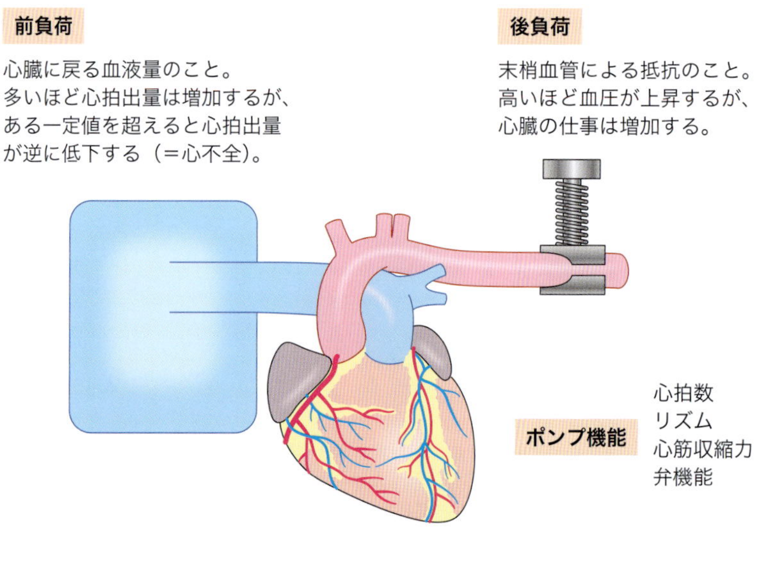

前負荷
心臓に戻る血液量のこと。
多いほど心拍出量は増加するが、ある一定値を超えると心拍出量が逆に低下する（＝心不全）。

後負荷
末梢血管による抵抗のこと。
高いほど血圧が上昇するが、心臓の仕事は増加する。

ポンプ機能
心拍数
リズム
心筋収縮力
弁機能

負荷が多すぎる)、逆に心拍出量が減少します。このような状態を心不全といいます。

後負荷

後負荷とは、全身の血管抵抗のことをいいます。交感神経が緊張して血管抵抗が高くなると(＝後負荷が増加する)と血圧が上昇します。心臓はこの後負荷に打ち勝って血液を送り出さなくてはならなくなるため、心臓の負担が大きくなります。逆にアナフィラキシーショックなどでは後負荷が極端に減少して高度の低血圧となります。

心臓のポンプ機能

心臓のポンプ機能には、心拍数、リズム、心筋そして弁の4つの要素があります。
a) 心拍数：心拍出量＝1回拍出量×心拍数ですから心拍数が多いほど心拍出量は増加しますが心臓の仕事量(＝酸素消費量)は増加します。虚血性心疾患患者では徐脈の方が有利です。出血・脱水により前負荷が減少すると、心拍数が増加して心拍出量を一定に保とうとします。ですから、心拍数の増加は血液量が不足していることを意味している場合があります。
b) リズム：心臓のポンプ機能の中心は左室ですが、左室が血液を送り出すためには心房の収縮により左室に血液が十分に送り込まれる必要があります。この心房と心室のリズム連携が崩れるのが房室ブロックです。心房波(P波)がなくなるものを心房細動と呼びます。
c) 心筋：心筋が全体的に収縮力を失う場合としては心不全と三枝病変の虚血性心疾患などがあり、部分的に失うものとしては狭心症、心筋梗塞などがあります。
d) 弁：心臓には4つの弁がありますが、主に異常として顕在化してくるのは大動脈弁と僧帽弁の疾患です。それぞれに狭窄と逆流があり、また、これらが合併することもよくあります。異常があると効率よく血液を送り出せなくなり、心臓の肥大や拡大、肺のうっ血をきたします。

通常の麻酔科の術前評価では一通りの検査が完了しているので、検査結果から安全な麻酔が可能かどうか、あるいはどんな準備をすればよいかを判断する能力が求められます。一方でこれまで内科などで指摘されたことがなかった患者の異常を発見し、追加の検査や治療あるいは手術延期が必要と判断しなければならないこともあります。この稿では主に前者の場面を想定して進めていきます。

循環器系の術前評価の前に

待機的手術(急患ではなく、予定されている手術)の場合は、術前診察・回診が行われます。まず、その前に現在の患者の状態を把握することになります。

現病歴の確認

循環器疾患そのものを治療するための心臓

手術や血管手術もありますが、多くの場合は循環器疾患をもった患者の非心臓、非血管手術になります。まず、手術そのものがどれくらいの侵襲度をもっている手術で、どれくらいの時間を要するのか、どの程度の出血が予想されるのか（多くは過少申告されている）、体位（麻酔中は体位により血圧が大きく変動する）、術式（気腹を使用する手術では循環血液量が減少する）などを把握します。

既往歴の確認

多くの患者はすでに診断され治療を受けていますので、治療内容を確認します。心筋梗塞を起こした人では3か月以内に手術をすると死亡率が上昇することが知られていますから、緊急手術以外は延期します。

家族歴の確認

ブルガダ（Brugada）症候群など遺伝的な不整脈疾患では（図3-4）、家族歴に突然死をした人がいるかどうかが大きな情報となります。そのような患者の麻酔では除細動器を手元に置くなどの準備が必要になります。

投薬内容の確認（表3-6）

薬剤の内容から、疾患の種類、重症度が推測されます。重要な情報になります。抗凝固薬・抗血小板薬を服用している場合は、中止または変更が必要になります。

心電図のポイント

現在の心電図は自動判読により多くの解析がなされています。ここではその解析結果の意味を示して、麻酔管理にどのように活かすかを記しました（表3-7）。

胸部X線写真

心臓の拡大を評価します（図3-5）。心胸郭比（cardiothoracic ratio：CTR）という

図3-4 ブルガダ症候群

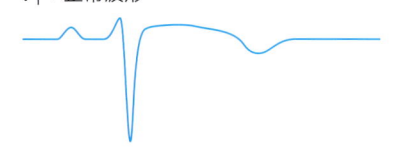

V_1：正常波形

V_1：ブルガダ症候群（coved型）

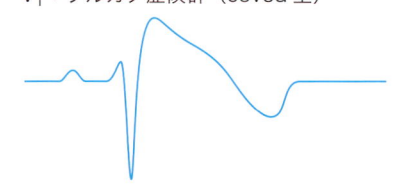

V_1：ブルガダ症候群（saddleback型）

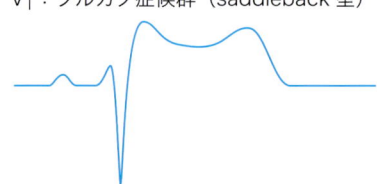

表 3-6　循環器疾患患者が服用している主な薬剤

商品名の例	分類	適応	注意点
コニール、セパミット、ノルバスク、ヘルベッサー、ニバジール、ヒポカ、バイミカードなど	カルシウム拮抗薬	高血圧 狭心症予防	手術当日もそのまま服用する。 シグマートと併用される。
ディオバン、ニューロタン、ブロプレスなど	アンジオテンシンⅡ受容体拮抗薬	高血圧	麻酔中に高度の低血圧を起こすことがあり、手術当日は服用させない。
カプトリル、コナン、タナトリル、レニベースなど	アンジオテンシン変換酵素阻害薬	高血圧	麻酔中に高度の低血圧を起こすことがあり、手術当日は服用させない。
アーチスト、インデラル、セロケン、テノーミン、ミケラン、メインテート、アルチノロール	β遮断薬	高血圧	周術期の心保護作用があり中断しない。 あらたに処方することはしない。
カルデナリン、ミニプレス、	α遮断薬	高血圧	
ラシックス、ルプラック、フルイトラン、アルダクトン、ダイアモックス	利尿薬	高血圧 心不全	さまざまな種類を含んでいる。単独ではなく他剤と併用される。
アイトロール、ニトロール、ニトロダーム	硝酸薬	狭心症	これらの薬剤を服用しているなら狭心症と診断されている可能性がある。
シグマート	カリウムチャンネル開口薬	冠攣縮性狭心症	
ニトログリセリン舌下、ミリスロールスプレー	硝酸薬	狭心症	狭心症の発作がある。 有効かどうか聞いておく。
ジゴキシン、ラニラピッド	ジギタリス製剤	慢性心不全 心房細動	必要なら心機能を評価する。 血栓性脳梗塞の既往を確認する。
サンリズム、シベノール、タンボコール、ピメノール、メキシチール、プロノン、リスモダンなど	抗不整脈薬	不整脈	さまざまな薬剤を含む。どんな不整脈なのかを確認する。
カルグート	β刺激薬	心不全	必要なら心機能を評価する。
ワーファリン、プラザキサ、エリキュース、イグザレルト	抗凝固薬	血栓の既往 心房細動 心臓に機械弁	周術期に血栓形成のリスクが高い場合は、未分画ヘパリンへのブリッジングを行う。
アスピリン	抗血小板薬 （不可逆性）	冠動脈狭窄 ステント留置 動脈硬化 閉塞性動脈硬化症	一般的に周術期にも中断しないことが多い。中断する場合は7～10日前に中止する。
エフィエント、プラビックス、パナルジン	抗血小板薬 （不可逆性）		手術7～10日前に停止する。アスピリンと併用している場合は、最近ステント留置を受けている可能性が高く、手術時期など注意が必要。
ペルサンチン、プレタール、アンプラーク、オパルモン	抗血小板薬 （可逆性）		薬剤によって異なるが、一般的に手術前に半減期の4倍の時間以上中断期間をおく。

表 3-7 心電図レポートのポイント

心拍数（HR）	徐脈（HR≦60）	レミフェンタニル、プロポフォールを使用するとさらに徐脈となるのでアトロピンを準備する。
上室性不整脈	上室性期外収縮（PAC）	特に麻酔時に問題とはならない。
	心房細動（Af）	頻脈性では、麻酔を導入すると極端に血圧低下をきたすことがあるので、コントロールが必要。
	洞不全症候群（SSS）	P 波が不規則かつ少なくなっている。ペースメーカーが必要。
	WPW 症候群	δ 波が見られる。動悸・失神発作の有無を確認する。ATP 製剤や Ca 拮抗薬を準備する。
脚ブロック	左脚ブロック（LBBB）	左脚ブロックでは、III度ブロックへの移行を考えてペースメーカーの準備をする。
	右脚ブロック（RBBB）	右脚ブロックは特に対処を必要としない。
房室ブロック	Mobitz II型 III度房室ブロック	ペースメーカーを準備する。
心室性不整脈	心室性期外収縮（PVC）	単発性（連続しない）で単源性（毎回同じ形）なら特に問題とはならないが、連続したり、多源性（いろいろな形のものがある）ときは、リドカイン塩酸塩、アミオダロン投与を考える。
虚血性心疾患	ST 低下	狭心症の問診をする。疑わしいときは循環器内科にて評価してもらう。
	ST 上昇（上に凸）	異型狭心症、急性心筋梗塞、心室瘤など大きな異常を意味している。
	異常 Q 波	比較的最近の心筋梗塞を示唆します。要精査。心筋梗塞発作から 3 か月以内なら手術を延期する。
その他	QT 延長症候群	心電図レポートの QTc（補正 QT 時間）が 0.44 秒以上の場合、torsades de pointes という心室頻拍に発展する可能性がある。麻酔薬には QT 延長を助長する薬剤が多い。
	テント T 波	T 波が増高しているときで高カリウム血症の可能性がある。

図 3-5 心胸郭比（CTR）

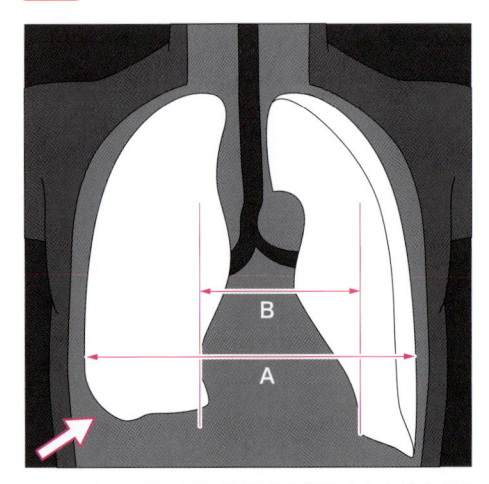

CTR＝100×B/A。CTR が 50％を超えると心拡大があると判断される。

数字で表し（100×B/A）、CTR が 50％を超えていると心拡大があると判断します。また、胸水の有無も胸部 X 線写真でみておきます。立位の胸部 X 線写真で白抜き矢印（肋骨横隔膜角：costo-phrenic angle）のところが丸くなっていることを costophrenic angle が dull である（鈍化している）といい、胸水の所見となります（左側が正常）。

心エコー

心エコーのレポートには、さまざまな測定値や機能の評価が書かれています。心臓の断面図が出ているものを B モード、波のようなものが描かれているものは M モードです。レポートに使われる用語の意味を表 3-8 に記しました。

表 3-8 心エコーレポートのポイント

LV wall motion（左室の機能）

EF	ejection fraction＝心拍出率	50％以下は収縮力悪い。30％以下は非常に悪い。
Systolic Function	収縮能	EFなどで表現される。左室または右室の機能を意味している。
Diastolic Function	拡張能	各心房、心室が広がって血液を受け入れる機能。この機能が悪いと輸液の負荷に耐えられず心不全となる。
場所の表現	anterior（＝前壁）	前下行枝領域で血液の送り出しにもっとも重要。
	lateral（＝側壁）	回旋枝領域
	inferior（＝下壁）	60％の人は右冠動脈から、30％の人は左冠動脈が灌流している。
	posterior（＝後壁）	
収縮力の表現	normokinesis	正常な収縮力
	hypokinesis	収縮が低下、遅れてくる。
	akinesis	収縮しない。
	dyskinesis	収縮期に逆に外側に広がってしまう。

Each Chamber Size（各心房、心室の内腔の大きさ）

LA（left atrium）	左房	四腔像縦径 39〜56 mm　横径 30〜41 mm
LV（left ventricle）	左室	拡張期 41〜52 mm　収縮期 25〜32 mm
RA（right atrium）	右房	四腔像縦径 39〜56 mm　横径 26〜36 mm
RV（right ventricle）	右室	四腔像右室基部 25〜41 mm　中部 19〜35 mm

（いずれも参考値）

LV hypertrophy（左室の筋の厚さ）

hypertrophy	心肥大	後負荷の上昇により左室の仕事量が増加した状態が続いている。
septum	心室中隔	遺伝性に肥大していることがあり、時に左室流出路を閉塞する。

Valves

弁の名前	Ao（aortic valve）	大動脈弁
	M（mitral valve）	僧帽弁
	T（tricuspid valve）	三尖弁
	P（pulmonary artery valve）	肺動脈弁
状態	r（regurgitation）	逆流
	s（stenosis）	狭窄
逆流の程度	trivial	ごくわずかの逆流
	I〜IV/IV	I度（軽度）〜IV度（重症の逆流）
用語	AVA（aortic valve area）	大動脈弁口面積 1.0 cm^2 以下は手術適応
	MVA（mirtral valve area）	僧帽弁口面積
	PG（pressure gradient）	弁の前後の圧較差（大きいほど狭窄が強い）

IVC サイズ（下大静脈の直径）

20 mm 以下、呼吸性変動が 50％以下	右房圧軽度上昇
20 mm 以上、呼吸性変動なし	右房圧が著明に上昇

Pericardial Effusion（心囊液）

（＋）	心囊液が貯留している。心タンポナーデの可能性あり。

［術前評価］循環器系

冠動脈造影、冠動脈CT

　各冠動脈に狭窄があるか、狭窄より末梢の血流があるかが示されます。

右冠動脈（1～4番）：左心室の下壁、後壁および右房・右室を灌流しています。刺激伝導路の大半もこの動脈から血流を受けていて、右冠動脈の血流低下は房室ブロックを起こします。

左主幹部（5番）：左冠動脈の起始部から前下行枝、回旋枝の分岐部までの短い部分です。ここの狭窄に対しては原則として手術が選択されます。

左前下行枝（6～10番）：左室の前壁および中隔を灌流しています。心収縮力のもっとも重要な部分に流れています。

左回旋枝（11～15番）：左室の側壁を灌流しています。

血液検査

　循環器疾患に特異的な血液検査項目は多くはありません。

ヘモグロビン（Hb）値：高齢者、腎障害患者で低くなります（エリスロポイエチンが産生されない）。ヘモグロビン値と動脈血の酸素含有量はほぼ比例します。

乳酸値（Lactate）：この値が高いときは、体内のどこかに酸素の供給が不足している場所があることを示しています。

血小板（Plts）値：5万以下では止血が難しくなるため、血小板製剤の準備が必要です。

PT、APTT、PT-INR：PT（プロトロンビン時間）は外因系凝固系の指標でワルファリンカリウムのコントロールに用いられます。PT-INR（PTの国際標準化比）はその値を標準化したもので、1.5以上だとワルファリンカリウムの効果が強く残存していて手術では止血が困難となります。APTT（活性化部分トロンボプラスチン時間）は内因系の止血機構（ヘパリンなど）の指標です。詳しくは他項を参照してください。

カリウム（K）値：カリウムが低くなると、頻脈傾向で不整脈が起きやすくなります。ジギタリス製剤を服用している患者ではジギタリス中毒を起こしやすいので高めを維持する必要があります。逆にカリウム値が高いと、徐脈傾向となり7 mEq/Lを超えると心停止を起こす可能性があります。高値の場合は、再検します（溶血でも上昇する）。再検でも高値ならば透析やそのほかの手段でカリウム値を下げる必要があります。

BNP（脳性ナトリウム利尿ペプチド）：心不全の指標となります。正常では18.4 pg/mL以下、心臓負荷状態では100 pg/mL以上、心不全では200 pg/mL以上となります。

　カルテから上述の項目を把握した上で患者を診察します。カルテ上は非常に重症のように思われても元気に歩いてこられたりすることも、逆にカルテ上問題がなさそうでも実際にお会いすると「階段を登るのもつらくて無理」と言われる方もいます。自分の目で確かめることが重要です。

弁疾患の特徴

　主に症状が出るのは左心系の2つの弁で、それぞれ狭窄と逆流があり、これらが複合することもよくあります。

大動脈弁狭窄症（aortic stenosis：AS）

　大動脈弁が狭窄している状態です。高血圧症や加齢、二尖弁による弁の石灰化などが原因となります。心臓は狭い弁を通して血液を送り出さなければならないため、仕事量が増大しています。そのため心筋が肥大して厚くなり酸素需要が増大します。頻脈になると十分に血液を送り出す時間がなくなり、仕事量が増大するので危険な状態になります。水分バランスが崩れると突然死する可能性があります。

大動脈弁逆流症（aortic regurgitation：AR）

　大動脈弁そのものが壊れたり、弁輪が拡大するなどして拡張期に弁が閉じなくなり血液が大動脈から左室に逆流するようになった状態です。拡張期に血液が心臓に逆流してしまうため、拡張期圧が低くなります。冠動脈から心筋への血液は拡張期に流れます。拡張期圧が下がってしまうと、心臓の灌流圧が下がってしまい、心臓に十分な血液が送れなくなるため狭心症を合併します。一方、心臓は戻ってきた血液をもう一度送り出さなければならないため、血液の駆出量が増加して収縮期圧は高くなります。この状態が続くと左室が拡大してきます。さらに重症になると左房が拡大して心不全を呈します。

僧帽弁狭窄症（mitral stenosis：MS）

　リウマチ性のことが多く（最近は症例数が減っています）、僧帽弁の狭窄により左房が著明に拡大します。左房の拡大により心房細動（Af）となります。また左房内の血流の停滞により、左房内で血栓が形成されることが多く、術前に検索が必要です。頻脈になると拡張期が短くなり、状態が悪化します。重症では肺高血圧、右心不全を伴います。

僧帽弁逆流症（mitral regurgitation：MR）

　僧帽弁弁輪の拡大に伴うもの、乳頭筋の異常、腱索の断裂、感染性心内膜炎などさまざまな原因があります。近年ではリウマチ性よりも虚血性心疾患に伴うものが増加しています。突然に発症した場合には激しい呼吸困難を伴い緊急手術が必要です。慢性に経過してきたものは左房、左室ともに容量負荷となり左房、左室が拡大します。左房拡大によるAfや血栓に注意する必要があります。左室機能が低下してしまうと手術の意義が失われてしまうため、適切な時期に手術する必要があります。

循環器系患者のアセスメント

運動能の評価

心不全では New York Heart Association（NYHA）分類（表3-9）を使って評価します。

現在の症状の確認

狭心症患者では、発作の頻度、起きる時期（労作時、安静時、特に夜間）、強さ、持続時間、ニトログリセリンの効果を確認しておきます。運動により誘発されるものは器質性（血管がアテロームにより狭小化している）でありβ遮断薬、亜硝酸薬を予防的に用います。安静時に発作が起きるものは冠動脈のれん縮によるものであり（心電図ではSTが上昇する）、予防治療にはカルシウム拮抗薬が効果的です。失神発作の有無も確認する必要があります。徐脈性不整脈、心室性不整脈によるもの（Adams-Stokes症候群）と、大動脈弁狭窄症、閉塞性肥大型心筋症、心臓粘液腫など器質的な障害によるものがあります。

血圧

血圧を測ります。病院で測ると高くなる人も多いため（診察室血圧）、家での普段の血圧も聞いておきます（家庭血圧）。早朝や夜間にもっとも血圧が高くなる人は突然死のリスクが高いことが知られています。糖尿病や自律神経疾患の患者ではひどい起立性低血圧を示す人もいますから立ちくらみなどに関して確認します。高齢者では収縮期血圧が上昇し拡張期血圧が低下しますが、特に低い拡張期血圧を示す患者では、大動脈弁逆流症を疑う必要があります。

脈拍

不整脈があるかどうかを調べます。また、観血的動脈圧測定を予定している患者では橈骨動脈の走行異常がないか、なども確認していきます。アレンテストは橈骨動脈にカテーテルを入れて閉塞してしまった場合に尺骨動脈から十分な血流があるかどうかを確認するテストですが、側副血行路が不十分な場合をアレンテスト陽性であるといいます。

聴診

聴診には2つの目的があります。1つは呼吸音を聞くことで喘息など気道狭窄音や、無気肺による呼吸音の減弱、あるいは気道内分

表3-9 NYHA分類

Ⅰ度	心疾患はあるが、通常の身体活動では症状がない。
Ⅱ度	普通の身体活動（階段の昇降など）で疲労、呼吸困難が出現する。
Ⅲ度	普通以下の身体活動（平地の歩行）で疲労、呼吸困難が出現する。
Ⅳ度	安静時にも疲労、呼吸困難が出現する。

泌物の多寡を調べます。もう1つは心音を聞くことですが、多くの患者ではすでにほかの画像診断にて心雑音などについては評価されています。以前はなかった心雑音が聞こえるものとしては、心不全時のⅢ音、Ⅳ音（普通、心音は2つしか聞こえない）が、心不全では過剰心音が心尖部で聞かれます。

外頸静脈の怒張

仰臥位で寝ているときには外頸静脈が怒張しています。頸部を45度持ち上げると正常な人ではこの怒張は消失しますが、心不全などにより静脈還流が停滞してくると頸部を持ち上げても外頸静脈の怒張がなくなりません。また、正常では吸気時に怒張は軽減しますが右心不全を合併してくると、逆に吸気時に怒張が強くなります（クスマウル徴候陽性）。

酸素飽和度

酸素飽和度は肺になんらかの問題があると低下してくることが多いのですが、心不全による肺うっ血の1つの指標になります。加齢とともに減少しますが、正常であれば空気下でも96～100％の値を示します。チアノーゼは還元型（酸素と結合していない）ヘモグロビン値が5 g/dL以上あることを意味しているものなので貧血の人では出にくくなります。

このように、術前診察・回診を行い患者の状態を把握していきます。近年では保険の制約などにより術前検査に使える期間がどんどん短くなっていて、検査が不十分なこともあります。麻酔科医による術前診察・回診は最後の砦になります。五感をフルに活用してリスクを見逃すことなく発見し、対処（追加検査、治療、手術延期、詳しい説明を行い、同意を得るなど）しなくてはなりません。

〈坪川恒久〉

[術前評価]
血液凝固系機能

> **POINT**
> ▶血液凝固系の評価を行うためには詳細な問診、身体所見の評価が重要
> ▶可能であれば輸血を回避する手段を取るべき
> ▶効果とリスクを常に念頭に置いて必要最小限の輸血を行うことが重要

血液凝固系に関する術前評価の意義

血液は生体内を循環し、①酸素、栄養物の運搬、②免疫、③体内環境の平衡維持の役割を果たしています。生体組織は心臓によって拍出される血液中の酸素を消費しながら生命活動を維持していますので、血液の循環は生命活動に必須です。

手術は出血を伴う医療行為で、時には相当量の出血を伴うこともあります。生体内の全血液量のうち10％程度の出血では心拍出量や血圧は変化しませんが、それ以上になると心拍出量や血圧が低下し始めます。失血が重篤になると末梢組織における酸素需給バランスが崩れ、可逆的な組織・臓器障害から最終的に不可逆的な臓器障害・死に至ります。

▼輸血

手術中の失血による酸素需給バランスを是正、維持するために輸血が行われます（☞p.64）。重篤な失血状態にある患者において輸血による血液の酸素供給能、凝固能の改善効果が患者に与える利益は大きく、時にそれが救命となります。

一方で、血液製剤の使用は重篤なアレルギー反応や病原体の伝播、免疫機能の変調など、種々の合併症を引き起こす可能性があります。血液製剤の使用増加に伴う血液確保の問題、血液製剤使用によるコストの発生も無視することはできません。限りある血液資源を有効に利用し輸血による最大の利益を患者に提供するために、患者の血液学的評価、手術のリスク評価から輸血の可能性を検討し、必要最小限の血液を使用する、という段階を経たうえで血液製剤を適切に使用する必要があります。

本項では手術前の血液・凝固系の評価の実際について述べます。

貧血

貧血は手術を受ける患者にもっとも多くみられる合併症です。貧血は血中ヘモグロビン濃度が男性で13 g/dL 未満、女性で12 g/dL 未満の状態と定義されています。血液検査上貧血は平均赤血球容積（MCV：mean corpuscular volume、正常80〜100 fL）により小球性、正球性、大球性貧血に分類され、それぞれ異なる原因を持ちます（表3-10）。

▼貧血の評価

病歴の聴取と診察により貧血の原因と症候の有無を評価します。急性出血に伴う貧血では、労作時の息切れや心拍数増加など貧血に伴う症候が認められますが、慢性に進行した貧血ではしばしば無症状です。貧血の原因と症状に応じた治療計画を立てる必要があります。予期せぬ貧血に遭遇した際は手術を延期して、原因の検索を優先させることも考慮しなければなりません。

▼貧血の治療

鉄欠乏性貧血、ビタミン B_{12} 欠乏性貧血では鉄剤、ビタミン B_{12} の投与により貧血を改善できますが、治療効果が現れるまでにはいずれも2週間程度必要です。腎性貧血に対してはエリスロポエチンの投与が有効です。

急性出血に伴う症候性の貧血には術前の赤血球輸血が必要になることもあります。輸血は厚生労働省の定めた血液製剤の適正使用に関するガイドラインを参考にしながら臨床兆候の改善を目的に行うべきで、血液検査の結果のみによって輸血の適応を決めるべきではありません。

血液凝固能の異常

術前に血液凝固能を評価し、異常を認めた際はその原因を同定し可能な限り正常化することにより、手術中の過剰な出血および輸血を回避できます。

▼血液凝固能の評価

(a) 問診

貧血の評価と同様に問診を行い病歴、既往歴、嗜好（アルコール摂取量）、服薬状況などの情報収集を行います（表3-11）。抜歯時の異常出血、頻繁な鼻出血、過多月経などの出血性エピソードを持つ患者では特に詳細な問診とその後の血液検査が必要です。血友病A、B（☞NOTE）などの先天性凝固異常の患者では発症後の経過、現在の治療状況について詳細に聞き取ります。von Willebrand（フォン＝ヴィルブランド）病（☞NOTE）の有病率は全人口の1〜2％と以前考えられていたより高い頻度で認められることが知られています。

表3-10 平均赤血球容量（MCV）に基づく貧血の分類

	原因
小球性貧血（MCV＜80 fL）	鉄欠乏 慢性疾患（炎症、腫瘍、感染など）
正球性貧血（MCV 80〜100 fL）	急性出血 溶血 腎由来エリスロポエチンの低下 骨髄機能低下
大球性貧血（MCV＞100 fL）	ビタミン B_{12} 欠乏 葉酸欠乏 アルコール摂取

表3-11 貧血・血液凝固異常に関する問診の実際（例）

- 以下のような経験がありますか？
  - 以前より疲れやすい
  - 動悸がする
  - 鼻血が出やすい、止まりにくい
  - 歯の治療で血が止まりにくい
  - 青あざができやすい
  - 便に血が混じっている、便が黒い
  - （女性の場合）生理が重い
  - 手術を受けたことがある。またその時、血が止まりにくいと言われた
  - 血が固まるのを防ぐ薬（アスピリン、ワーファリンなど）を服用していますか？
- お酒を毎日飲みますか？ 飲む方は何をどれだけ飲みますか？
- 御家族、御親戚に血の止まりにくい病気を持った方はいますか？

(b) 診察

全身の所見をとるのが基本です。眼瞼結膜が蒼白であれば貧血が考えられ、黄染していれば（黄疸）溶血または肝不全が考えられます。体表の出血斑の有無を評価します。病歴、服薬歴などに危険因子がないにもかかわらず著明な皮下出血、筋肉内出血を認める場合は後天性血友病A(☞NOTE)などの存在を考える必要があります。

(c) 血液検査

術前の血液凝固に関わる検査としては出血時間、血小板数、プロトロンビン時間（PT）および国際標準値比（PT-INR）、活性化部分トロンボプラスチン時間（APTT）が頻繁に用いられます。これらの検査は問診と身体所見に基づいて施行、評価されるべきで、無症状の患者に対して施行しても有益な情報は得られないことが知られています。臨床的に有意な所見、または抗凝固薬の服用歴があれば上記血液検査を施行し、その時点の凝固機能を評価します。主な血液凝固検査の概略と異常値の意味を表3-12に示します。

▼血液凝固異常を認めたとき

術前の病歴、身体所見、血液検査の結果、血液凝固異常が認められた場合はその原因の検索が必要となります。急を要する手術でなければ手術の延期も考慮します。

抗血小板薬、抗凝固薬はその作用時間を考慮して手術前の休薬期間を置きます。手術直前までに抗凝固療法を継続する必要のある場合はヘパリン持続静注に切り替えます。緊急手術などで休薬期間を置けない場合は血小板輸血、新鮮凍結血漿の投与が必要となります。血友病A、Bをはじめとする先天性凝固因子欠損症の場合はそれぞれ欠損した凝固因子を含む濃縮製剤を周術期に投与する必要があります。von Willebrand病の軽症例では周術期のデスモプレシン酢酸塩水和薬投与が有効な場合があります。

> **NOTE**
> **血友病A、B**
> 血液凝固因子のうち第Ⅷ、または第Ⅸ因子がそれぞれ欠損する遺伝性疾患。ともに伴性劣性遺伝形式をとることが多く、男性患者が大多数を占める。関節内、筋肉内出血を呈する。

> **NOTE**
> **von Willebrand病（VWD）**
> 血小板の血管内皮への粘着や血液凝固第Ⅷ因子の安定化に関与するvon Willebrand因子の欠損、または機能不全による出血性疾患。VWDの多くは常染色体優性遺伝形式をとる。

> **NOTE**
> **後天性血友病A**
> 血液凝固第Ⅷ因子に対する自己抗体の産生を本体とするまれな出血性疾患。特別な基礎疾患なく発症することが多いが、妊娠や自己免疫性疾患などに関連して発症することもある。先天性血友病Aと異なり皮下出血、粘膜下出血を呈する。

表3-12 血液検査の正常値と異常値を呈する疾患

	正常値	異常値を呈する疾患
出血時間	2～5 分	免疫性血小板減少性紫斑病 von Willebrand病 抗血小板薬
血小板数	15～35 万/mm³	免疫性血小板減少性紫斑病 肝硬変 脾機能亢進症
PT-INR	10～12 秒 INR≒1	肝不全 ビタミンK欠乏症 ワーファリン内服中
APTT	25～40 秒	血友病A、B 後天性血友病A ヘパリン投与中 ループスアンチコアグラント

PT＝プロトロンビン時間、INR＝国際標準値比、APTT＝部分トロンボプラスチン時間

血液準備

1人の患者の手術のために血液製剤が注文されると、それらの血液製剤と患者血液との間で交差適合試験（クロスマッチ）が行われます。準備された製剤はその患者のために確保され、他の用途には使われません。

大量の血液製剤を不必要に確保しそれを使わなかった場合、その施設において血液製剤の余剰を発生させることになり、貴重な医療資源を浪費する結果となります。不必要な血液製剤の確保やクロスマッチに費やされる労力を軽減する目的で最高手術血液準備量（maximum surgical blood order schedule：MSBOS）や手術血液準備量計算法（Surgical Blood Order Equation：SBOE）が用いられます。

▼ MSBOSとSBOE

MSBOSは当該施設における合併症のない患者に対する定型手術を対象とし、個々の術式で平均的に用いられる輸血量の約1.5倍を目安に血液製剤をルーチンに確保する方法です。

SBOEは患者の術前ヘモグロビン値などを用いて血液準備量を個別に算出する方法です（表3-13）。出血量が少なく輸血の準備が必要ない術式の場合は患者の血液型と不規則抗体のスクリーニングを行い（タイプアンドスクリーン：T＆S）、不測の出血の際迅速に対応できるよう備えます。

文献
1) 厚生労働省編：血液製剤の使用にあたって．輸血療法の実施に関する指針・血液製剤の使用指針．第4版，東京，じほう，2009．
2) Munro J, Booth A, Nicholl J: Routine preoperative testing: a systematic review of the evidence. Health Technol Assess, 1, i-iv, 1-62, 1997
3) Nuttal GA, Santrach PJ, Oliver WC, et al: A prospective randomized trial of the surgical blood order equation for ordering red blood cells for total hip arthroplasty patients. Transfusion, 38, 828-833, 1998.

〈平崎裕二〉

表3-13 SBOEの計算方法

患者の出血予備量	＝術前患者Hb（g/dL）－術後Hb（g/dL）
血液準備量（単位）	＝術式別平均出血量（mL）/200－出血予備量×体重（kg）/40

術後Hb値には輸血を開始する閾値（例：7〜8 g/dL）を用いる。

（日本輸血・細胞治療学会ウェブサイト http://www.jstmct.or.jp/jstmct より引用．一部改変）

[術前評価]
内分泌系

> **POINT**
> ▶糖尿病患者では術前に合併症、治療法、血糖コントロールの状況などを評価する
> ▶甲状腺機能異常症では、甲状腺ホルモン値の測定をする
> ▶術前からステロイド投与を受けている場合には、予防的ステロイドカバーを検討する

内分泌系の疾患として、糖尿病、甲状腺機能異常、下垂体機能異常、褐色細胞腫について、また、ステロイドカバーについて解説します。

糖尿病

罹病期間、治療法、血糖コントロールの状況、全身合併症の有無の評価が重要です。治療法としては、無治療、食事療法、経口糖尿病薬、インスリン注射があります。

▼術前の血糖コントロール

術前の血糖コントロールに関しては、予定手術の場合、HbA1c 6.5%以下、空腹時血糖値110〜130 mg/dL、食後2時間血糖値140〜180 mg/dL が目安とされています。高血糖が続いている場合には、創傷治癒が遅れ、感染のリスクも高くなります。血糖コントロールが不良の時には、予定手術を延期してコントロールを図る必要があります。

罹病期間が長いほど、また、血糖コントロールが不安定なほど、全身合併症は重症化します。全身合併症のうち、最も重要なのは心血管系の合併症です。

▼糖尿病による合併症

糖尿病により動脈硬化が進むため、高血圧、腎機能低下、冠動脈狭窄、脳循環不全など、全身に影響が及びます。周術期には心血管系への負荷が増すため、必ずこれらの合併症の程度を術前に評価する必要があります。冠動脈狭窄があっても糖尿病患者では胸痛という狭心症症状がみられないこともあります。無症状のうちに心筋梗塞を起こしていることもあります。虚血性心疾患の評価は特に重要です。

重症糖尿病では腎不全から透析導入に至っていることもまれではありません。透析には至っていないが、腎機能低下をきたしている場合には、周術期に無尿や乏尿の時期を生じることで一段階腎機能を増悪させることがありますので、注意が必要です。

糖尿病性神経障害のある患者では、術後の神経障害が術前からのものなのか、あるいは新たに生じたものなのかを判断する必要があるため、必ず術前評価が必要です。

術前の低血糖を防ぐため、手術当日には、経口糖尿病薬やインスリン使用を控えるのが一般的です。

甲状腺機能異常

甲状腺機能亢進症（バセドウ病など）、機能低下症（橋本病）ともに、術前の甲状腺ホルモン（FT3、FT4、TSH）を測定し、内服薬の有無を確認します。術前の甲状腺ホルモン測定値は、緊急手術を除いて、FT3、FT4が正常値であることが必要です。機能亢進症の場合には抗甲状腺薬を、機能低下症の場合には甲状腺ホルモン剤を原則手術当日朝まで内服します。甲状腺肥大による気道狭窄や気道偏位の有無、舌腫大の有無などの評価も必要です。

▼甲状腺機能亢進症のコントロールが不良の場合

周術期に甲状腺クリーゼを生じる可能性があります。これは機能亢進の劇症型で、頻脈、高体温、発汗、下痢、高血圧、興奮、せん妄、昏睡など生命危機に至る可能性があります。この治療は抗甲状腺薬、無機ヨード、βブロッカー、冷却、ステロイドなどが必要になります。

▼甲状腺機能低下症

甲状腺機能低下症では、代謝低下による麻酔薬作用の遷延、低体温、中枢神経系、呼吸器系の麻酔による抑制に注意が必要です。

下垂体機能異常

術前の十分なコントロールが必要です。
成長ホルモンの過剰がある場合には、口唇、舌の過成長による口腔内スペースの狭小化が起こるので、全身麻酔に際しての気道確保が困難になることがあります。術前の十分な検討が必要です。

褐色細胞腫

術前のカテコールアミンとその代謝産物の測定をします。多くの場合、αブロッカーによる血圧管理がされています。その場合、血管拡張に伴う循環血液量不足に偏ることが多いため、あらかじめ循環血液量の補正が必要になります。

術前から内服している降圧薬は手術当日も服用します。

ステロイドカバー

生体が手術ストレスに対抗するためには、ステロイドホルモンの一時的な増加が重要な役割を担うとされています。過去1年以内に5日以上ステロイド投与を受けている患者は、視床下部-下垂体-副腎系の反応が抑制されていることがあります。そのため周術期に副腎皮質ホルモンの増加が十分でなく、副腎機能不全から急性循環不全をきたす危険があります。このような患者には、予防的にステロイドホルモンを補充するステロイドカバーが必要となります。

一般的には麻酔導入時にコルチゾール100 mgを投与します。手術侵襲が大きい場合には、100～200 mgを術中追加投与（またはメチルプレドニゾロン40～50 mg）することもあります。術前のステロイド内服は手術当日まで継続します。抗潰瘍薬の併用が望ましいとされています。

〈岩出宗代〉

[術前評価] 感染

> **POINT**
> ▶手術前に梅毒、HBV、HCV、HIV 感染症などの感染の有無が確認される
> ▶感染初期の血清検査では感染症を確認できない場合がある
> ▶感染の有無にかかわらず手指衛生、防護用具など WHO や CDC のガイドラインの遵守が重要
> ▶手指衛生が最も重要

主な感染症

多くの病院では、手術前に梅毒、B 型肝炎ウイルス（HBV）、C 型肝炎ウイルス（HCV）、ヒト免疫不全ウイルス（HIV）感染の有無を血液検査でチェックし、陽性の場合はいわゆる「感染症扱い」として管理します。しかし、感染初期では陽性とならないことがあります。それぞれの疾患の血清反応検査値の特徴を示します。

梅毒（表3-14）

梅毒トレポネーマの脂質（カルジオリピン-レシチン）に対する抗体を検出する STS と梅毒病原体（TP）に対する特異抗体を検出する TPHA または FTA-ABS などがあります。

STS は、梅毒により破壊された体の組織から出てきた脂質抗体を見つける検査です。

表3-14 梅毒血清反応検査結果の解釈

STS（RPP 法）	TP 抗原（TPHA または FTA-ABS）	判定
(−)	(−)	梅毒ではない、または梅毒感染初期で検査を受ける時期が早すぎる
(+)	(−)	生物学的偽陽性（BFP）または、梅毒感染初期
(+)	(+)	梅毒 梅毒治療後の抗体保有者（梅毒に感染している）
(−)	(+)	梅毒治療後の抗体保有者（治療の必要はなく、相手に感染させることはない）または、まれに TP 抗原系の偽陽性反応

表 3-15 B型肝炎血清反応検査結果の解釈

	判定
HBs 抗原	B型肝炎ウイルス（HBV）の感染状態──感染の有無がわかる 感染から陽性になるまでに2〜3か月かかる
HBs 抗体	過去のHBV感染、HBV感染防御抗体 ワクチン接種でも陽性となる
HBc 抗体	HBc-IgM抗体陽性は急性肝炎を示す。HBc-IgG抗体は遅れて現れ、過去のHBV感染を示す
HBe 抗原	HBVが活発に活動している状態で感染性が高い
HBe 抗体	肝炎が鎮静化している状態で感染性が低い

早期に陽性となるため、早期診断に適しますが、病原体とは直接関係ない脂質を抗原としているので、梅毒以外の感染症、膠原病、妊婦、高齢者あるいは健康な人でも、生物学的偽陽性反応（BFP：Biological False Positive）となることがあります。

TPHA または FTA-ABS などは TP 抗原に特異的な抗体を検出するので、確定診断に有用ですが、感染後、陽性となるまでに時間がかかります。感染して一度、陽性になると、治療しても陰性とはなりません。

感染後3〜4週でSTSとFTA-ABS法は陽性化し、TPHA法はそれより1〜2週遅れて陽性化します。通常、STS（RPP法）とTP抗原（TPHA または FTA-ABS）の2種類の検査が行われますが、感染初期では陰性となる場合があるので注意が必要です。

B型肝炎（表3-15）

B型肝炎については多くの検査項目があ

表 3-16 C型肝炎梅毒血清反応検査結果の解釈

HCV 抗体	HCV-RNA	判定
(−)	(+)	急性肝炎初期
(+)	(+)	急性肝炎遷延期 慢性肝炎、肝硬変、肝がん 無症候性キャリア
(+)	(−)	過去の感染

り、その解釈には注意が必要です。

C型肝炎（表3-16）

HCV抗体は感染初期では陽性にならないことがあります。

ヒト免疫不全ウイルス（HIV）

手術時のスクリーニング検査ではHIVの感染初期は検出できない可能性があります。

感染症検査陽性への対応

日本では1年間に100病床当たり4件の針刺し切創事故が発生していました。針刺し事故による感染率を示します（表3-17）。このような針刺し事故は職種別では看護師に

多く見られます。防止のためにはリキャップをしない、安全装置付きの針の使用や針捨て用のボックスの使用、手術器械を手渡ししないなどの対策が必要です。針刺しなど感染成立の可能性があった場合は即座に流水で洗い流し、院内感染対策室の指示（マニュアルなど）に従います。

スタンダードプリコーションと手指衛生

感染症は梅毒やB型肝炎、C型肝炎、HIVだけではありません。そこでCDC（米国疾病予防管理センター）から提唱されたスタンダードプリコーション（標準予防策）が重要になってきます。これは感染の有無に関わらず、患者の血液、その他の体液、汗を除く分泌物、排泄物、傷のある皮膚、粘膜は感染の可能性があるものと考え、患者・医療従事者双方における病院感染のリスクを減少させる対策です。手指衛生、手袋・防護用具、針刺し事故防止などが含まれます。手指衛生や手袋の適応着脱については2009年にWHOからガイドラインが出ています。手指衛生の適応について表3-18に示します。手指衛生は患者に接触する前、無菌操作をする前、体液曝露リスク後、患者に接触した後、患者環境に触れた後の5つの瞬間に行うことが大切です。

文献

1) Panlilio AL, et al.: Estimate of the annual number of percutaneous injuries in U.S. healthcare workers [abstract S-T2-01]. In program and abstracts of the 4th international Conference of Nosocomial and Heathcare-Associated Infections; Atlanta, March 5-9, 2000:61)
2) WHO Guidelines on Hand Hygiene in Health Care First Global Patient Safety Challenge Clean Care is Safer Care.
（http://whqlibdoc.who.int/publications/2009/9789241597906_eng.pdf）
3) Siegel JD. Et al.: the Healthcare Infection Control Practices Advisory Committee. Guideline for Isolation Precautions: Preventing Transmission of Infectious Agents in Healthcare Settings 2007
（http://www.cdc.gov/hicpac/pdf/isolation/Isolation2007.pdf）

〈深田智子〉

表3-17 針刺し事故による感染率

病原体	感染率
梅毒	低率
HBV	20〜40%（HBe抗原陽性例）
HCV	1.2〜10%
HIV	0.1〜0.4%

表3-18 手指衛生の適応

1	目で見て汚れているか血液あるいはその他の体液で目に見えて汚れている時、トイレを使用した後は手を流水と石けんで洗う。
2	手が目で見て汚れていないなら、以下の臨床状況では、日常的な手指消毒としてアルコール基剤手指擦式が好ましい。 ① 患者に接触する前後。 ② 手袋をしている、いないに関わらず、患者ケアで侵襲的器材を扱う前。 ③ 体液あるいは滲出液、粘膜、正常でない皮膚あるいは創部ドレッシングに触れた後。 ④ 同一の患者のケアの間に、汚染された身体の部分から別の部分へ移動する時。 ⑤ 患者に極めて近い（医療設備を含めて）無生物表面や対象物に触れた後。 ⑥ 滅菌手袋あるいは未滅菌手袋を脱いだ後。
3	薬剤あるいは食べ物の準備の前には、アルコール基剤手指擦式を使うか、または石けんあるいは消毒剤スクラブと流水で手を洗う。

[術前評価]
アレルギー

> **POINT**
> ▶アレルギーとは特定の抗原（アレルゲン）への曝露によって誘導される過敏反応
> ▶アレルギーのなかで重篤な症状を現すものをアナフィラキシーという
> ▶全身麻酔中のアナフィラキシーの原因として多いのは筋弛緩薬、ラテックス製品
> ▶局所麻酔薬アレルギーの大半は心因性反応による
> ▶果物や野菜にアレルギーのある人はラテックスアレルギーがみられることがある

アレルギーとは

アレルギーとは、特定の抗原（アレルゲン）への曝露によって誘導される過敏反応です。その中で即時型アレルギーではIgE抗体が抗原と反応することにより生体反応を生じ、重篤な症状を現すものをアナフィラキシーと呼びます。アナフィラキシーと症状は類似しますが、IgE抗体を介さないものをアナフィラキシー様反応といって区別します。

術前診察時に問題となるのは、局所麻酔薬アレルギーと言われたことがある、キウイやパパイヤなどのフルーツを食べると具合が悪くなる、以前の手術でアナフィラキシーを生じた患者などです。

アナフィラキシー

全身麻酔中のアナフィラキシーの原因となるのは手術の早い段階では抗生剤や筋弛緩薬、ラテックスが多く、終わり頃では筋弛緩薬ロクロニウムの拮抗薬であるスガマデクスが多く注意が必要です。

症状としては紅斑、浮腫、蕁麻疹などの皮膚症状はほぼ100％、血圧低下などの循環器症状は80％に見られます。気管支痙攣などの呼吸器症状は成人では40％ですが、小児では高頻度に認められます。手術中に説明がつかない循環虚脱に陥った場合には必ず皮膚症状の有無を確認します。

治療はただちに原因（と思われる）薬剤の投与を中止し、100％酸素投与・気道確保、輸液を行うことが重要で、第一選択の薬剤はアドレナリンです。

局所麻酔薬アレルギー

多くは歯科治療などで局所麻酔薬を使用したら気分が悪くなった、ドキドキしたときに「局所麻酔薬のアレルギーの可能性がある」と言われたことのある人です。その大半は恐怖や不安などの心因性反応による迷走神経反射、残りは中毒反応（局所麻酔薬の血中濃度が一定以上に上昇したときに起こる反応）によることが多く真の局所麻酔薬アレルギーは

まれです。

　このような患者を目の前にして大切なのが問診です。そのときの症状、特に発疹・腫脹などの皮膚症状や喘鳴などの呼吸器症状、注射してからおかしくなった時間を確認します。また、他の薬剤についてのアレルギーの有無も確認します。

　局所麻酔薬のうちアレルギーの頻度高いのはエステル型局所麻酔薬（プロカイン塩酸塩など）です。

　手術まで時間があれば皮膚テストや少量の局所麻酔薬を皮下注射するチャレンジテストを行い、真の局所麻酔薬アレルギーか確認することが医療従事者にとっても患者にとっても最良です。しかし、テスト時に心因性反応が現れ、偽陽性となることもあります。

　検査で陽性であった場合は局所麻酔薬の使用は避け、全身麻酔を選択します。

ラテックスアレルギー

　ラテックスアレルギーの、ハイリスクグループとは天然ゴムを含む製品に接触する機会の多い人をいいます(☞NOTE)。具体的には医療従事者、アトピー体質の人、医療処置を繰り返される人（二分脊椎など）を指します。

　頻度は手術室スタッフでは8〜10％（最大の原因は手袋）、一般の人では1〜6％といわれています。

　症状は、天然ゴムに曝露してから数分以内に始まる皮膚の瘙痒感や紅斑、蕁麻疹、鼻水、くしゃみ、眼の刺激、喉の痒み、気管支喘息、アナフィラキシーショックです。

▼ラテックスアレルギーを起こす可能性が高い患者

・繰り返し手術を受けてきた者。
・医療用具や機器による処置を繰り返し長期にわたり受けてきた患者。
・手術中に原因不明なアレルギー反応や喘息様の発作などを経験した者。
・ラテックス抗原特異的IgE抗体陽性あるいはラテックス抗原を用いたプリックテストが陽性の者。
・天然ゴム製品と接触したときに蕁麻疹や気管支喘息などの即時型アレルギー反応を経験した者。
・バナナ、キウイなどに対しアレルギー反応を経験した患者(☞NOTE)。
・天然ゴム製手袋に対し接触製皮膚炎を経験したことのある者。

▼手術室における対策

・非ラテックス製の手袋を着用する。
・麻酔回路や器材、輸液セットなど非ラテックス製を使用する。
・非ラテックス製品の無いものはビニールなどで巻き直接患者に触れないようにする。

筋弛緩薬と筋弛緩拮抗薬によるアレルギー

　最近、多く使われている筋弛緩薬〔ロクロニウム（エスラックス®）〕とその拮抗薬（スガマデクス（ブリディオン®）でアナフィラキシーが報告されています。筋弛緩薬

NOTE

ラテックスアレルギー
ラテックスにはいわゆるゴムの木を原料とする天然ゴムラテックスと石油を原料とする合成ゴムラテックスがあるが、ラテックスアレルギーとは天然ゴムラテックスアレルギーを指す。

には交差反応があるので、ロクロニウム以外の筋弛緩薬を使用する場合もアナフィラキシーショックが起こる可能性があります。

▼ロクロニウム

ロクロニウムによるアナフィラキシーの報告はノルウェーやフランスの女性に多く、化粧品や鎮咳薬との交叉反応が疑われています。

アレルギーの恐れがある場合は、筋弛緩薬を使用しない麻酔を考慮します。具体的には脊髄くも膜下麻酔や硬膜外麻酔で手術を行う、あるいはオピオイドを利用して筋弛緩薬をしない全身麻酔を行います。

▼スガマデクス

スガマデクスはその空間の中にロクロニウムを1：1で取り込みと包接体を作り、ロクロニウムを失活させます（☞p.35）。スガマデクスのアナフィラキシー報告は2010年4月から2018年1月まで338例報告されています。投与10万人当たり、約2.6例の報告となりますが、死亡例はありません。

文献
1）Dewachter P, et al.: Anaphylaxis and Anesthesia. Anesthesiology 111 (5) 1141-50, 2009.
2）赤澤晃, 他：ラテックスアレルギーの背景，ラテックス抗原への暴露と監査の成立，ラテックスアレルギーのハイリスクグループ．日本ラテックスアレルギー研究会作成　ラテックスアレルギー安全対策ガイドライン2009．1-5, 協和企画，2009．
3）赤澤晃, 他：ラテックスフルーツ症候群．日本ラテックスアレルギー研究会作成　ラテックスアレルギー安全対策ガイドライン2009．15-16, 協和企画，2009．

〈深田智子〉

NOTE

ラテックスフルーツ症候群
ラテックスアレルギーの患者の3〜5割は果物や野菜、その加工品を食べるとアナフィラキシー、気管支喘息、蕁麻疹、口腔アレルギーなどを経験する。これは果物や野菜に含まれる抗原とラテックス抗原の交差反応である。
これまでにラテックスフルーツ症候群として報告された食品：バナナ、アボカド、キウイ、イチジク、パイナップル、パパイヤ、パッションフルーツ、モモ、ラ・フランス、栗、クルミ、ヘーゼルナッツ、アーモンド、グレープフルーツ、メロン、イチゴ、じゃがいも、トマト、ほうれんそう、レタス、セロリ、各種スパイスなど。

[術前評価]
骨格系

> **POINT**
> ▶周術期管理の問題点としては気道確保が困難なことが多い
> ▶他の患者に比べて術中の体位固定により、注意する必要がある
> ▶骨格の病変だけでなく全身性の他臓器にも病変があり、全身管理、特に呼吸・循環の管理も重要

骨格系の疾患

骨格系の疾患として、強直性脊椎炎、Marfan症候群、関節リウマチ、脊椎側彎症、代謝性・変性骨疾患を取り上げて、各疾患の特徴と術前評価のポイントについて説明します。最後に、骨格系疾患に共通する問題点である体位固定について述べます。

強直性脊椎炎

▼疾患の特徴

強直性脊椎炎は炎症性の関節疾患で、主に脊椎の関節が強直する疾患ですが、脊椎だけに限らず全身性の炎症がみられます。bamboo spine（竹様脊椎）は腰椎の硬直により可動性が低下したことを示す特徴的なX線所見です。

▼脊椎の関節病変

頸椎の病変が進むと前後屈が困難となり、マスク換気や気管挿管が困難となることがあります。

胸椎に病変が及ぶと胸郭の運動が制限されて拘束性肺障害を呈します。拘束性肺障害とは肺または胸郭のコンプライアンスが低下した状態で、％肺活量が80％以下に低下している状態です。

脊椎骨折の頻度は一般より高いため、術中の体位変換に注意し、術後に背部痛をきたさないように術中の体位固定に配慮します。

▼全身性の炎症性病変

長期経過の患者では肺の線維化をきたすことがあります。胸郭運動の制限と合わせて呼吸予備力が低下している患者では、術後の呼吸管理が必要となることがあります。術前の呼吸機能評価が重要です。

大動脈や大動脈弁の結合組織の障害により大動脈炎や大動脈弁閉鎖不全を起こすことがあります。また心臓の伝導障害をきたして術中のペーシングが必要となることもあります。

▼術前評価

・頸部の可動域は？開口度は？歯の状態は？
・関節の可動域制限は？
・呼吸器系や心血管系の合併症は？

マルファン Marfan 症候群

▼疾患の特徴

　Marfan 症候群は全身性の結合織疾患です。平均死亡年齢は 30 歳代前半で、心血管系の疾患がその原因となることが多いとされています。
　特徴的な身体所見は、高身長、長い四肢、クモ指、関節や筋の緊張欠如、脊柱側彎症、鳩胸、水晶体の亜脱臼、網膜剥離、白内障などです。

▼骨格系の問題

　長管骨の成長が不均一で、関節は過伸展となり脱臼しやすく、脊柱後側彎症や漏斗胸（☞ NOTE）を合併することがあります。
　周術期の管理として、関節の損傷や脱臼を防ぐために患者の扱いや体位変換に注意します。

▼全身性の疾患

　Marfan 症候群の 30〜60％で心血管系の疾患を合併します。心血管系疾患の原因は動脈の中膜の変性で、血管が脆弱化しているため動脈瘤が生じやすくなっています。大動脈瘤により、大動脈弁閉鎖不全、狭心症、心タンポナーデなどを起こします。また、腱索の伸展による僧帽弁閉鎖不全や肺動脈の拡張、伝導障害がみられることもあります。

　Marfan 症候群の患者は肺気腫になりやすく、自然気胸を起こすことがあります。

▼術前評価

・気管挿管困難、顎関節の亜脱臼の危険性：開口状態は？
・心血管系の合併症は？
・呼吸器系の合併症は？

関節リウマチ

▼疾患の特徴

　リウマチ性疾患は全身性の慢性炎症疾患で、男性より女性の罹患率が高い疾患です。自己免疫疾患で、多発性、対称性の関節炎を主症状とします。

▼筋骨格系の問題

　破壊性滑膜炎のため、手の小さな関節、足関節、膝、顎関節、肘、脊椎関節などがおかされます。炎症が進むと線維化が起きて、手関節が屈曲変形します。"朝のこわばり"は本疾患に特徴的な症状です。
　頸椎の病変は罹患患者の 80％でみられ、30％は何らかの頸椎症状を示し、マスク換気や気管挿管が困難なことがあります。
　全身の関節の可動性をチェックして、術中の体位固定に配慮する必要があります。

> **NOTE**
> **漏斗胸**
> 前胸部中央が漏斗状に陥凹している胸郭変形。若年者や、男性に多くみられる。多くは無症状であるが、胸郭変形に伴う心肺の圧迫、拘束による呼吸困難、胸痛、動悸などを生じる。

▼全身性の疾患

　リウマチ患者は胸膜病変を合併することが多く、胸郭のコンプライアンスの低下により拘束性障害を生じます。また、メトトレキサートの投与を受けた患者では、医原性の肺線維症がみられることがあります。

　心血管系の合併症は35％に上るとされています。心膜疾患、特に僧帽弁疾患がよくみられます。心筋自体への影響は稀ですが、伝導ブロックを起こすこともあります。

　ステロイドの内服やNSAIDの投与により、消化管出血をきたすことがあります。免疫抑制薬のため、感染に対する抵抗性が低下している可能性もあります。

▼術前評価

- 頸部の可動性、開口度、歯の状態は？
- 全身の関節の関節痛や可動制限は？
- 呼吸器系の合併症、呼吸機能は？
- 心血管系の合併症は？
- 消化管症状は？

脊椎側彎症

▼疾患の特徴

　脊椎側彎症は脊柱の変形が進行したもので、脊椎の側方への彎曲とねじれをきたします。胸椎の側彎症は胸郭の変形をきたし、呼吸や循環機能の異常をもたらします。

　側彎症は単独の疾患名ではなく、脊柱の変形をきたした状態です。側彎の程度や合併症や治療は原因により異なります。原因疾患を表3-19に挙げます。

▼病態生理

　呼吸不全は拘束性障害によるもので、側彎の角度に比例して肺気量は減少します。肺活量の低下が特徴的です。

　術前の呼吸検査で％肺活量が30％以下の場合は術後の人工呼吸が必要となる可能性が高いとされています。

　呼吸器系への悪影響により肺血管抵抗が上昇して、その結果右心系の障害が起きます。肺高血圧や右室肥大がある患者の予後は不良です。

表3-19　側彎症の原因疾患

先天性	脊椎の先天的な異常で、時に心奇形や泌尿生殖器の奇形を伴う
特発性	側彎症の60〜80％
神経筋疾患	脳性麻痺や多発性脊髄炎などの神経疾患や筋ジストロフィーなどの筋疾患に続発
間葉異常	Marfan症候群やエーラース・ダンロス Ehlers-Danlos症候群などの組織異常
外傷	
腫瘍性	脊椎内や骨格の腫瘍
代謝性	くる病、高リン酸血症など

▼術前評価

- 運動耐容能は？
- 呼吸機能は：胸郭を膨らますことができますか、咳はできますか？
- 心機能は：右室の拡大、肺高血圧の所見はありますか？

代謝性・変性骨疾患

ここでは、骨軟化症、骨粗鬆症、パジェット Paget 病について説明します。

▼骨軟化症

骨軟化症は正常な骨組織が非骨化性の類骨に置き換わる代謝性骨疾患で、一般的には、ビタミン D の摂取不足や日光浴不足が原因となります。重度の腎障害では骨軟化症が起きやすいことが知られています。

周術期管理では、骨折をしやすいため術中の体位に注意します。

治療としてのビタミン D の補充中に高カルシウム血症を生じる可能性があります。適宜チェックします。

▼骨粗鬆症

骨粗鬆症は骨の形態や組成は正常ですが、全体的な骨量が低下した状態です。高齢の女性に多くみられます。長期のステロイド療法や長期臥床なども骨粗鬆症の原因となります。

骨量減少のため、ささいな外傷でも骨折を引き起こします。骨折が起きやすい場所は、脊椎骨、大腿骨頸部、橈骨遠位、上腕骨近位、骨盤などであり、周術期の患者の扱いや体位変換は注意が必要です。

▼パジェット Paget 病

Paget 病は原因不明の代謝性疾患で、異常な骨の再構築のためねじれた脆弱な骨が形成される疾患です。一般的な罹患部位は、骨盤、大腿骨、脛骨、頭蓋骨、脊椎骨です。

症状は骨痛や骨折ですが、無症状のこともあります。また、頭蓋骨や脊椎の病変のため脳幹部の圧迫、脊髄の圧迫や環軸椎の不安定をきたすこともあります。

体位固定

▼体位固定の重要性

- 全身麻酔中の意識がない患者は、術中の苦痛を自ら訴えることができません。
- 筋弛緩薬が投与されていると、患者本来の可動域を超えた関節の動きが可能となりますので、非生理的な特殊な体位となることがあります。

骨格系に問題がない患者であっても、特殊な体位を長時間取り続けると、四肢の末梢神経や血管、皮膚の突出部が圧迫されて、術後に障害を残すことがあります。

▼体位固定の目的

体位固定の目的は、1) 良好な手術野の確保、2) 呼吸、循環に対する影響を最小限に抑える、3) 術後合併症の予防です。

全身麻酔により呼吸、循環の自己調節能が

低下している状態では、体位によってさらに呼吸、循環機能が低下することがあります。これは重力の影響が大きく、循環血液の血管内分布や肺気量の変化が主な原因です。

術後合併症とは、皮膚と神経の圧迫による障害で、眼球、鼻翼、乳房、外陰部、外顆などが圧迫を受けやすい部位とされています。皮膚の同一部位が長時間圧迫されると末梢組織の虚血で褥瘡が生じます。

骨格系の疾患に加え、高齢者、長期ステロイド服用などでは、体位変換や固定には特に注意する必要があります。骨格系の疾患では、体位変換時に関節が可動域を超えた肢位になることを避けることが大切です。高齢者や長期ステロイド服用患者は皮膚や骨組織がもろくなっているため、皮膚の剥離、骨折、脱臼などが容易に起きやすく、注意が必要です。

○体位固定のポイント

体位変換や固定に際しては、圧迫されやすい部位の保護に留意し、術中も圧迫の有無を適宜チェックしましょう。

特殊な体位を必要とする場合は、看護師自らがその体位を取って、圧迫や過伸展がないことを確認します。

関節の変形や関節の可動域が極度に制限されている患者では、全身麻酔を行う前の意識がある状態でその体位を取ってもらい、体位に問題がないか確認することも考慮します。

引用・参考文献

大沢修子,他:手術患者の体位アセスメント.北海道大学病院手術部ナースセンター（編）:術前・術中・術後の観察ポイント, 149p, メディカ出版, 2005.

〈山田達也〉

[術前評価] 中枢・末梢神経系

> **POINT**
> ▶各神経疾患の特徴を理解する
> ▶神経学的所見から疾患の重症度を理解する
> ▶治療薬の副作用にも注意
> ▶日常生活の自立の評価とサポートが大切
> ▶身体的な面だけでなく精神的なケアも大切

中枢・末梢神経系の疾患として、脳梗塞の既往、多発性硬化症、てんかん、運動ニューロンの変性疾患、パーキンソン病、認知症について、疾患の特徴と術前評価のポイントについて説明します。

脳梗塞の既往

▼疾患の特徴

脳卒中は日本の死亡原因の第3位を占め、寝たきり老人の約40％は脳卒中の後遺症とされています。最近は脳出血が減少し、脳梗塞が増加しています。

脳血栓症と脳塞栓症は脳梗塞の大きな原因となっています（表3-20）。

▼術前評価

脳梗塞の既往がある患者が手術、麻酔を受ける場合は、神経学的所見から脱落症状による機能障害の程度をチェックします。
・梗塞の部位
・麻痺の程度
・感覚障害
・失語
・意識障害

脳梗塞の危険因子として以下のものがあり

表3-20 脳血栓症と脳塞栓症

脳血栓症	脳塞栓症
●動脈硬化を基礎疾患として発症し、動脈硬化によって動脈壁に沈着したアテローム（粥腫）のため動脈内腔が狭小化し、十分な脳血流を保てなくなったもの。 ●アテロームが動脈壁からはがれ落ちて末梢に詰まったものもアテローム血栓性に分類される。	●脳血管の病変ではなく、より上流から流れてきた血栓（栓子）が詰まることで起こる脳虚血。 ●塞栓は複数生じることがあるので、病巣が多発することもよくある。弁膜症、心房細動、心筋梗塞など心疾患を基礎疾患とし、特に心房細動に起因する心原性脳塞栓が多い。

ます。これらの危険因子の治療法やコントロールの状況を把握しましょう。
・高血圧
・糖尿病
・脂質代謝異常
・心疾患
・喫煙
・一過性脳虚血

多発性硬化症

▼疾患の特徴

　多発性硬化症は中枢神経系（脳、脊髄）の炎症性脱髄疾患です。中枢神経系の複数の場所（空間的多発性）に病変が起こり、多彩な神経症状が再発と寛解を繰り返す疾患で（時間的多発性）、病巣部が硬化することからこの病名がついています。

　臨床症状は数多く、特定の症状が起こるわけではありません。よくみられる症状は、運動麻痺、感覚麻痺、深部反射亢進、視力低下、病的反射などです。

　本症の約65％は20～40歳で発症します。精神的ストレス、感染、外傷、手術、妊娠などを契機として発症や症状の増悪がみられます。

　多発性硬化症の治療は、1）急性増悪に対する急性期治療、2）再発、進行予防、3）しびれや痛みに対する対症療法、があります。急性期治療ではステロイドパルス療法が、再発、進行の予防にはインターフェロン製剤が使用されます。ステロイド投与が長期にわたる場合は、術中のステロイドカバーが必要となります。

▼術前評価

・高体温は症状を悪化させることがあります：感染の徴候はありませんか？
・呼吸予備能が低下していませんか、呼吸機能検査の結果は？
・拘縮や褥瘡への配慮は大丈夫ですか？
・ステロイド投与が長期にわたっていませんか？

てんかん

▼疾患の特徴

　てんかんとは脳細胞のネットワークに起きる異常な電気活動のため、てんかん発作をきたす疾患あるいは症状です。

　てんかん発作は全般発作と部分発作に分けられます（表3-21）。

　WHO国際疾病分類によると、てんかんは

表3-21　てんかん発作

全般発作
- 大脳皮質全域の異常興奮によるもの。
- 全身の痙攣を引き起こす全般性強直間代発作（大発作）、意識消失が主体で痙攣を伴わない欠神発作（小発作）、汎ミオクロニー発作、脱力発作など

部分発作
- 脳の一部の異常興奮によって発作が始まる場合。
- 意識障害を伴わないものを単純部分発作、意識障害を伴うものを複雑部分発作という。
- 脳の一部から興奮が始まり、その後大脳皮質全域に広がる場合を二次性全般化発作と呼ぶ。二次性全般化発作は大発作と類似の症状を呈するが、発症の様式から部分発作に分類される。

「種々の病因によってもたらされる慢性の脳疾患で、大脳ニューロンの過剰な放電に由来する反復性の発作（てんかん発作）を主徴とし、それに変異に富んだ臨床ならびに検査所見の表出を伴う」とされています。

てんかん発作の主な症状は、強直性、間代性などの不随意運動、つまり痙攣ですが、痙攣を伴わない発作もあります。また、意識状態として、突然意識を失う、記憶が飛ぶ、急に活動が止まって昏倒する場合もあります。ただし、大半の発作は一過性で、数分〜十数分程度で回復するのが一般的です。

▼術前評価

- 発作の頻度、発作のタイプとパターンは？
- 使用している抗痙攣薬の種類は？
- 抗痙攣薬の合併症はありませんか？（貧血、血小板減少症、血球減少症、低ナトリウム血症、肝機能障害）

運動ニューロンの変性疾患

▼疾患の特徴

運動ニューロンの変性疾患は、大脳皮質運動野、脳幹の脳神経運動核、脊髄前角の運動ニューロンなどの変性をきたす疾患で、筋萎縮性側索硬化症（ALS）、進行性球麻痺、進行性筋萎縮症などがあります（表3-22）。

これらの疾患は徐々に発症して、進行する神経症状を呈し、神経細胞を中心とするさまざまな種類の退行性の変化がみられます。本疾患は血管障害、感染、中毒のような明らかな原因がつかめない一群の神経疾患で、いわゆる難病として取り扱われています。

▼術前評価

- 原疾患にあわせた問題点を理解しましょう（表3-23）。
- 身体的なチェックのほかに精神的なケアも必要です。

表3-22 運動ニューロンの変性疾患

筋萎縮性側索硬化症（ALS）
- 上位運動ニューロンと下位運動ニューロンの両方が変性し、錐体路障害を伴う疾患。
- 症状としては痙性四肢麻痺がみられ、重篤な筋肉の萎縮と筋力低下をきたす。
- きわめて進行が速く、半数ほどが発症後3年から5年で呼吸筋麻痺により死亡する。治癒のための有効な治療法は確立されていない。
- 下位ニューロンの障害による徴候は、頭頸部や四肢の筋萎縮、筋力低下であり、四肢筋萎縮は上肢の筋に顕著である。脳神経の障害で構音障害、嚥下障害、舌萎縮が現れる。
- 上位ニューロンの障害による徴候は、四肢の筋萎縮（下肢に顕著）、球麻痺、強制号泣・強制失笑、腱反射・下顎反射亢進など。

進行性球麻痺
- 脳幹部の脳神経運動核の下位運動ニューロンの変性による疾患。
- 嚥下・構音障害を起こすような咽頭・喉頭機能の障害がみられ、球麻痺と呼ばれる。
- 筋萎縮性側索硬化症に進行することもある。進行が速く、数年で死亡することがある。

進行性筋萎縮症
- 脊髄前角の下位運動ニューロンの変性による疾患。
- 筋萎縮がほぼ左右対称に徐々に進行する。脊髄性進行性筋萎縮症と神経性筋萎縮症のほかに、筋萎縮性側索硬化症を含めることがある。脊髄性進行性筋萎縮症は、20歳以降に発病し、男性に多い。

表 3-23 臨床所見と周術期評価のポイント

項目	内容
筋萎縮	呼吸機能の低下は？
嚥下困難	誤嚥性肺炎を起こしやすいか？
運動感覚障害	転倒による骨折や外傷は？
自律神経障害	体温異常や不整脈は？
日常の行動	歩行は可能か、車椅子か、寝たきりか？
食事	自立しているか、経管栄養か、中心静脈高カロリー輸液か？
排泄	尿道カテーテルは入っているか？
気道	気管切開されているか、口腔や気管からの吸引状況は？

パーキンソン病

▼疾患の特徴

脳内のドパミン不足とアセチルコリンの相対的増加を病態とし、錐体外路系徴候を示す疾患です。神経変性疾患の1つで、難病に指定されています。

振戦、筋硬直、寡動、自律神経失調の基本症状を特徴とした症候群です。

治療はドパミン前駆物質、ドパミン受容体作動薬、ドパミン放出薬、MAO-B阻害薬、抗コリン薬などが用いられます。ドパミン前駆物質のレボドパ（L-DOPA）の経口投与はドパミン補充の目的でよく用いられています。

抗パーキンソン病薬を突然中止すると、中枢性発熱（悪性症候群）を発症したり、術後に運動機能を悪化させることがあります。これらの薬は手術時まで継続します。

▼術前評価

- パーキンソン病の発症の時期、経過、治療内容は？
- 現在の重症度（表 3-24）は？
- 嚥下障害はありますか？
- 呼吸機能：深呼吸、咳、喀痰排出は十分にできますか？
- 起立性低血圧はありますか？
- 運動能力はどの程度障害されていますか？
- 意識混濁は？認知症は？
- 入院後、適切な投薬は続けられていますか？
- 抗パーキンソン病薬の副作用は？

認知症

▼疾患の特徴

後天的な脳の器質的障害により、いったん正常に発達した知能が低下した状態をいいます。

認知症の診断基準では、記憶障害が最も基本的で必要不可欠な症状ですが、それに加えて失語、失行、失認、行為遂行の障害のうち1つあるいは複数の認知障害が存在することとしています。また、これらの認知障害が発症により以前より明らかに低下しており、社会的、職業上で明らかな支障をきたしていることとされています。

認知症の原疾患は、以前は血管性認知症が多いとされてきましたが、最近の調査ではア

表3-24 パーキンソン病の重症度

Ⅰ度	●片側のみの症状 ●機能障害はないかあっても軽度
Ⅱ度	●両側の症状がみられるが、姿勢保持の障害なし ●日常生活、仕事は多少の障害はあるが行い得る
Ⅲ度	●立ち上がり反射に障害がみられる ●職種によっては仕事が可能 ●歩行障害、姿勢保持障害
Ⅳ度	●重篤な機能障害を呈す ●日常生活に支障をきたす
Ⅴ度	●立つことは不可能 ●車椅子か寝たきり

ルツハイマー病が増加しています。

▼術前評価

・本人からのインフォームドコンセントが難しい場合は、家族や保護責任者から情報を得ます。
・常備薬の確認：抗精神病薬、抗うつ薬は何を投与されていますか？
・病棟から手術室への患者搬送にはできれば家族も同行してもらいましょう。

〈山田達也〉

[術中のトラブル]
麻酔導入時のトラブル

> **POINT**
> ▶麻酔導入時のトラブルのほとんどは気道関係
> ▶換気困難・気管挿管困難に対処できるよう十分な準備が必要

CVCI

CVCI（can't ventilate, can't intubate）とは、麻酔導入後（患者の意識がなくなり、呼吸が止まった後）に、マスク換気ができず、しかも挿管もできない状態のことです。

CVCIは非常にまれですが（頻度は0.01％、10000人に1人の割合）、これが起こってしまうと患者の命に関わります。

▼麻酔導入前の評価

CVCIに陥らないためには、麻酔導入前の患者の評価が重要です。

マスク換気困難が予測される患者は、総入れ歯、あごひげ、BMI 26以上、普段いびきをかく、などがあげられます。

気管挿管困難が予測される患者は、マランパチ分類Ⅲ～Ⅳ（図3-6）、小顎（オトガイから甲状軟骨のあいだの距離が6.5 cm未満）、開口制限（3.5～4 cm以下）、上前歯の突出、頭部後屈制限等があげられます。

導入前の評価で、マスク換気困難および気管挿管困難が予想される時には患者の自発呼吸をなくさずに気管挿管を行います。

▼CVCIが起こってしまったら

それでもCVCIが起こってしまった場合

図3-6　マランパチ分類

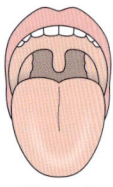

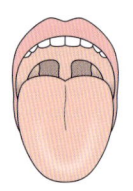

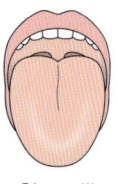

Class Ⅰ　　Class Ⅱ
Class Ⅲ　　Class Ⅳ

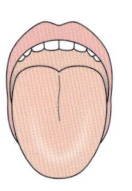

Ⅰ度　軟口蓋、口峡、口蓋垂がよく見える
Ⅱ度　口蓋垂の先端が隠れる
Ⅲ度　軟口蓋と口蓋垂の基部しか見えない
Ⅳ度　軟口蓋が見えない

には、まず「助けを呼ぶ」ことが重要です。担当している麻酔科医はそのときにはおそらく冷静な判断が困難な状態となっているため、助けを呼んで冷静なアドバイスを得ることが重要です。その後、ラリンジアルマスク等の声門上器具（図3-7）を挿入し換気を行ったり、それでもだめな場合は、経気管ジェット換気（図3-8）を行うこともあります。

声門上器具や経気管ジェット換気でも換気が十分でない場合には、輪状甲状膜切開を行い、そこから気管チューブ（通常の気管挿管に用いるチューブ）を挿入します。

このようにCVCIに遭遇したときには、状況によってさまざまな用具や、器械が必要となるので、周りでサポートするスタッフとの協力が最重要となります。

フルストマック

フルストマックとは、最終経口摂取から十分に時間が経っていない（小児では3時間以内）患者の状態のことです。イレウスなどの腸管が閉塞しているような病態、上部消化管狭窄（幽門狭窄など）、上部消化管出血（胃内容物貯留）、妊娠患者、高度肥満患者のときにもフルストマックとします。

さらに、緊急の場合、イベント（事故や腹痛・胸痛などの症状）が起きた後には腸管の運動が止まっていると考えられるので、最終経口摂取時間からそのイベントが起きた時間を考慮する必要があります（例：麻酔導入が9：00として経口摂取したのがPM1：00、事故にあったのが同2：00とすると、経口摂取からわずか1時間しか経っていないと考えます）。

図3-7 ラリンジアルマスク

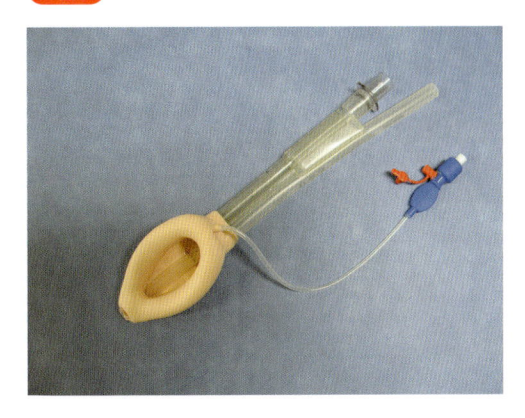

図3-8 経気管ジェット換気

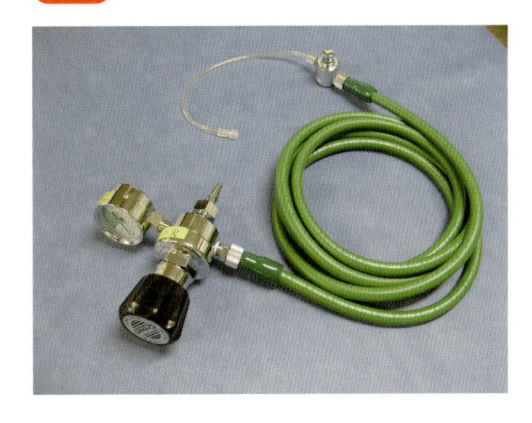

▼フルストマックの状態で
　麻酔導入を行う場合

フルストマックの状態で麻酔導入を行う場合には、胃液の逆流による誤嚥性肺炎や、摂取した食物の逆流による窒息に注意しなくてはなりません。

フルストマックで麻酔導入・気管挿管を行う時にはクラッシュインダクション（迅速導入）をします。まず十分な酸素投与（酸素流量5～10 L/分で一回換気量程度の呼吸で3分以上もしくは8回の深呼吸を1分かけて）をし、その後、麻酔導入薬（プロポフォールなど）、筋弛緩薬（ロクロニウム臭化物など）

図 3-9 クリコイドプレッシャー

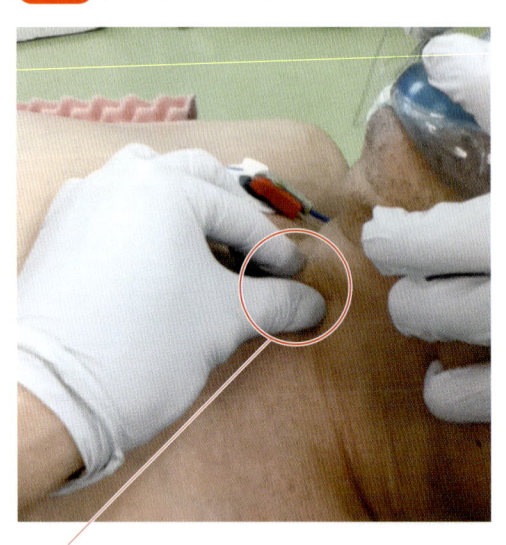

母指と示指で輪状軟骨に触れ後方に向かって圧迫する

図 3-10 喉頭鏡

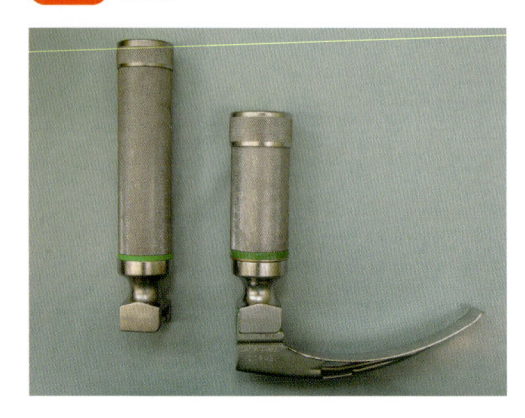

図 3-11 エアウェイスコープ

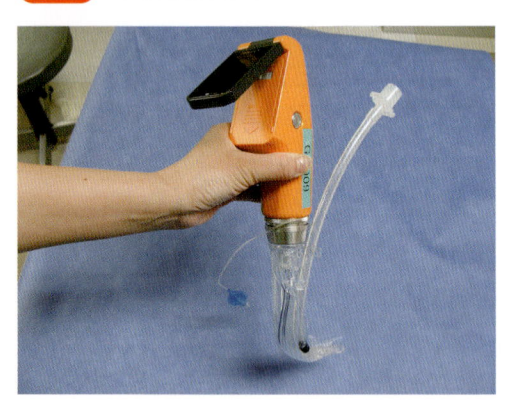

を投与しマスク換気を行わずに気管挿管を行います。

クラッシュインダクションでは筋弛緩薬投与後すぐにクリコイドプレッシャー（輪状軟骨圧迫、図 3-9）を行うことが重要です。

クラッシュインダクションでも周りのサポートは重要で、太めの吸引チューブ（導入後に万が一胃液・食物の逆流があった場合すぐに吸引できるように）、気管に挿管後すぐにチューブのカフを膨らませるための注射器の準備が必要です。また挿管を行う人はそれに集中してしまうことが多いため、モニター（特にSpO_2）の観察および、問題があったときの声かけが必要です。

緊急帝王切開での気管挿管困難

帝王切開を受ける妊婦では、上気道に浮腫があること、妊娠により乳房が大きくなり喉頭鏡の操作が制限されることがあること、首の可動域が小さくなることなどにより、挿管失敗の頻度が非妊娠患者の8倍といわれています。

また、帝王切開で全身麻酔が選択される場合には胎児機能不全の状態で超緊急のことが多いため、術前の上気道の評価（前述のマランパチ分類など）が不十分のまま全身麻酔導入となってしまいます。

妊娠患者では胃内容物の停滞があり、絶食時間が長くてもフルストマックとして、クラッシュインダクションを行います。

帝王切開での気管挿管でも導入前の準備と周りのサポートが重要です。気管チューブは細めのものを準備（内径 6.5 mm）、喉頭鏡

図 3-12 マックグラス（McGRATH）

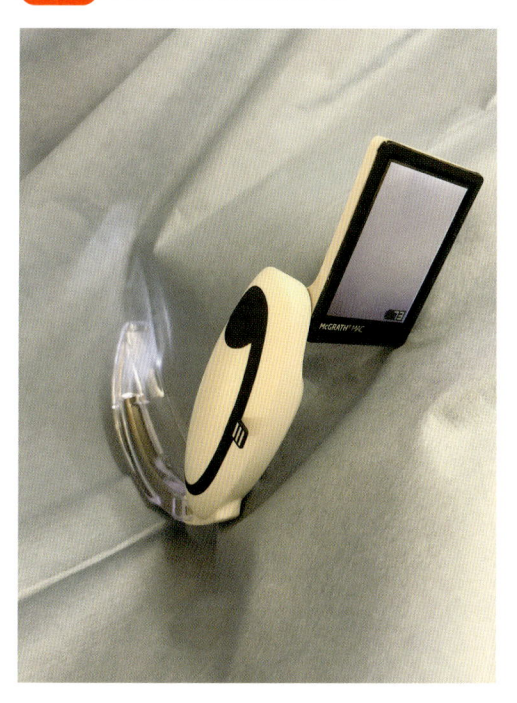

のハンドルも乳房で操作が制限を受けないよう短いもの（図 3-10）、そして太めの吸引チューブ、また手術室にある各種挿管困難に対する器具〔エアウェイスコープ（図 3-11）、マックグラス（McGRATH）（図 3-12）、ガムエラスティックブジーなど〕をすぐに用意できるようにしましょう。

〈桑原　淳〉

[術中のトラブル]
神経ブロック時のトラブル

> **POINT**
> ▶超音波画像観察装置（エコー）の手術室内への普及により、さまざまな手術が神経ブロックにより行われるようになった
> ▶神経ブロックには比較的多い量の局所麻酔薬が用いられるため、局所麻酔薬中毒などにも対処できるようにすることが重要

神経ブロック後の術中の疼痛

　神経ブロックを施行し、手術開始直後には疼痛がなくてもブロックの範囲より術野が広くなってしまった場合や、手術時間が長くなりブロックの効果が薄れてきてしまった場合、患者が疼痛を訴えます。その場合、痛みを和らげるための対処が必要です。

　まずは術野を観察し、疼痛の範囲がそれほど広くない場合には術野より局所麻酔薬を追加してもらいます。それでも効果が薄い、また疼痛の範囲が広く局所麻酔薬の投与量が多くなってしまうような場合には、鎮痛薬として少量のフェンタニルクエン酸塩（フェンタニル®）やペンタゾシン（ソセゴン®）を投与します。

　鎮痛薬投与によっても疼痛がコントロールできない場合には全身麻酔に切り替えます。

局所麻酔薬中毒

　神経ブロックでは、1神経に対し20～40 mLと比較的多量の局所麻酔薬が必要とされ、またブロックが不十分なときに術野で局所麻酔薬を追加投与することもあり局所麻酔薬中毒が起こることがあります。

　症状としてはまず、①多弁となり患者が普段よりもよくしゃべるようになり、次に②興奮状態となり、③痙攣へと移行します。

▼局所麻酔薬中毒の対応

　対応としてはまず、十分な患者の観察（普段と比べて多弁であること、興奮していることを見逃さない）が必要です。そのうえで局所麻酔薬中毒を疑い、痙攣へと移行してしまった場合には、ベンゾジアゼピン系薬剤のジアゼパム（ホリゾン®／セルシン®）やミダゾラム（ドルミカム®）を痙攣が止まるまで投与します。

　呼吸状態が不安定な場合には呼吸の補助を行います。まずはマスク換気を行い、呼吸の補助が長時間必要な場合には気管挿管を行い、人工呼吸器で補助を行います。

　低血圧が認められる場合には、輸液負荷や昇圧薬投与を行います。

鎮静時の興奮

　神経ブロックにて手術を行う場合、患者に少量の鎮静薬（ミダゾラムやプロポフォールなど）を投与し、手術中眠ってもらうことがあります。

　患者によっては、少量の鎮静薬によりかえって抑制が取れ興奮してしまい、体動が起き手術の妨げとなる場合があります。

　局所麻酔薬中毒の興奮と鑑別することが必要となりますが、局所麻酔薬中毒と異なり、鎮静薬による興奮では痙攣に移行することはまずありません。

　対応としては鎮静薬を増量してしまうとかえって興奮がひどくなることがあるので、少量の鎮痛薬（フェンタニルクエン酸塩など）を投与します。

　鎮静薬や鎮痛薬の過量投与によって呼吸抑制が起こることがありますので、患者の十分な観察が重要です。

神経ブロック手技による合併症

　神経ブロックの中には、血管（特に動脈）付近にある神経に針の先端を近づけて局所麻酔薬を注入することがあり、誤って動脈を穿刺してしまう場合があります。ブロックに用いる針の先端は「鈍針」で、血管には刺さりにくいので比較的まれですが、抗凝固薬を服用している患者、特に腕神経叢ブロック斜角筋間法（頸部に針を刺す手技）で動脈を誤穿刺した場合には注意が必要です。

　血管周囲に出血が及んでしまうと、気道狭窄を起こし呼吸困難に陥る可能性がありますので、そのような場合には気道確保（気管挿管）が必要です。

　また、腕神経叢ブロック斜角筋間法、鎖骨上・鎖骨下アプローチでは、胸膜を誤穿刺した結果として気胸となる事があります。最悪の場合には、胸腔ドレナージが必要となることがあります。

　これらの合併症は、現在では神経ブロックが超音波ガイド下で行われることが多くなったため比較的まれになっています。

神経ブロックを行った手術後のトラブル

　神経ブロックを行うとその神経支配部位の筋力低下を伴います。特に膝の手術で用いられる「大腿神経ブロック」では、術後に患者が1人で立位になろうとして転倒してしまうトラブルが起こりやすくなります。患者が術後立位となるときには必ず医療従事者がそばにいて、転倒しないよう注意しましょう。

　また、持続大腿神経ブロックを行っている患者は基本的に立位になることは禁止です。

　神経ブロック後の神経障害は現在、超音波ガイド下で「鈍針」で行っているため比較的まれですが、筋力低下により患者が患肢を動かせないことや、ギプスによる圧迫が見逃されてしまうことなどにより、術後の神経障害が起こり得ます。そのため術後ギプスの巻き具合、良肢位を保つことなど、気をつけて観察することが重要です。

〈桑原　淳〉

[術中のトラブル]
手術開始後のトラブル

> **POINT**
> ▶手術中のトラブルは致死的となるものが多く、すみやかな対処が必要となる
> ▶各種モニターや患者さんの状態を注意深く観察し、トラブルが起きた時には麻酔科医・術者・看護師チームでトラブルを解消するよう動きましょう

突然の気道内圧の上昇

手術中に突然、気道内圧（麻酔器の気道内圧計で観察ができる）の上昇をきたすことがあります。

対応としては、まず気管チューブが折れ曲がっていたり、麻酔器の配管に異常がないか確認し、もし問題があれば解除します。

それでも気道内圧が正常化しない場合には、患者の呼吸音を聴診し、気管チューブが深くなることにより片肺換気になっていないか、気道内分泌物（痰など）でチューブが閉塞していないかを確認します。気道分泌物が原因の場合は吸引をしますが、分泌物が多い場合や気管分岐部以降にあるときには気管支ファイバーの用意が必要です。

患者への聴診で呼気時に強い雑音や、チューブが適切な位置にあるにもかかわらず呼吸音が聞こえない場合には気管支痙攣を疑います。特に気管支喘息の既往のある患者で麻酔が浅くなってしまった場合に起こります。

気管支痙攣を疑った場合は、まず気管支拡張作用のある吸入麻酔薬（セボフルラン、イソフルラン）を投与し、次に気管支喘息の発作

図3-13 エアロチャンバー

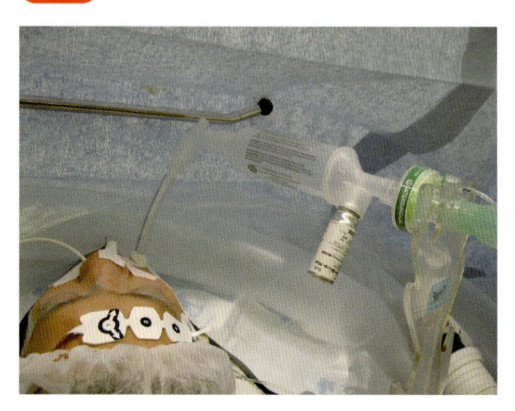

時に使う$β_2$刺激薬（サルタノール®など）をエアロチャンバー（図3-13）を用いて投与します。その後ステロイド（ソル・メドロール®）やアミノフィリン水和物（ネオフィリン®）を静注することもあります。

アナフィラキシーショック

アナフィラキシーショックとは手術中に投与された薬剤（筋弛緩薬、抗生物質、血液製剤など）やラテックスによって抗原抗体反応によりショック状態を引き起こし、患者の血圧低下や気管支痙攣（気道内圧の急上昇）などをきたすものです。

薬物投与や手術操作で説明のつかない、血圧低下や気道内圧の上昇を見たときはまず患者さんの皮膚所見を見て、蕁麻疹様の皮疹が認められたときにはアナフィラキシーが発生した可能性が高く、すみやかな対処が必要です。

▼ショック状態になった場合

ショック状態になってしまった場合、まず助けを呼んで人手を集めましょう。気管挿管をしていない手術の場合には喉頭・咽頭浮腫が起きて呼吸ができなくなる可能性があるので、気管内挿管の準備が必要です。ソル・メドロール® 30 mg/kg を投与します。

血圧低下に対しては、点滴を最大速度で投与し、下肢挙上（手術中なので頭低位）をします。そしてアドレナリン（ボスミン®）を 0.1 mg 静注（必要に応じて繰り返し投与）します。アドレナリンの投与で血圧の改善が見られないときには、ノルアドレナリン（ノルアドリナリン®）の持続投与を行います。

気道内圧の上昇に対しては、β_2 刺激薬（サルタノール® 等）やネオフィリン® を投与します。

幸いにも最初のショック状態から回復した後でも、原因の薬剤やラテックスにさらされていないにもかかわらず、数時間後から 30 時間後に再び症状が出現し、しかも最初のときよりも激しくなることがあるので、手術後も患者の注意深い観察が必要です。

急激な体温の上昇

40℃以上の体温、15 分で 0.5℃以上の体温の上昇を認め、その原因が加温過剰による、うつ熱でなければ悪性高熱症を疑い、ただちに処置が必要です。

▼悪性高熱症

悪性高熱症（☞p.25）は成人では 4 万例に 1 例程度と非常にまれですが、起こってしまうと進行は急激で死亡率は 10〜20％とされています。

悪性高熱症は遺伝性といわれており、家族歴・既往歴を聞いておくことが重要です。

症状としては発熱のほかに頻脈、不整脈、筋硬直、赤色尿などがあります。

悪性高熱症を疑ったら、ただちに揮発性吸入麻酔薬（吸入麻酔薬が悪性高熱症の原因となることがある）の投与を中止し純酸素で過換気にします。低温ブランケットや冷却生理食塩水バッグで患者の身体をできるだけ冷やします。ダントロレンナトリウム水和物（ダントリウム®）を点滴投与し、症状の改善がみられるまで最大 10 mg/kg 投与します。手術は可能であれば中止します。

対症療法として心室性不整脈の治療、代謝性アシドーシスの改善、高カリウム血症の治療、利尿などがあります。

悪性高熱症が発生してしまった場合は、いかに早く対処するかが治療の鍵となるので、体温の十分な観察が重要です。

〈桑原　淳〉

[術後のトラブル]
覚醒遅延

> **POINT**
> ▶覚醒遅延は全身麻酔薬や鎮静薬の効果が遷延した場合に生じる
> ▶薬剤の過量投与、薬物代謝能力の低下、中枢神経障害などが主な原因

覚醒遅延とは

　覚醒遅延とは、全身麻酔薬の投与を中止した後、全身麻酔薬や鎮静薬の効果が遷延することです。

　患者の全身状態や麻酔薬投与方法に対する管理が不適切だった場合に全身麻酔薬が過量投与となり、麻酔薬投与中止後に血中濃度が覚醒濃度まで低下するのに時間がかかります。薬剤の血中濃度は投与量と薬剤代謝・排泄能力のバランスで決まるため、患者に予想外の薬物代謝異常などがある場合には、覚醒遅延を生じます。

　低栄養状態や出血量の多い手術では、血漿中のアルブミンや酵素濃度が低下して血液中の薬剤濃度が高くなり、覚醒遅延を生じやすくなります。脳血管障害や低血圧などで脳血流が低下している患者も、覚醒遅延を生じる傾向があります。静脈麻酔薬は効果に個人差があるため覚醒遅延を生じやすい薬剤です。

　覚醒遅延を生じる要因は、①術前合併症、②麻酔管理、③手術術式、④トラブルに分類できます（表3-25）。

覚醒遅延への対応

　覚醒遅延の原因を①薬剤過量投与、②患者の代謝異常・出血・低アルブミン、③手術操作による中枢神経障害、④脳梗塞に分類し、次のように対応します。

❶薬剤過量投与
1) 吸入麻酔薬：呼気麻酔ガス濃度が下がるまで人工呼吸を続けます。
2) 静脈麻酔薬：麻酔中の薬剤投与量を検討します。薬剤過量投与が疑われた場合には、薬剤が代謝され、覚醒するまで人工

表3-25 覚醒遅延の要因

術前合併症	肝・腎機能障害、高齢、貧血、低栄養、電解質異常、脳梗塞・TIA、糖尿病（低血糖・高血糖による昏睡）
麻酔管理	前投薬過量投与、麻酔薬過量投与、低体温、高血糖、低血糖、電解質異常、過換気、低酸素
手術術式	脳外科手術操作による中枢神経障害、大量出血
トラブル	脳梗塞：心臓手術・坐位手術・頸動脈手術などによる空気塞栓・血栓
	経尿道的膀胱腫瘍切除術の水中毒

呼吸を続けます。ミダゾラムやジアゼパムが原因の場合にはフルマゼニルが有効ですが、作用時間が短いので病室に帰室後の再鎮静・呼吸抑制に注意が必要です。

3) 麻薬：麻薬が過量投与の場合は呼吸回数が減少します。自発呼吸が出るまで人工呼吸を続けます。麻薬の作用はナロキソン塩酸塩やレバロルファン酒石酸塩で拮抗することができますが、ナロキソン塩酸塩は作用時間が短いので病室に帰室後の呼吸抑制に注意が必要です。

4) 筋弛緩薬：末梢神経刺激装置で筋弛緩薬の効果残存の有無を確認します。筋弛緩薬の効果が残存している場合には、a) スガマデクスナトリウムで筋弛緩薬を無効化する、b) 自発呼吸が出るまで人工呼吸を続け、自発呼吸が出てからネオスチグミンやエドロホニウム塩化物で拮抗する、などの方法で対処します。

❷ 患者の代謝異常

血液検査データや体温などをチェックし覚醒遅延の原因となる病態を推定します。薬剤過量投与に準じて対処します。

❸ 手術操作による中枢神経障害

中枢神経障害は回復に時間がかかるため挿管のまま病棟に帰棟し、自発呼吸が出るまで人工呼吸管理を行います。

❹ 脳梗塞

脳梗塞が疑われる場合には術後ただちにCT撮影を行い、脳梗塞が認められた場合には血栓溶解療法や脳保護療法を開始します。

覚醒遅延の予防

▼適切な薬剤の投与

患者の全身状態を把握し、薬剤投与量を決定します。また術中は患者の状態に応じて薬剤投与量を調節することも大事です。BISモニターなどで全身麻酔薬の効果を確認し、筋弛緩モニターで筋弛緩薬の効果を確認しながら薬剤投与量を調節することも有効です。

▼適切な術中管理

体温低下による薬剤代謝能の低下を予防するために、全身麻酔中は積極的に加温を行います。また、脳への酸素供給を維持するために、過換気や低血圧を避けて脳血流を維持し、低酸素状態を避けます。

▼トラブルの早期発見

全身麻酔中は患者の意識がないため、術中に発症した脳梗塞の発見が難しい状態となっています。そこで、全身麻酔中の脳血流をリアルタイムに監視するためのモニターとして局所酸素飽和度モニターシステム（INVOS™ など）があります。この装置は術中脳梗塞の発症リスクが高い症例（心臓心術、脳梗塞やTIAの既往、心房細動のある患者）の術中管理に有効です。術中の脳梗塞を発見することにより早期に治療を開始できます。

〈鈴木広隆、川村隆枝〉

［術後のトラブル］
筋弛緩の延長

> **POINT**
> ▶筋弛緩薬は効果発現の個人差が大きい薬剤
> ▶術前合併症・術中併用薬などの影響で筋弛緩薬の効果が遷延することがある
> ▶筋弛緩薬の適切な投与のために、筋弛緩モニターで筋弛緩状態を客観的に評価する

筋弛緩の延長とは

　筋弛緩の延長とは、薬剤の血中濃度が下がらない場合や薬剤に対する感受性が高いことなどが原因となり、筋弛緩薬の効果が遷延することです。

　筋弛緩薬は患者の年齢や感受性、術前合併症、術中併用薬の影響を受けやすく、効果の個人差が大きいため、筋弛緩モニターで筋弛緩状態をモニターしながら使用することが推奨されています。筋弛緩モニターを使用せずに漫然と筋弛緩薬を追加投与し続けた場合には過量投与となり、筋弛緩状態が延長する恐れがあります。

　脱分極性筋弛緩薬（スキサメトニウム塩化物）の効果が遷延するのは、反復投与した場合（phase II block）、アルカローシス、低体温、血漿コリンエステラーゼの低下（肝障害、妊娠、抗コリンエステラーゼ薬、農薬：有機リン酸化合物中毒、異型コリンエステラーゼ症）、イートン・ランバートEaton-Lambert症候群などの病態、および抗生物質、炭酸リチウム、局所麻酔薬、抗不整脈薬、利尿薬等を使用した場合です。

　非脱分極性筋弛緩薬（ロクロニウム臭化物など）の効果が遷延するのは、肝・腎機能障害、重症筋無力症、Eaton-Lambert症候群、低体温、低栄養などの病態、新生児、および吸入麻酔薬、抗生物質、硫酸マグネシウム、局所麻酔薬、抗不整脈薬などを使用した場合です。

筋弛緩延長への対応

　スキサメトニウム塩化物を使用した場合には、人工呼吸を行いながら、スキサメトニウム塩化物の効果が切れて自発呼吸が出るのを待ちます。

　ロクロニウム臭化物を使用した場合は、スガマデクスナトリウムを投与して筋弛緩状態からすみやかに完全回復させることができます。スガマデクスナトリウムの投与量は、浅い筋弛緩状態（TOF刺激で2回目の収縮反応が出現）では2 mg/kg、深い筋弛緩状態（PTC刺激で1〜2回目の単収縮反応が出現）では4 mg/kg、ロクロニウム臭化物投与直後は16 mg/kgとします。筋弛緩モニターが使用できない場合は、呼吸状態を筋弛緩の目安として、自発呼吸が十分に回復した後には2 mg/kg、自発呼吸が浅い場合には4 mg/kgとします。

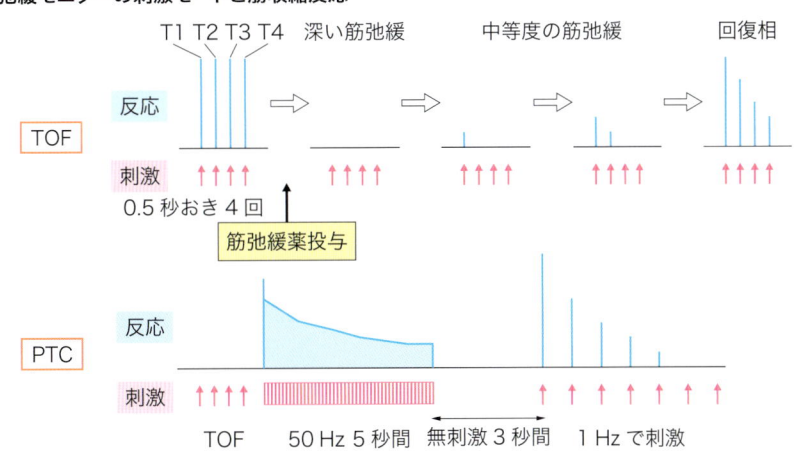

図 3-14 筋弛緩モニターの刺激モードと筋収縮反応

スガマデクスナトリウムはベクロニウム臭化物に対しても使用することができますが、親和性が低いためスガマデクスの投与量を増量する必要があり、筋収縮力が回復するのに時間がかかります。パンクロニウムに対して使用することはできません。

スガマデクスナトリウムが使用できない場合には、筋弛緩拮抗薬であるネオスチグミンやエドロホニウム塩化物を使用します。これらの拮抗薬は深い筋弛緩状態は拮抗できないため、筋弛緩がある程度回復し、自発呼吸が回復してから使用します。拮抗薬にはムスカリン作用（徐脈、心停止、気管支痙攣）があるため、必ずアトロピン硫酸塩水和物を併用します。

筋弛緩延長の予防

筋弛緩薬の初回投与量および追加投与量は添付文書で規定されていますが、筋弛緩薬の効果・持続時間は個人差が大きいため、筋弛緩モニターを使用して筋収縮力を客観的に評価しながら筋弛緩薬を投与するのが正しい使用法です。

▼筋弛緩モニター

筋弛緩モニターは、末梢運動神経に電気刺激を与え、筋収縮反応を評価するモニターです。尺骨神経を刺激して母指の動きを測定します。

代表的な刺激方法には単収縮刺激、四連（TOF）刺激（☞NOTE）、ポストテタニックカウント（PTC）刺激があります。単収縮刺激は単回刺激、TOF 刺激は 0.5 秒おきに 4 回刺激、PTC 刺激は 50 Hz で 5 秒間刺激後、1 秒おきに刺激します。通常は TOF を使用し、TOF に反応しないような深い筋弛緩状態は PTC で評価します（図 3-14）。

〈鈴木広隆、川村隆枝〉

> **NOTE**
>
> **TOF 比**
> TOF 刺激で 1 回目の収縮（T1）に対する 4 回目の収縮（T4）の割合（T4／T1）。筋弛緩薬が効いていると TOF 比は小さくなる。TOF 比 0.9 以上で臨床上残存筋弛緩がないと評価する。

［術後のトラブル］
抜管後呼吸困難

> **POINT**
> ▶抜管後呼吸困難はまれに重篤な症状をきたす
> ▶舌根沈下、咽頭異物、喉頭痙攣、気管支痙攣、喉頭浮腫、反回神経麻痺、残存筋弛緩が原因となる
> ▶抜管時には抜管後呼吸困難に備え、エアウェイ（経口・経鼻）を常備するとともに、再挿管と緊急気管切開を行えるように準備しておくことが必要

抜管後呼吸困難とは

　抜管後呼吸困難は、抜管直前まで換気できていたにもかかわらず、抜管後に呼吸困難に陥ることで、まれにマスク換気も再挿管もできない危機的状況に陥ることがあります。原因として舌根沈下、残存筋弛緩、喉頭浮腫、喉頭痙攣、気管支痙攣、反回神経麻痺、咽頭異物・腫瘍、頭頸部手術後の出血などがあげられます。

▼舌根沈下

　しばしば認められるのが舌根沈下です。麻酔覚醒や筋弛緩からの回復が不十分な場合、舌が弛緩して舌根沈下を生じます。

▼残存筋弛緩

　筋弛緩薬の効果が残存している場合には舌根沈下などのため、気道の維持ができなくなります。

▼喉頭浮腫

　喉頭浮腫は小児、36時間以上の挿管、複数回の喉頭展開、太すぎる気管チューブ、頸部の手術操作、低栄養などの症例で生じやすいとされています。小児はわずかな浮腫でも気道径の減少が著しく、呼吸困難に陥りやすいので注意が必要です。また、患者が病棟に帰室してからに徐々に症状が進行することもあります。

▼喉頭痙攣

　喉頭痙攣は小児に頻度が高い合併症です。中途半端な麻酔覚醒状態で抜管を行った場合に、声門周囲への刺激が原因となり声門閉鎖の反射が起こります。声門が完全閉鎖した場合には呼吸や換気、挿管ができない状態になります。

▼気管支痙攣

　喘息の既往や風邪症状がある患者では、気道粘膜の過敏性が亢進し、気管チューブや気道分泌物が刺激となり気管支痙攣を起こすこ

とがあります。

▼反回神経麻痺

　反回神経麻痺は甲状腺手術や心臓手術時の手術操作による直接損傷や、気管チューブによる圧迫が原因となって生じる合併症です。反回神経麻痺が生じると麻痺側の声帯が閉じます。両側反回神経麻痺では完全気道閉塞を起こします。

▼咽頭異物・腫瘍

　咽頭部に残存ガーゼなどの異物や腫瘍がある場合、抜管後に気道を閉塞し、呼吸困難になることがあります。抜管直後だけではなく数日後に発生することもあります。

▼頸部の術後出血・浮腫

　口腔および頸部の手術後は、浮腫や術後出血のために上気道閉塞を起こすことがあります。

抜管後呼吸困難への対応

　抜管後呼吸困難は生命の危険に直結するため、迅速な対処が要求されます。抜管後呼吸困難や再気道確保困難が予想される場合には、緊急気管切開セットや気管支ファイバーなど挿管困難対策器具を準備してから抜管します。

❶ **舌根沈下**：頸部伸展と下顎挙上を行います。経鼻エアウェイも有効です。麻酔覚醒が悪ければ再挿管も考慮します。
❷ **残存筋弛緩**：スガマデクスナトリウムを投与して筋弛緩薬を中和します。スガマデクスナトリウムの使用が不可能な場合は筋弛緩薬の効果が切れるまで人工呼吸を行います。
❸ **喉頭浮腫**：症状が重篤な場合には再挿管または気管切開を行います。気管挿管の試行は2回までとします。ステロイド静注、アドレナリンの吸入で改善することもあります
❹ **喉頭痙攣**：下顎挙上・マスク換気を行います。換気を行っている間に症状が改善されます。まったく換気できない場合にはプロポフォールや筋弛緩薬を投与します。
❺ **気管支痙攣**：アミノフィリン水和物などの気管支拡張薬を投与します。吸入薬の自己吸入も有効です。マスク換気ができないほど症状が重篤な場合には気管挿管を行い、吸入麻酔薬（強力な気管支拡張作用がある）を投与しながら気管支拡張薬を投与します。
❻ **反回神経麻痺**：両側反回神経麻痺が生じた場合は気道の完全閉塞を生じるため、ただちに気管挿管または緊急気管切開を行います。
❼ **喉頭異物・腫瘍**：異物は除去し、腫瘍の場合はただちに挿管を行います。
❽ **頸部の術後出血・浮腫**：すみやかに気管挿管または気管切開を行います。

抜管後呼吸困難予防

　抜管は麻酔覚醒と、筋弛緩からの回復を確認してから行います。呼名、開眼、咳嗽反射などで覚醒状態を確認し、自発呼吸、筋弛緩モニターで筋弛緩状態を確認してから抜管することで舌根沈下、残存筋弛緩、喉頭痙攣を予防できます。

▼喉頭浮腫の予防

　喉頭浮腫予防のための抜管前のステロイド投与は、単回投与では効果を期待できませんが、抜管12時間前から4時間おきにステロイド（メチルプレドニゾロン20 mg）を投与することで、喉頭浮腫の発生率が減少します。また、抜管前に気管チューブのカフの空気を抜いて加圧時の空気漏れを確認するカフリークテストや内視鏡で喉頭浮腫の有無を確認できます。

▼気管支痙攣の予防

　麻酔覚醒時は、気管チューブや吸引操作の刺激で気管支痙攣を起こしやすい状態です。術前合併症に喘息がある場合には、気管支痙攣を誘発するような薬剤（β遮断薬・非ステロイド性消炎鎮痛薬・モルヒネ・スキサメトニウム塩化物・ネオスチグミンなど）の使用を避け、麻酔覚醒前に経気管的に気管支拡張薬を投与して、抜管時の気管支痙攣を予防します。

▼反回神経麻痺の予防

　適正サイズの気管チューブを使用し、適正なカフ圧管理を行うことで、麻酔が原因となる反回神経麻痺を避けることができます。

〈鈴木広隆、川村隆枝〉

［術後のトラブル］
過換気症候群

> **POINT**
> ▶過換気症候群は、精神的、生理的、環境的影響を受けて一回換気量増加と頻呼吸を生じる呼吸の調節障害
> ▶窒息感、空気飢餓感、胸部絞扼感などの呼吸困難感を主症状とする
> ▶指先・口周囲のチクチクした感覚障害、めまい、胸痛などの多彩な随伴症状とともにパニック発作を伴うことが多い
> ▶病的原因によって生じる過換気症状と鑑別することが重要

過換気症候群

通常過換気は、代謝の亢進に伴う炭酸ガス産生の増加に対する生理的反応、あるいは代謝性アシドーシスに対する呼吸性代償として発現し、血液のpHを狭い正常範囲に保ちます。

過換気症候群（hyperventilation syndrome：HVS）は、精神的、生理的、環境的影響を受けて、安静時に自らの代謝が必要とする以上の換気が持続し、呼吸中枢の制御を超えて動脈血二酸化炭素分圧（$PaCO_2$）が低下し、呼吸性アルカローシスに陥っている状態を指します。

若年女性に多く見られますが、男女問わずあらゆる年齢層に起こりうる病態です。

▼過換気症候群の症状

過換気による低二酸化炭素血症から冠動脈や脳動脈攣縮を起こしたり、ボーア効果（☞NOTE）による酸素飽和曲線の左方移動を生じ、脳や心臓への酸素供給が低下します（図3-15）。低二酸化炭素血症はさらに低カルシウム血症や低リン酸血症をまねき、症状

図3-15 酸素解離曲線とボーア効果

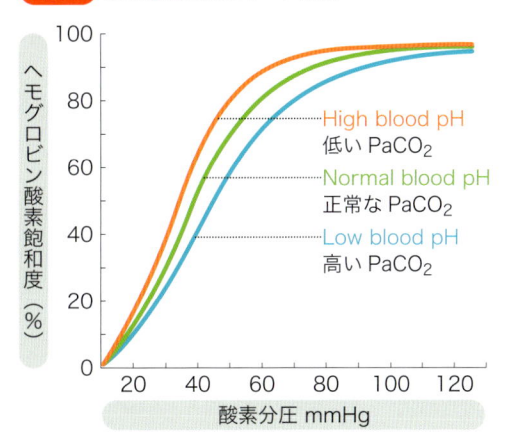

（グラフ：縦軸 ヘモグロビン酸素飽和度（％）、横軸 酸素分圧 mmHg）
High blood pH 低い $PaCO_2$
Normal blood pH 正常な $PaCO_2$
Low blood pH 高い $PaCO_2$

> **NOTE**
> **ボーア（Bohr）効果**
> 血液内の二酸化炭素量の変化による赤血球内のpHの変化によりヘモグロビンの酸素解離曲線が移動すること。二酸化炭素が低下するとヘモグロビンは酸素と強く結合して、末梢循環でも酸素を臓器に供給することができなくなる。

を多彩なものとします。

代表的な随伴症状として、冠動脈血流低下に伴う胸痛、洞結節・洞房結節の興奮性増加による頻脈・不整脈、脳血流低下と神経興奮性増加による頭痛、四肢・口周囲のチクチク感、アタキシア（運動失調）、不安、不隠、恐怖症、パニック、視野狭窄、痙攣、トルソー徴候（☞NOTE）やクボステック徴候（☞NOTE）などテタニー症状、筋硬直、筋肉痛、上腹部痛などがあげられます。

慢性や間欠的過換気症候群に分類される病型があり、ほとんど特徴的な症状を示さず、気分障害および不安障害など非特異的な身体症状だけを呈することがあります。

最近、安全管理上麻酔前投薬を行わない施設が増えており、精神的な緊張から周術期に過換気症候群を発症しやすくなっていると考えられます。

術後過換気を生じる他の原因

発熱・うつ熱による二酸化炭素産生増加、気胸、無気肺、胸水貯留、喘息発作、誤嚥性肺炎、肺塞栓症などの呼吸器系疾患、過剰輸液や異常高血圧、虚血性心疾患による急性左心・右心不全、貧血、急性腎不全、糖尿病性ケトアシドーシス、術中低血圧や長時間のターニケット解除後の代謝性アシドーシスへの代償反応、脳圧亢進、悪性高熱症、悪性症候群、セロトニン症候群、鎖骨下盗血症候群、アレルギー反応などを鑑別疾患として除外することが必要です。

過換気症候群の治療

過換気症候群の治療は、ビニール袋や紙袋を用いた呼気再呼吸法の他、ベンゾジアゼピン系やドロペリドール、ハロペリドールなどの鎮静薬が有効とされています。特に緊急を要する場合にはハロペリドールの持続静注がすすめられています。術直後に鎮静薬を静注する場合、呼吸抑制や無呼吸を生じる危険性に十分注意する必要があります。また、呼気再呼吸法を行う際には低酸素に陥らないように十分注意する必要があります。

文献
1) Mizuno J, Morita S, Itou Y, Honda M, Momoeda K, Hanaoka K.: Hyperventilation syndrome before induction of and after awakening from general anesthesia. Masui. 2009 Jun; 58 (6): 768-71
2) Thompson RJ.: the subclavian steal syndrome. Anaesthesia and Anaesthesia. 1986 Oct; 41 (10): 1026-8

図3-16 トルソー徴候

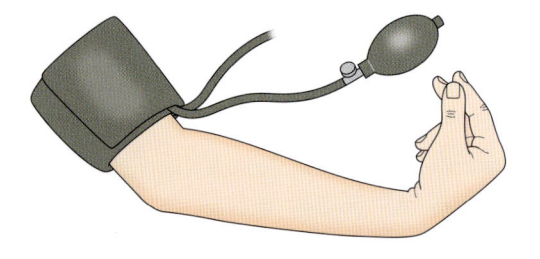

NOTE

トルソー（Trousseau）徴候
上肢に血圧計マンシェットを巻き、収縮期と拡張期の中間血圧で1～2分圧迫すると上肢の筋の攣縮により、手首と母指が屈曲し他の手指は伸展して手掌が凹む、いわゆる産科医の手と呼ばれる指位をとる（図3-16）。

NOTE

クボステック（Chvostek）徴候
耳介の前方、顎関節の上の部分（顔面神経の枝）をハンマーで軽くたたくと顔面筋と眼輪筋の痙攣が起こる。この徴候はマグネシウム欠乏症でも見られる。

3) Adachi H, Sakajiri M, Ueda Y, Adachi R, Umemura S: Hyperventilation syndrome diagnosed as an allergic reaction to local anesthetics--a case report. Shikai Tenbo. 1984 Aug; 64 (2): 399-403
4) Netter FH: Clinical manifestations of acute hypocalcemia. In The Ciba Collection of Medical Illustrations, vol 4. Summit, NJ: Ciba Pharmaceutical Company, 1965: 185.

〈片山勝之〉

[術後のトラブル]
嗄声

POINT
- ▶嗄声の原因は喉頭炎で、抜管直後の多くの症例に認められるが、数日以内に改善する
- ▶ラリンジアルマスクを使用した症例でも嗄声が認められることが少なくない
- ▶嗄声が長期間改善されない場合には、声帯損傷、反回神経麻痺、披裂軟骨脱臼などが考えられる

嗄声とは

発声は、呼気時に声門が閉鎖されて声帯の振動が起こり、空気に粗密波が生じて音が発生する現象です。正常な発声が行われるためには左右の声帯が正常に閉鎖することが必要で、声帯の形態異常や麻痺などのために声帯の閉鎖が悪くなると嗄声になります。

気管挿管後の嗄声は比較的頻度の高い合併症で、発生頻度は10〜50％程度と報告されています。しかし、これらのデータは麻酔覚醒・抜管直後のものではなく、麻酔覚醒直後や麻酔当日の嗄声の発生頻度はもっと高く、70％以上と考えられます。麻酔時間が長くなると嗄声の発生率は高くなります。嗄声が生じるのは、気管チューブや喉頭鏡の刺激により咽頭や喉頭の組織に炎症（喉頭炎）が生じるためと考えられています。ラリンジアルマスク使用後に嗄声が生じることも少なくありません。ラリンジアルマスク挿入時にマスクの先端が喉頭を刺激することがあり、また、ラリンジアルマスクのカフにより喉頭が背面から圧迫されて喉頭炎を生じ、嗄声となります。ラリンジアルマスクのカフ圧管理が不適切な場合には約半数の症例に嗄声が生じます。

▼長期間嗄声が改善されない場合

喉頭炎が原因の嗄声は術後3日以内にほぼ改善しますが、高齢者では嗄声が遷延しやすくなります。長期間嗄声が改善されない場合は、声帯損傷、反回神経麻痺、披裂軟骨脱臼などの重篤な障害が考えられます。

・声帯損傷

声帯損傷は太すぎる気管チューブの使用や、乱暴な挿管操作、長期間の挿管が原因となって発生します。声帯損傷の結果として、声帯の炎症、損傷部の肥厚、声帯ポリープや声帯肉芽腫を生じ、徐々に嗄声が増悪します。

・反回神経麻痺

反回神経は気管チューブの深さが浅すぎる場合に声門下部でカフに圧迫され、一過性の麻痺を生じることがあります。また、頸部や胸部の手術操作により損傷・切断される場合があります。反回神経麻痺が生じた場合は麻

痺側の声帯麻痺が生じ、嗄声となります。

・披裂軟骨脱臼

　披裂軟骨脱臼はまれな合併症です。披裂軟骨は声門の背側に位置し、輪状軟骨と関節を形成し、声帯が付着しています。披裂軟骨脱臼とは披裂軟骨に外力が加わることにより輪状軟骨との関節が脱臼し、正常な位置よりも内側または外側に偏位することです。披裂軟骨脱臼が生じると声帯の正常な緊張が得られなくなり嗄声が生じます。乱暴な喉頭展開や強引または盲目的な挿管操作の結果として生じます。ラリンジアルマスクを強引に挿入した場合や、カフ圧管理を適切に行わなかった場合にも披裂軟骨脱臼が生じることがあります。

嗄声への対応

　気管挿管に起因する術後の嗄声は大部分が3日以内に改善します。経過観察で症状が改善することがほとんどです。しかし、嗄声が10日以上改善しない場合には声帯損傷や反回神経麻痺、披裂軟骨脱臼を疑って治療を開始します。喉頭ファイバースコープで声帯障害の有無や発声時の声帯の動きを観察、喉頭断層撮影、CT、筋電図などで反回神経麻痺や披裂軟骨脱臼を診断しますが、耳鼻咽喉科専門医による診断・治療が必要です。

　反回神経麻痺は、気管挿管が原因となる一過性の神経麻痺の場合は術後数か月で症状が改善しますが、手術操作が原因で神経を切断した場合には嗄声が持続します。

　披裂軟骨脱臼は治療開始が遅れると輪状披裂関節の線維化が進行し、整復が困難になると考えられるため、早期に治療を開始することが必要です。

嗄声予防

　嗄声予防の方法は ①声帯への刺激を最小にすること、②反回神経を圧迫しないこと、③披裂軟骨に外力を加えないことです。

❶ 声帯への刺激を最小にすること

　声帯への刺激を最小にする方法として、適切な太さの気管チューブを選択すること、気管挿管の時間を短くすること、マスクで管理できる症例は挿管しないこと、ラリンジアルマスクなど低侵襲の気道確保器具を選択すること、および麻酔導入時には筋弛緩薬を使用して喉頭展開を容易にし、声門を直視下で確認して挿管することがあげられます。

❷ 反回神経を圧迫しないこと

　反回神経圧迫を避けるには、気管チューブを適切な深さで固定し、カフ圧計を使用して適正なカフ圧を維持します。

❸ 披裂軟骨に外力を加えないこと

　披裂軟骨脱臼予防のためには、喉頭鏡ブレードの先端を正しい位置にかけること、喉頭展開は必要最低限の力で行うこと、挿管時に気管チューブが引っかかった場合には無理に進めないこと、ラリンジアルマスク挿入時に抵抗があった場合には無理に進めないことがあげられます。また気管チューブだけではなく胃管や経食道エコーのプローブを挿入する際にも同様の注意が必要です。

〈鈴木広隆、川村隆枝〉

[術後のトラブル]
手術創の疼痛

POINT
- ▶創部痛は術後2〜6時間が強いために、早急な対応が管理の質を向上させる
- ▶疼痛評価を客観的に行い、疼痛の程度を共有する
- ▶疼痛の種類を把握し、適切な鎮痛法を選択する

麻酔のトレンドと創部痛

　近年の麻酔薬のトレンドは、作用発現時間の短縮と作用持続時間の短縮という方向に向かっています。バランス麻酔のファクターである鎮痛はレミフェンタニル塩酸塩へ移行し、鎮静薬はセボフルランやプロポフォール、デスフルランへ、また、筋弛緩薬もロクロニウム臭化物へ移行しました。そして拮抗薬はスガマデクスナトリウムへ移行するというように、すべての薬剤は「早く効き、早く切れる」ことが近年のトレンドになっています。

　鎮痛薬であるレミフェンタニル塩酸塩は持続投与後の血中濃度の半減期は約3分であるため、術後鎮痛計画は術中から行います。それでも、硬膜外カテーテルの位置が不適切であったり、フェンタニルクエン酸塩やモルヒネ塩酸塩の投与が不十分であると、覚醒時に予想外の疼痛を訴えることがあります。

疼痛の鑑別

　術後疼痛の原因部位は多岐に渡りますが

表3-26　術後痛の原因部位

- 皮膚、皮下組織、粘膜
- 筋肉、筋膜
- 骨、骨膜、関節、関節嚢、靱帯
- 胸膜・腹膜
- 創部炎症
- 内臓神経
- 末梢神経
- 中枢神経

（表3-26）、局在性、疼痛発症の時期や経過、種類、強さや胸膜・腹膜刺激症状、腸管蠕動音、創部の色や張り、ドレーン内容などの臨床所見によって、疼痛治療を優先してよい創部痛と炎症、出血、イレウス、吻合不全、縫合不全などを鑑別します。

創部痛の経過と問題

　一般に創部痛は術後2〜6時間の期間がもっとも強いですが、この後急速に減少して、術後24〜48時間で鎮痛薬が必要ない程度にまで改善します。

　創部痛は、交感神経活動を活発にして、血圧上昇、頻脈、酸素消費量増加をきたし、咳嗽を抑えることで浅呼吸となることから、循

環器系や呼吸器合併症の原因となり得ます。また、創部痛による離床の遅れは深部静脈血栓症（DVT）発症や術後回復強化（ERAS：enhanced recovery after surgery）プロトコールにも影響します。

術後痛の種類

体性痛と内臓痛に分けられます。体性痛は、痛みを感じる部位が特定できて、刺し込むような痛みです。それに対して、内臓痛は、痛みの部位が明確でなく、締めつけられる痛みです。加えて、さする、ほかのことを考えるなど（修飾）により痛みが変化することも特徴です（表3-27）。内臓痛で局在性がはっきりしないのは痛覚神経分布が粗であるためと考えられています。開腹胃切除術後の疼痛は主に創部痛である体性痛、腹腔鏡下胆嚢切除術後では内臓痛が主体となります。

疼痛の評価

疼痛を客観的に評価することが大切です。疼痛を体動時、安静時に分けて視覚的アナログスケール（VAS：visual analogue scale、図3-17）、または痛みの程度を0〜10の数で表現する数値的評価スケール（NRS：numerical rating scale、図3-18）などを用い

表3-27 体性痛と内臓痛の違い

	体性痛	内臓痛
性質	鋭い	鈍い
局在性	明瞭	不明瞭
神経線維	Aδ線維	C線維
修飾	されない	される
効果的な治療法	硬膜外麻酔、NSAIDs	オピオイド、NSAIDs

図3-17 VAS

```
痛みはない                これ以上の痛みはないくらい痛い
0                              100（mm）
```

100 mmの直線を示し、その左端を「痛みはない」状態、右端を「これ以上の痛みはないくらい強い（これまで経験した一番強い痛み）」状態として、現在感じている痛みが直線上のどの位置にあるかを示す方法。診療の場でもっとも多く使われているツール。

図3-18 NRS：数値評価スケール

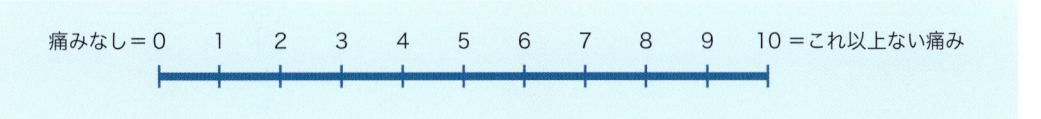

```
痛みなし＝0  1  2  3  4  5  6  7  8  9  10＝これ以上ない痛み
```

痛みを「0：痛みなし」から「10：これ以上ない痛み（これまで経験した一番強い痛み）」までの11段階として、数字を選択する方法。NRSは国際的に痛みの評価ツールとして合意されているスケールで、痛みの変化を調べるのに意義があるとされている。

［術後のトラブル］手術創の疼痛

ると疼痛の程度が患者と医療スタッフ間、医療スタッフ同士で共有ができます。

鎮痛薬の種類と効果（体動時痛と安静時痛）

硬膜外麻酔は疼痛刺激の伝導を脊髄後角でブロックしているため、安静時痛にも体動時痛にも有効です。フェンタニルクエン酸塩は大脳皮質で疼痛をブロックしているため、安静時痛はフェンタニルクエン酸塩でコントロールが可能ですが、体動時痛のような突然起こる大きな疼痛には効果が弱く、体動時痛をコントロールできるほどにフェンタニルクエン酸塩を投与すると呼吸抑制や悪心・嘔吐などの副作用が出現します。

術後鎮痛薬の種類と投与経路は表 3-28 に示す通りですが、投与方法には単回投与、間欠投与、持続投与、自己調節鎮痛（PCA：patient controlled analgesia）などがあります。

表 3-28 術後鎮痛薬の種類と投与経路

- 非ステロイド性鎮痛薬（NSAIDs）の経口、経直腸、静脈内投与
- オピオイド（麻薬、非麻薬性オピオイド）の経口、経直腸、皮下、筋肉内、静脈内投与
- 局所麻酔薬による硬膜外麻酔、神経ブロック、創部の局所麻酔
- オピオイドの硬膜外投与

文献
1) Kapila A, Glass PS, Jacobs JR, et al. Measured context-sensitive half-times of remifentanil and alfentanil. Anesthesiology, 83 (5), 968-75, 1995.
2) Williamson A, Hoggart B. Pain: a review of three commonly used pain rating scales. J Clin Nurs, 14 (7), 798-804, 2005.

〈高木俊一〉

[術後のトラブル]
悪心・嘔吐

> **POINT**
> ▶ 危険因子を知るとPONVの発症を予測できる
> ▶ PONVの発症率が40％を超えると予測される場合には予防をする
> ▶ PONVの予防や治療は多剤併用が効果的である

術後悪心・嘔吐（PONV）とは

術後悪心・嘔吐（PONV：postoperative nausea and vomiting）は創部痛と同等か、それ以上に辛いものです。同時に手術創に緊張を与えることで創部の安静が保てないばかりではなく、術後痛の増強、麻酔薬の残存による覚醒不良や気道反射が低下している場合には誤嚥の原因にもなります。

▼原因検索

オピオイドの使用、腹部膨満、口腔内血液の存在などの原因を除去します。

▼危険因子

PONVの危険因子は、患者因子、麻酔因子、手術因子、術後因子に分けられます（表3-29）。

PONVの危険因子数と発症率

PONVの発症率は危険因子の中から当てはまる数によって予測することができます（表3-30）。危険因子数が2つ以上あれば

表3-29 成人におけるPONVの危険因子

患者因子	●女性 ●非喫煙者 ●PONV既往、動揺病
麻酔因子	●2時間以内の揮発性麻酔薬使用 ●亜酸化窒素使用 ●術中、術後のオピオイド使用
手術因子	●手術時間（PONVの確率が30分ごとに60％増加する、基礎リスク10％であるものが30分後に16％になる） ●術式（腹腔鏡、耳鼻咽喉科、脳神経外科、乳房、斜視、開腹術、形成外科）
術後因子	●術後疼痛 ●オピオイド使用 ●強制的経口摂取 ●低ナトリウム血症 ●低クロール血症

（文献1より引用。一部改変）

PONVの発症率は40％以上と予測されます。PONVの発症率が40％を超えるようであれば予防対策を考慮します。

▼悪心・嘔吐スコア

悪心・嘔吐スコア（表3-31）は4段階に評価し、2以上を治療の対象とします。悪心・嘔吐スコアを使用し、客観的に評価することにより、PONVの程度を患者と医療スタッフ間、また医療スタッフ同士で共有ができます。

表3-30 PONVの危険因子数と発症率

危険因子	当てはまる危険因子数	PONV発症率（%）
●女性 ●非喫煙 ●PONVや乗り物酔いの既往 ●術後オピオイド使用	0	10
	1	20
	2	40
	3	60
	4	80

（文献2より引用一部改変）

表3-31 悪心・嘔吐スコア

0	まったくない
1	軽い悪心がある
2	強い悪心がある
3	嘔吐している

表3-32 PONVを予防する麻酔法

- 区域麻酔の使用
- プロポフォールによる導入と維持
- 手術中の酸素投与
- 水分負荷
- 亜酸化窒素の不使用
- 揮発性麻酔薬の不使用
- 術中、術後のオピオイドの使用を最小限にする
- ネオスチグミンの使用を最小限にする

（文献1より引用一部改変）

PONVを予防する麻酔法

PONVが予測される症例は麻酔法を選択するときに表3-32を遵守することでPONVの発症は抑えられます。

PONVの予防と治療

▼薬剤によるPONVの予防と治療（表3-33）

PONV予防には多剤併用が効果的でありますが、それでもハイリスク群では30%に起こります。

表3-33 PONVの予防と治療に用いる薬剤

制吐薬		予防量	治療量	投与時期	注意点
5-HT₃受容体拮抗薬	オンダンセトロン	4 mg iv	1 mg iv	手術終了時	
	グラニセトロン	40 μg iv	10 μg iv		
ドパミン受容体拮抗薬	ドロペリドール	0.625～1.25 mg iv			QT延長
	メトクロプラミド	10～20 mg iv			
	クロルプロマジン	10～50 mg iv			眠気
抗ヒスタミン薬	ヒドロキシジン	25～50 mg iv			眠気
	プロメタジン	12.5～25 mg iv			眠気
副腎皮質ホルモン	デキサメタゾン	4～10 mg iv		手術開始時	作用発現時間

（文献1より引用一部改変）

▼薬物を用いない PONV の予防と治療

内関（P6）を刺激することにより、薬物と同程度の効果が得られます。内関は長掌筋腱と橈側手根屈筋腱との間で、手首から 3 横指中枢にあります（図 3-19）。

図 3-19 内関の位置

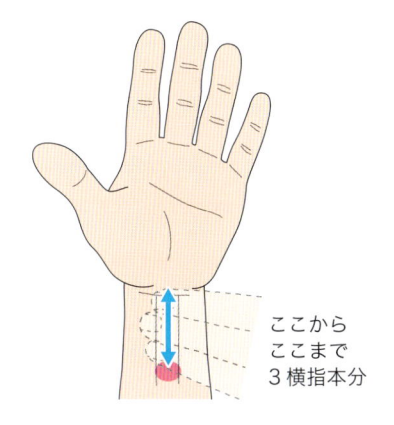

ここから
ここまで
3 横指本分

文献

1) Gan TJ, Meyer T, Apfel CC, et al. Consensus guidelines for managing postoperative nausea and vomiting. Anesth Analg, 97 (1), 62-71, 2003.
2) Apfel CC, Kranke P, Eberhart LH, et al. Comparison of predictive models for postoperative nausea and vomiting. Br J Anaesth, 88 (2), 234-40, 2002.
3) White PF, O'Hara JF, Roberson CR, et al. The impact of current antiemetic practices on patient outcomes: a prospective study on high-risk patients. Anesth Analg, 107 (2), 452-8, 2008.
4) Lee A, Done ML. The use of nonpharmacologic techniques to prevent postoperative nausea and vomiting: a meta-analysis. Anesth Analg, 88 (6), 1362-9, 1999.

〈高木俊一〉

［術後のトラブル］
シバリング

> **POINT**
> ▶シバリングは低心肺機能症例には危険な合併症である
> ▶体温調節中枢は視床下部にあり、体温調節の目標値であるセットポイントは麻酔薬で低下する
> ▶シバリングの予防と治療の基本は保温と加温であるが、治療薬としてはペチジン塩酸塩が速効性があり効果的である

シバリングとは

　シバリングとは、全身の筋肉の小刻みな不随意運動のことです。術後に起こるシバリングは自己の意思ではコントロールできないものであり、シバリングによって創部の安静が保てないために疼痛が強くなったり、酸素消費量も急激に増加して心負荷が増えるとともに、高血圧、頻脈などが起こるために、低心肺機能症例には非常に危険な合併症です。

▼体温調節中枢とセットポイント

　体温調節は視床下部にある体温調節中枢で管理されています。体温調節中枢で保つべき目標温度と範囲が決められていますが、その目標温度をセットポイントといいます。
　通常はこのセットポイントを中心とした狭い範囲に体温は調節維持されていますが、手術中は麻酔薬、特にオピオイドによりセットポイントは低下するとともに調節される許容範囲も広くなります。これとは逆に手術侵襲によって炎症性サイトカインが産生された

り、手術部位の炎症によりセットポイントは上昇しますが、手術中は麻酔薬の作用のほうが体温調節中枢に強く影響するので低体温となることが多いのです。

▼体温調節反応

　体温調節反応は、意識的な行動性体温調節反応と無意識な自律性体温調節反応に分けられ、自律性体温調節反応には体温調節性末梢血管応答、非ふるえ熱産生（交感神経系を介する熱産生）、体温調節性シバリングがあります。麻酔中は、当然ですが行動性体温調節反応はできないので、また、麻酔薬により自律神経体温調節反応である血管収縮、交感神経、シバリングのすべてが抑制されるために、必然的に低体温になりやすいのです。

▼シバリングの機序

　麻酔からの覚醒とともにセットポイントは、本来の状態である正常または高温（炎症やサイトカインの影響）に戻ります。フェンタニルクエン酸塩やモルヒネ塩酸塩により抑制されていたセットポイントは薬剤濃度低下

表 3-34 シバリングの予防と治療

		使用法	治療効果
体温管理 （保温、加温）	室温調節 輸液の加温 加温マットの使用 温風式加温装置の使用 アミノ酸輸液の使用	セットポイントまで中枢温を上昇させる	◎
オピオイド	ペチジン フェンタニル モルヒネ ブトルファノール	0.5〜1 mg/kg iv 0.5〜1 μg/kg iv 1〜5 mg iv 0.02〜0.04 mg/kg iv	◎ ○ ○ ○
NSAIDs	フルルビプロフェンアキセチル	50 mg iv or div	○（速効性なし）
硬膜外麻酔	局所麻酔薬	Th$_{10}$までブロックするとセットポイントは0.4〜0.7℃下がる	○
マグネシウム	硫酸マグネシウム	50 mg/kg iv or div 最大 2 g	○

とともにセットポイントは徐々に上昇し、許容範囲は狭くなります。これと同時に体温も徐々に上昇するために、セットポイントと実際の体温とのあいだにギャップができないのでシバリングは起こりにくいのです。

しかし、最近頻用されるレミフェンタニル塩酸塩は作用時間が非常に短いため、レミフェンタニル麻酔時は、麻酔覚醒と同時に薬剤濃度が急速に低下すると同時にセットポイントは急上昇します。これに対して体温は徐々に上昇するので実際の体温とのあいだにギャップが生まれることによりシバリングが起こると考えられています。

シバリングの予防と治療（表 3-34）

シバリングの予防と治療ともに保温と加温が基本となりますが、中枢温が 38℃ を超えないとシバリングが治まらないこともあります。このような場合には、体温調節中枢におけるセットポイントを低くして許容範囲を広げるためにペチジン塩酸塩の使用がもっとも効果的です。また、硬膜外麻酔を使用している場合にはボーラス投与も効果があります。

文献
1) De Witte J, Sessler DI. Perioperative shivering: physiology and pharmacology. Anesthesiology, 96 (2), 467-84, 2002.
2) Ozaki M, Kurz A, Sessler DI, et al. Thermoregulatory thresholds during epidural and spinal anesthesia. Anesthesiology, 81 (2), 282-8, 1994.

〈高木俊一〉

[術後のトラブル]
電解質異常（低ナトリウム血症）

> **POINT**
> ▶低ナトリウム血症とは、血清ナトリウム（Na）濃度が 135 mEq/L 以下になることをいう
> ▶低ナトリウムの程度により、軽い倦怠感から、頭痛、悪心・嘔吐、意識障害、痙攣などの重篤な症状まで出現する
> ▶周術期には低ナトリウム血症に陥る数多くの誘因が存在する
> ▶低ナトリウム血症は原因と重症度に応じた治療を行うことが重要である
> ▶急激な Na 補正は恒久的な浸透圧性橋中心髄鞘崩壊症を招く危険性がある

低ナトリウム血症とは

生理学的に血清 Na 濃度は以下の式から導かれます（Edelman の等式）。

$$血清 Na^+ 濃度 = (体内総 Na^+ 濃度 + 体内総 K^+ 量)/TBW$$

この関係から低ナトリウム血症は、体内の総 Na 量に対して体内総水分量（TBW）が相対的に過剰な病態と定義されます。つまり TBW の増加か、溶質（Na^+ または K^+）の減少か、あるいはその組み合わせによって発症することになります。

ヒトには血清 Na 濃度を感知して体液量を調節する系（抗利尿ホルモン、ADH）、体液量を感知して溶質量を調節する系（レニン-アンギオテンシン-アルドステロン系）、体液量を感知して体液量を調節する系（HANP、BNP）があり、正常では体液量と血清 Na 値が一定に保たれています。これらの調節系が破綻すると低ナトリウム血症をまねくことになります。

低ナトリウム血症の症状

急性発症の低ナトリウム血症の血清 Na 濃度と臨床症状の関係を**表 3-35** に示しまし

表 3-35 低ナトリウム血症の臨床症状

血清 Na 濃度(mEq/L)	臨床症状
130〜135	一般に無症状
120〜130	軽度の疲労感、虚脱感
110〜120	頭痛、悪心、食欲不振、精神錯乱
100〜110	痙攣、昏睡
100 以下	死亡

た。消化器症状（悪心・嘔吐、食欲不振）、精神症状（無力感、倦怠感、意識障害、傾眠）、神経症状（痙攣、病的反射）などの症状が、血清Na濃度に比例して重症化します。最重症の場合脳浮腫から脳ヘルニアを起こし死亡します。慢性低ナトリウム血症では急性発症の場合に比べ若干臨床症状が軽くなります。

低ナトリウム血症の分類と診断

低ナトリウム血症の分類と診断手順を図3-20に示しました。

▼細胞外液量減少を伴う低ナトリウム血症
（欠乏性低ナトリウム血症）

細胞外液減少を上回るNa減少が生じている場合に生じます。腎臓が体液量減少に反応せずNaを尿中に排出してしまった場合には尿中Na^+濃度は20 mEq/L以上になります。これには尿細管障害、中枢性塩類喪失症候群、アジソン病（副腎不全）、サイアザイト系利尿薬の影響などがあります。腎臓が体液減少に反応しNaを水とともに再吸収している場合には、尿中Na^+濃度は20 mEq/L以下に低下します。これにはNaを腎外から喪失する疾患、つまり嘔吐、下痢や、サードスペース（☞p.64）にNaが失われる熱傷、重症膵炎、外傷などがあります。

▼水過剰
（正常循環血液量性低ナトリウム血症）

ADH増加（オピオイド、クロルプロパミド、バルビツール類、疼痛、情動ストレス、陽圧呼吸、）、SIADH（@NOTE）、甲状腺機能低下症、ACTH単独欠損症などがあげられます。この群では尿中Na濃度が20 mEqを超え、尿浸透圧もあまり低下しませんが、多飲

図3-20 低ナトリウム血症の分類と診断手順

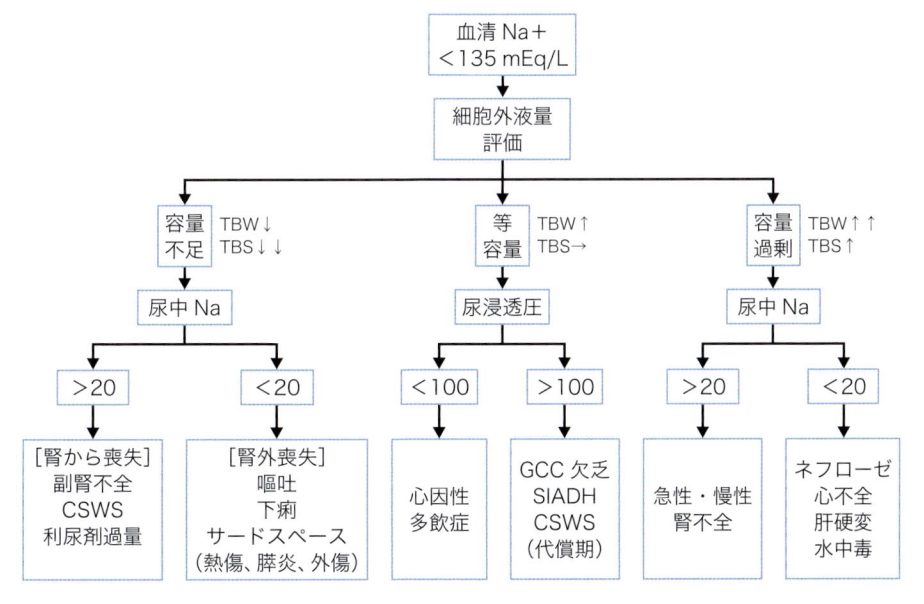

```
                          血清 Na+
                        <135 mEq/L
                              │
                         細胞外液量
                           評価
        ┌─────────────────────┼─────────────────────┐
      容量                    等                    容量
      不足   TBW↓           容量   TBW↑          過剰   TBW↑↑
             TBS↓↓                 TBS→                 TBS↑
        │                      │                      │
      尿中Na                 尿浸透圧                尿中Na
      ┌──┴──┐              ┌──┴──┐              ┌──┴──┐
     >20    <20           <100   >100           >20    <20
      │      │              │      │              │      │
  [腎から喪失] [腎外喪失]    心因性  GCC欠乏       急性・慢性 ネフローゼ
   副腎不全   嘔吐          多飲症  SIADH          腎不全    心不全
   CSWS     下痢                  CSWS                     肝硬変
   利尿剤過量 サードスペース        （代償期）                 水中毒
            （熱傷、膵炎、外傷）
```

低ナトリウム血症への診断的アプローチ（Therapy in Nephrology and Hypertension[#1]より改変）
CSWS：中枢性塩類喪失症候群、GCC：グルココルチコイド、SIADH：ADH分泌異常症候群、
TBW：体内水分総量、TBS：体内総Na量

症では尿中Na濃度は10 mEq以下となり尿浸透圧も100 mOsm/L以下に低下します。

▼細胞外液過剰（希釈性低ナトリウム血症）

腎臓のナトリウム保持能力低下（肝硬変、心不全、急性腎不全、ネフローゼ症候群）、TUR症候群（☞NOTE）、多量の低Na輸液などが原因疾患としてあげられます。

▼偽性低ナトリウム血症

脂質異常症（高脂血症）、高蛋白血症があると血清Na量は変わらないのにもかかわらず、血清濃度としては低く測定されてしまいます。また高血糖がある場合には細胞内の水分が細胞外に移動するため血清Na濃度が低下します。

周術期にはADH分泌を促すストレスやオピオイド投与、陽圧呼吸などの因子や低張輸液過剰投与、経尿道的処置やレゼクトスコープ処置で電解質を含まない等張液を大量に用いることで起こるTUR症候群など、低ナトリウム血症を発症する大きな潜在的リスクがあります。

低ナトリウム血症の治療

低ナトリウム血症の分類に基づいた各原因疾患への治療に加えて、Na投与による補正（☞NOTE）を行いますが、急速な補正を行うと浸透圧性脱髄症候群（☞NOTE）を発症させる危険性が出てきます。具体的には、「血清Na濃度を0.5 mEq/L/時間以上の速さでNaを補正すべきでない」、あるいは「1日に10 mEq/L以上の速さで補正すべきではない」とされています。

循環血液量が低下している場合には、生理食塩水の点滴を行います。循環血液量が正常なADH分泌過剰、SIADHの場合には、厳密な水分制限に加えて生理食塩水の点滴とフロセミド投与が必要で、さらにバゾプレッシンV₂受容体拮抗薬のフィズリン錠®（モザバプタン塩酸塩）やサムスカ®（トルバプタ

> **NOTE**
>
> **SIADH（ADH分泌異常症候群）**
> ADHは正常では視床下部の浸透圧受容体細胞で血液の浸透圧変化を捉えて、高浸透圧（高ナトリウム血症など）のときに放出されて、集合管で選択的に水の再吸収を促し、尿濃縮を起こすホルモンである。SIADHはADHの分泌過剰、またはADHに対する感受性亢進により発症する。がん（特に小細胞肺がん）、髄膜炎、ADH産生腫瘍、周術期のストレス、疼痛、陽圧呼吸などさまざまな病態で発症する。

> **NOTE**
>
> **TUR症候群**
> 経尿道的処置で発症する低ナトリウム血症をTUR症候群と称するが、子宮鏡処置でも同様の病態を呈する。長時間手術（1時間以上）、高い灌流液圧（>30 mmHg）、大きな前立腺（>45 g）がリスクファクターとなる。低ナトリウム血症、過剰体液による肺水腫、心不全、グリシン中毒が古典的三徴とされる。

> **NOTE**
>
> **ナトリウム（Na）の欠乏量**
> 以下の計算で得られる。
> （140−血清Na濃度）×TBW
> ここでTBWは男性では0.6×体重（kg）、女性では0.5×体重（kg）とする。
> 等張生理食塩水には154 mEq/LのNaが含まれるため、Na欠乏量÷154×1000が補正に必要な等張生理食塩水量（mL）となる。

> **NOTE**
>
> **浸透圧性脱髄症候群**
> 以前は橋中心髄鞘崩解症と呼ばれた。急速な低ナトリウム補正により、橋および脳の他の領域の脱髄が発症する。恒久的な弛緩性麻痺、構音障害、嚥下障害、閉じこめ症候群が起こる。アルコール中毒や栄養障害がある場合に発症しやすくなる。

ン）が用いられることがあります。

　循環血液量が増加している場合には、水分制限と塩分制限を行い、フロセミドを投与します。症状がある場合には生理食塩水の点滴を行いますが、溢水が著明な場合には持続血液ろ過などの血液浄化を併用します。

文献
1) Halterman R, Berl T: Therapy of dysnatremic disorders. In Brady H, Wilcox C: Therapy in Nephrology and Hypertnsion. Philadelphia, WB Saunders, 1999, p256

〈片山勝之〉

[術後のトラブル]
限局した運動神経麻痺・片麻痺

> **POINT**
> ▶術後に運動神経麻痺や片麻痺が発見された場合、頭蓋内病変や脊柱管内病変の有無によって対応が全く異なってくる
> ▶頭蓋内病変や脊柱管内病変が原因の場合、超緊急の処置を必要とする
> ▶末梢神経障害が原因の場合には、医原性要因の有無、患者側誘因の有無について検討し、慎重にフォローアップしていく

術後末梢神経症状

　術後末梢神経障害は全症例の約1％に発生するといわれていますが、不可逆的な神経学的合併症の発生率は約0.01％とされています。その多くは何らかの機械的な障害を原因としていますが、局所の炎症反応を原因とする術後炎症性神経障害という病態もあることがわかってきました。

▼術中脳梗塞・脳出血によるもの

　限局した運動神経麻痺の原因として頻度は低いと考えられますが、周術期脳梗塞は一般外科手術で0.08〜0.7％、心臓血管手術では8〜10％の症例で発症するとされています。臨床上せん妄として扱われている症例も多いため、実際の脳梗塞発症頻度はさらに高いことが予想されています。特にβブロッカーを使用していると脳梗塞の発症率が高まることが明らかになってきており注意が必要です。脳梗塞の場合、CTでは早期診断が難しいためMRI検査が必要になります。

▼手術の影響によるもの

1）術野での神経圧迫や神経損傷
・骨盤内手術による腰仙骨神経叢圧迫
　帝王切開術や婦人科手術の際の開創器による腰仙骨神経叢圧迫により神経障害が発生し、下肢のしびれ、知覚低下、股関節外転障害、下垂足が発生する可能性があります。

・腰椎手術後の馬尾症候群
　発生率は0.08〜0.2％とされ、両下肢の疼痛や運動麻痺、サドル型知覚消失、膀胱直腸障害、性機能障害などの症状を生じます。

・関節鏡視下手術時の刺入点作成時の末梢神経障害
　肩関節、膝関節で、それぞれ0.03％、0.06％の発生率と報告されています。

- 人工関節置換術

    膝関節置換では総腓骨神経障害、股関節置換では大腿神経、坐骨神経、総腓骨神経障害が起こる危険性があります。

- 腸骨からの採骨に伴う外側大腿皮神経損傷
- 胸骨縦切開時の開創器による間接的な腕神経叢障害

2) ターニケット使用に伴うもの

通常圧迫時間が2時間を超えた場合発生する危険性があります。圧迫性一過性神経伝導障害や筋区画症候群による末梢神経障害が発症します。前者の場合には保存的治療によって回復しますが、後者の場合には緊急の筋膜切開が必要になります。

▼麻酔の影響によるもの

1) 脊椎・硬膜外麻酔による脊髄損傷や神経根損傷によるもの

脊椎くも膜下ブロック、硬膜外ブロックによる神経障害の発生頻度はそれぞれ0.34/10,000回穿刺と0.24/10,000回穿刺と報告されています。通常穿刺時に放散痛や電撃痛を訴え、術後にしびれや痛みが数か月持続します。

2) 伝達麻酔による末梢神経障害

使用する金属針によって神経線維そのもの、あるいは末梢神経を保護している神経周膜が損傷されると神経障害を生じます。神経周膜の内側に局所麻酔薬を注入してしまう神経内注入によっても神経に虚血を招き障害を起こすことが知られています。

3) 脊椎・硬膜外麻酔による脊髄出血によるもの

- 硬膜外麻酔に伴う硬膜外出血・血腫

    血液凝固に問題のない場合でも15万人に1人の割合で発生するとされています。硬膜外麻酔をされている患者でも術後下肢の運動神経麻痺が続く場合には必ず疑わなければなりません。血腫による圧迫症状が出現後8時間以内に脊髄除圧手術を行えば、機能回復できる可能性が高いため、早急にMRIによる確定診断が必要となります。

- 脊椎麻酔に伴う脊髄血腫

    血液凝固に問題のない場合でも22万人に1人の割合で発生するといわれています。硬膜外麻酔の場合と同様の診断、治療が必要です。

4) 血管確保時の末梢神経障害

- 橈骨神経（知覚浅枝）障害

    橈側皮静脈は穿刺されることが多い血管ですが、橈骨の茎状突起より中枢側12 cmまでの部分では橈骨神経と交叉しており、実は神経障害を起こしやすい場所です（図3-21）。

- 正中神経障害：肘正中皮静脈穿刺
- 腕神経叢障害：内頸静脈穿刺

図3-21 穿刺が危険な橈側皮静脈の末梢側

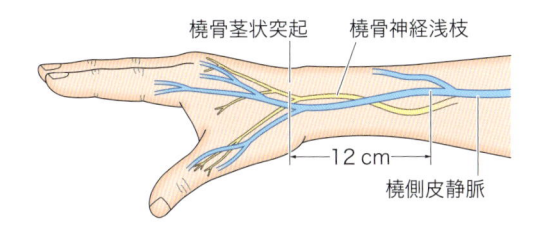

▼体位の影響によるもの

　代表的な体位を**図 3-22** に示しましたが、患者側の要因として、痩せ（BMI＜20）、糖尿病、出血傾向、低血圧、低体温、動脈硬化、アルコール中毒、ビタミン欠乏症、悪性腫瘍があると神経障害を起こしやすいと考えられています。

文献

1) Staff NP, Dyck PJ. Et al: Post-surgical inflammatory neuropathy. Brain. 2010 Oct; 133 (10): 2866-80. Epub 2010 Sep 15.
2) POISE Study Group: Effects of extended-release metoprolol succinate in patients undergoing non-cardiac surgery (POISE trial): a randomised controlled trial. Lancet. 2008 May 31; 371 (9627): 1839-47. Epub 2008 May 12.
3) Vialle R, Mercier P. et al.: Anatomic relations between the cephalic vein and the sensory branches of the radial nerve: How can nerve lesions during vein puncture be prevented? Anesth Analg. 2001 Oct; 93 (4): 1058-61.
4) 野村岳志：機械的神経損傷．周術期の神経障害―基礎的・臨床的エビデンスを踏まえて―．佐倉伸一編，東京，真興交易㈱出版部，42-49，2006.
5) 紫藤明美：体位と神経障害．周術期の神経障害―基礎的・臨床的エビデンスを踏まえて―．佐倉伸一編，東京，真興交易㈱出版部，16-27，2006.

〈片山勝之〉

図 3-22 代表的な体位の障害されやすい神経

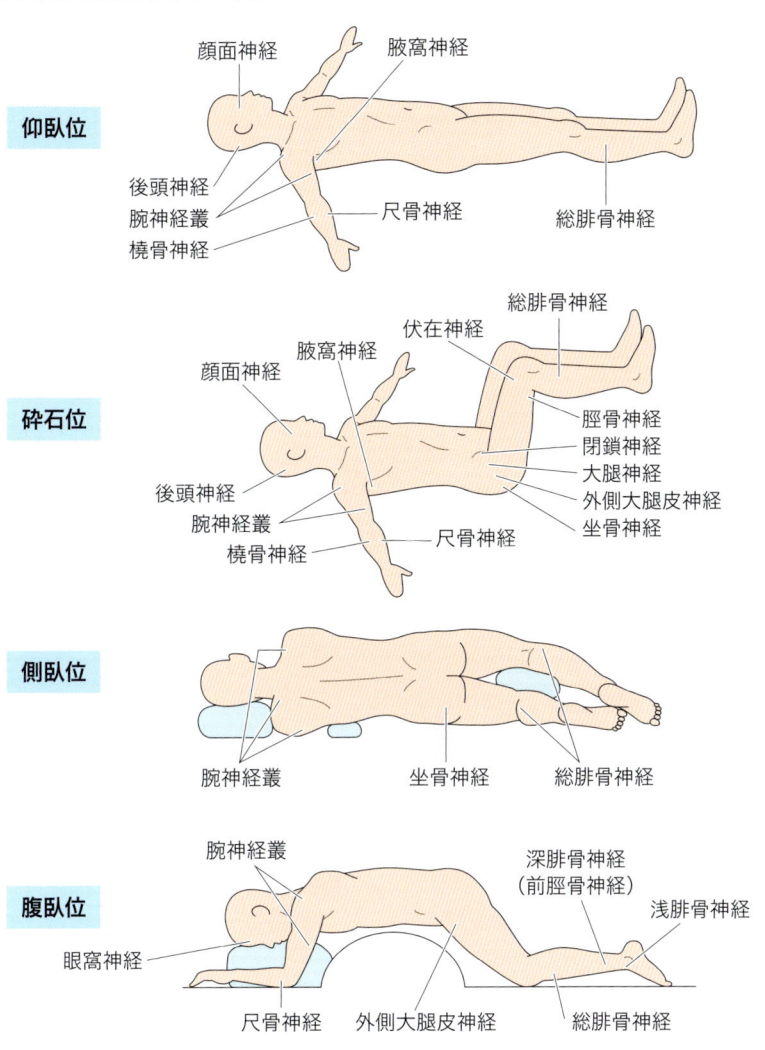

仰臥位: 顔面神経、腋窩神経、後頭神経、腕神経叢、橈骨神経、尺骨神経、総腓骨神経

砕石位: 顔面神経、腋窩神経、伏在神経、総腓骨神経、脛骨神経、閉鎖神経、大腿神経、外側大腿皮神経、坐骨神経、後頭神経、腕神経叢、橈骨神経、尺骨神経

側臥位: 腕神経叢、坐骨神経、総腓骨神経

腹臥位: 腕神経叢、深腓骨神経（前脛骨神経）、浅腓骨神経、眼窩神経、尺骨神経、外側大腿皮神経、総腓骨神経

1. 仰臥位における腕神経叢、後頭神経、総腓骨神経の障害
2. 砕石位における総腓骨神経、坐骨神経、大腿神経、外側大腿皮神経、閉鎖神経、伏在神経、脛骨神経、腕神経叢、後頭神経の障害
3. 側臥位における腕神経叢、坐骨神経、総腓骨神経の障害
4. 腹臥位における眼窩神経、尺骨神経、外側大腿皮神経、総腓骨神経、前脛骨神経、浅腓骨神経の障害

［術後のトラブル］限局した運動神経麻痺・片麻痺

[術後のトラブル]
術後精神症状

> **POINT**
> ▶術後精神症状は、脳の器質的障害（脳梗塞、脳出血、脳虚血）、機能的障害（前投薬や術中使用薬の影響、術後せん妄など）によって生じる
> ▶器質的障害は、高齢者や脳低灌流や塞栓症の起きやすい心臓血管手術において発生しやすい
> ▶術後せん妄は、術前から認知機能低下をもつ高齢者にリスクが高い（別項）

術後精神症状とは

　術後精神症状には明確な定義はなく、術後の軽度の気分変調からせん妄、昏睡などの意識障害までを広く含む概念と考えられます。ここではその原因を、脳の器質的障害と器質的障害のみつからない機能的障害に分類し概説します（表3-36）（術後せん妄は別項目☞p.272）。

術後器質的脳障害

　医療の進歩にもかかわらず、手術患者の高齢化に伴い、また心臓・大血管手術の適応拡大に伴い術中脳梗塞発症のリスクは減少していないとされています（限局した神経麻痺・片麻痺の項参照☞p.236）。
　心臓手術の中でも冠動脈バイパス手術は人工心肺を使用しない、いわゆるオフポンプで行うと脳梗塞のリスクが減少すると考えられ、日本では多くの冠動脈バイパス手術がオフポンプで行われるようになりました。しかし、術中脳梗塞や虚血性脳障害の早期診断は一般的には困難で、麻酔からの覚醒遅延から発症を疑われて、MRI検査によって確定診

表3-36　術後精神症状をきたす原因

術後器質的脳障害
1. 術中脳梗塞：心臓手術後、大腿骨骨折術後、大動脈手術後
2. 術中脳虚血：術中心停止、ショック、脳低灌流

術後機能的脳障害
1. 前投薬効果遷延
2. 術中使用薬剤：麻酔薬・麻薬の効果遷延、セボフルレン覚醒時興奮作用
3. 術後疼痛
4. 電解質異常：低ナトリウム血症、高カルシウム血症
5. 内分泌疾患：低血糖、高血糖
6. 代謝障害：発熱
7. 感染症：敗血症性脳症
8. 術前使用薬剤：抗うつ薬（セロトニン症候群）、向精神薬（悪性症候群）
9. 術前精神疾患、術前薬物中毒、ヒステリー

断を受けることになります。そのため術前から動脈硬化性病変の強い患者では頸動脈エコー検査、頭蓋内血管のMRA検査や脳血流測定を行いリスクを評価しておくことが必要になります。

術後機能的脳障害

術後中枢神経機能障害は、その発症する時期により覚醒時せん妄、術後せん妄、術後高次機能障害に分類されます（☞p.273）。

覚醒時せん妄は点滴ラインの抜去や手術ベッドからの転落などの手術室での事故に直結するため注意が必要です。覚醒時せん妄の原因としてベンゾジアゼピン前投薬の使用、術後の強い疼痛の関与が指摘されています。

また小児ではセボフルレン麻酔からの覚醒時興奮が高率で起こることが知られており、$α_2$アゴニストにより抑制されることから、セボフルランの青斑核の興奮作用が原因と推測されています。この興奮発症率は痛み刺激があるとさらに高くなるため、覚醒時に十分な鎮痛を図っておくことが重要です。

▼低ナトリウム血症に伴う意識障害

低ナトリウム血症ではその程度に応じて精神症状（無力感、倦怠感、意識障害、傾眠）、神経症状（痙攣、病的反射）が現れます（低ナトリウム血症の項を参照☞p.232）。低血糖では発汗を伴う意識障害、高血糖ではケトアシドーシスや高浸透圧性脳症の形で意識障害が現れます。

▼敗血症に伴う意識障害

敗血症を伴う疾患の術後では敗血症性脳症（急性中毒性代謝性脳症）から意識障害をきたす場合があります。これは低浸透圧に関連した脳浮腫、電解質障害、栄養障害からの神経細胞の壊死、一酸化炭素やシアンなどの外因性毒素による酸素運搬障害やミトコンドリア機能障害、脳血管内皮細胞の透過性亢進、炎症性メディエーターによる直接的な脳細胞アポトーシスなどの関与が推定されています。

▼セロトニン症候群

周術期には、最近広く使われるようになった抗うつ薬のセロトニン選択的再取込阻害薬（SSRI）の過量やモノアミン酸化酵素阻害薬との併用、トリプタン系片頭痛治療薬との併用により脳内のセロトニン濃度が急激に増加することから、セロトニン症候群を発症することがあります。ハンター基準によると、SSRIの術前使用に加えて自発的あるいは誘発性ミオクローヌス、眼球クローヌス、反射亢進、振戦、体温上昇・発汗などの自律神経障害のうち1つがあれば、セロトニン症候群と診断されます。一旦セロトニン症候群を発症すると混乱、興奮、錯乱、頭痛、昏睡などの精神症状を呈して、重症例では死亡することがあります。

▼悪性症候群

悪性症候群は神経遮断薬としてドパミン受容体拮抗薬を投与されていたり、パーキンソン症候群患者でレボドパ投与量を減量した場合、あるいは抗ドパミン作用を有するメトクロプラミド（プリンペラン）や炭酸リチウム投与を行った場合に誘発されます。無動、寡黙、筋拘縮、高熱、意識障害、自律神経障害、横紋筋融解、錐体外路症状などの症状を呈します。

文献

1) Radtke FM, Franck M, Hagemann L, Seeling M, Wernecke KD, Spies CD.: Risk factors for inadequate emergence after anesthesia: emergence delirium and hypoactive emergence. Minerva Anestesiol. 2010 Jun; 76 (6): 394-403.
2) Yasui Y, Masaki E, Kato F.: Sevoflurane directly excites locus coeruleus neurons of rats. Anesthesiology. 2007 Dec; 107 (6): 992-1002.
3) Altman CS, Jahangiri MF.: Serotonin syndrome in the perioperative period. Anesth Analg. 2010 Feb 1; 110 (2): 526-8. Epub 2009 Dec 2.
4) Silverstein JH, Timberger M, Reich DL, Uysal S.: Central nervous system dysfunction after noncardiac surgery and anesthesia in the elderly. Anesthesiology. 2007 Mar; 106 (3): 622-8.

〈片山勝之〉

第4章

術後合併症予防と対策

- 呼吸器合併症
- 循環器合併症
- 術後腸閉塞(イレウス)
- 術後感染
- 縫合不全
- 肺塞栓症・深部静脈血栓症
- 術後せん妄

呼吸器合併症

> **POINT**
> ▶術後呼吸器合併症は主に上気道と下気道のトラブルに分けられる
> ▶上気道閉塞が生じた場合にはただちに酸素投与と気道確保を行う
> ▶全身麻酔自体が、気道トラブルにおける大きなリスク因子である

術後呼吸器合併症とは

　術後呼吸器合併症の定義はさまざまですが、術後患者 8,372 人の 2.2％に術後呼吸器合併症が発生したという報告がある一方で 40％も発生したとする報告も存在します。その中には、主に上気道閉塞、喉頭痙攣、誤嚥、肺炎などがあげられています。

　気道の問題は、大きく上気道と下気道の問題に分けることができます。気道にトラブルが発生すると体内に酸素を取り込むことができなくなるため、酸素を必要とする組織、細胞に届けることができません。

　周術期の肺炎を予防することは現在も多くの議論がなされていますが、わが国でも死因の上位に位置するなど、まだまだその対策は十分ではありません。そもそも、全身麻酔によって低酸素や高二酸化炭素に対する換気応答が抑制され、機能的残気量が減少するため、全身麻酔自体が 1 つのリスクであるといえます。術後呼吸器合併症に関する知識を備えることは、周術期に関わる者として必須の知識といえます。

上気道のトラブル

　上気道閉塞は麻酔からの回復期に発生します。上気道を通過する空気の流れが不十分になるために陥没呼吸（☞NOTE）となります。不完全な上気道閉塞ではいびき様音が聞こえますが、完全な上気道閉塞では無音となるため注意が必要です。

▼上気道トラブルの原因

　上気道トラブルの原因には下記（1.～5.）のようなものがあります（図 4-1）。

1. **肥満、扁桃肥大、アデノイド肥大、閉塞性睡眠時無呼吸症候群の患者**
   　上気道が閉塞しやすいため、以下の要因が重ならないよう注意が必要です。
2. **不十分な麻酔薬からの回復**
   　全身麻酔後、筋弛緩薬使用後には、気道に

NOTE
陥没呼吸
呼吸困難が著しくなるにつれ、吸気時の胸腔内圧の陰圧の度合いが増し、胸骨、胸骨上部・下部、肋間部が吸気時に陥凹すること。

関連する筋力が低下し気道を閉塞させる危険があります。また、筋弛緩薬の残存により低酸素によって生じる換気量の増加反応が減弱し、呼吸刺激が抑制されるといわれています。新しい拮抗薬（スガマデクスナトリウム）が使用されはじめ、筋弛緩の残存による影響は大きく減少すると考えられます。

3. 喉頭痙攣

"浅麻酔"時に喉頭が刺激されることによって発生します。声門付近の筋肉の攣縮によって声門が閉鎖してしまうため、気道が閉塞します。

4. 気道浮腫

頭頸部の手術や体位の影響を受けますが、気管チューブによる機械的刺激が浮腫の原因となることも多くあります。

※3.4.は小児の方が成人よりも多く発生するとされています。

5. 手術操作による影響

出血による上気道の圧迫、反回神経麻痺による声門閉鎖、甲状腺全摘などの頸部手術操作によって上気道が閉塞する可能性があります。

▼上気道閉塞時の対応

上気道のトラブルは緊急性を有することが多く、上気道が完全に閉塞した場合にはただちに気道を確保する必要があります。100％酸素投与を行い、頭部を後屈し、あご先挙上を行います。エアウェイの挿入や呼気終末陽圧が有効な場合や、再挿管が必要となる場合もあります。迅速な対応をしなければならないことも多く、特に手術室から病棟への帰室時などの術後早期のうちは観察を怠らないようにしましょう。

下気道のトラブル

上気道に比べ、下気道のトラブルの多くは徐々に低酸素血症を引き起こします。低酸素血症とは、動脈血中の酸素分圧が正常値を下回る状態のことを指し、いくつかの原因が重なり合うことで発生します。酸素を取り込む過程は2つに分けられ、空気中から肺（肺胞）へ酸素を満たす段階と肺胞から肺毛細血管へと酸素を取り込む段階のどちらが障害されても低酸素血症は起こりえます。

低酸素血症となると、呼吸困難、チアノーゼ、精神状態の変化、興奮、もうろう状態、頻脈、高血圧、不整脈などさまざまな症状を呈するとされています。

図4-1 上気道閉塞

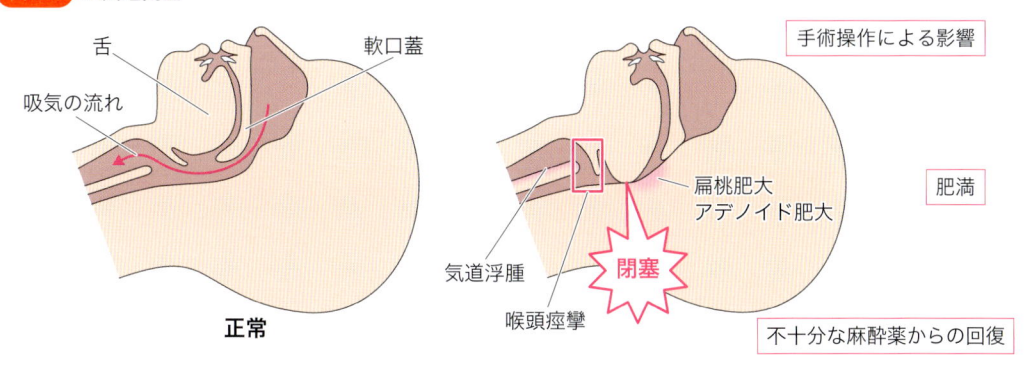

舌　軟口蓋　吸気の流れ　正常

気道浮腫　喉頭痙攣　扁桃肥大　アデノイド肥大　閉塞

手術操作による影響　肥満　不十分な麻酔薬からの回復

▼下気道トラブルの原因

1. 無気肺

　肺胞が虚脱した肺のことを示します。この部分はシャントと呼ばれ、全くガス交換を行わない部分となってしまいます。小さい範囲であれば深呼吸や咳嗽によって急速に再膨張が可能ですが、範囲が大きくなると気管支鏡にて痰や血液を取り除かなければならない場合もあります。

2. 低換気

　分時換気量の低下によって、肺胞内二酸化炭素分圧の上昇とともに酸素分圧が低下します。慢性閉塞性肺疾患（COPD）や拘束性肺障害など、もともと肺疾患をもった患者では注意が必要です。また、吸入麻酔薬や麻薬による換気ドライブの抑制作用は低換気を引き起こす可能性があります。大量の麻薬を投与された患者は痛みこそありませんが、ゆっくりとした呼吸であり、無呼吸に反応する力がやや弱くなります。治療が必要なほど重篤な場合は、吸入による薬物投与や、麻薬・麻酔薬の拮抗を行う場合があります。

3. 誤嚥

　全身麻酔によって気道の反射が抑制され、誤嚥が生じやすくなります。誤嚥は肺炎を引き起こし全身状態を悪化させます。リスクの高い患者には、頭高位を維持し、深呼吸や痰の喀出を促したり、胃の膨満を防ぐなどの対策を行います。

4. 肺水腫

　水分（血清）が血管外に漏出し、組織間液が増加し、さらに肺胞内へと漏出した状態のことをいいます。原因はさまざまですが、咳嗽や呼吸困難が出現します。さらに症状が強くなると寝ていられずに起き上がっていないと苦しくなる起坐呼吸（☞ NOTE）と呼ばれる状態になります。治療は、酸素投与と利尿薬を使用し、循環作動薬による補助が必要です。

その他のトラブル

・気胸

　下気道のトラブルとは少し外れますが、ブラ・ブレブの破裂の他に、内頸静脈や鎖骨下静脈に中心静脈カテーテルを留置した場合や、腕神経叢ブロックなどを行った場合に起こる可能性があります。肺の虚脱が大きい場合には胸腔ドレーンを留置してドレナージを行う必要があります。

> **NOTE**
> **起坐呼吸**
> 仰臥位では呼吸困難がより増強し、座位になるとそれが軽減するため患者が好んでそのような体位をとる状態。

人工呼吸器関連肺炎（VAP）

　術後に挿管されたまま人工呼吸器による管理をされる場合、人工呼吸器関連肺炎（VAP：ventilator associated pneumonia）の発生に気をつけなければなりません。

　VAPとは人工呼吸開始後48時間以降に発症した肺炎と定義され、院内感染症の中でも発生率が高く、時間とともに発生率は増加します。全身状態の悪い術後の患者が人工呼吸

器管理になることが多く、VAPが一度発生するとICU滞在日数・入院日数が延長するうえ、患者の生命が危険にさらされるため、注意が必要です。

VAPが発生する理由として、上気道内の微生物の誤嚥、鎮静に伴う反射の消失、胃液のpH上昇などによって微生物が定着しやすくなっていることなどが報告されています。その他にも、手指の消毒、手袋の使用など医療行為を介した感染も考えなければなりません。

▼ VAPの予防

VAPの予防として、CDCのガイドラインでは一般に以下のことが推奨されています。

- 医療従事者に対する教育を行う
- すべての呼吸器関連器具の消毒・滅菌
- 日ごとの抜管可能性の評価、定期的な口腔ケアが遵守されているかどうか確認
- 同一患者では、気管チューブや呼吸器回路など、明らかに汚染や不具合がある場合を除いて交換は推奨されない
- チューブ内の結露液は患者側にたれて流れないようにする
- 操作には手袋を使用し、手が汚染している場合には手洗い、アルコール手指消毒剤を使用する
- 禁忌のある場合を除き、頭部を挙上した状態を維持する
- 胃の拡張・膨満を避ける
- 適当であれば、患者にカフ上吸引チューブを使用する
- カフ圧を20〜25 cmH$_2$Oに保つ
- 予防的に抗菌薬を投与しない

▼術後呼吸器合併症の危険因子

米国における非心臓手術患者のリスク評価と術後肺合併症減少への戦略によると、以下の危険因子を持つ患者には、術後呼吸器合併症の発生に注意が必要です。

- 術後呼吸器合併症の優位な危険因子（術前・術後の介入を有するもの）：COPD、60歳以上、ASA II以上、要介護者、心不全
- 手術内容による危険因子（術前・術後の介入を有するもの）：長時間（3時間以上）手術、腹部手術、胸部手術、脳神経外科手術、頭頸部手術、血管外科手術、緊急手術、全身麻酔
- 術後呼吸器合併症の強力な危険因子：アルブミン低値≦3.5 g/dL
- 優位な危険因子ではないもの：肥満、軽症・中等症の喘息
- 術後呼吸器合併症の危険が高い患者は、術後、① 深呼吸運動や ② 胃管の留置などを行う

文献

1) M. T. KlugerF. M. BullockM. Recovery room incidents: a review of 419 reports from the Anaesthetic Incident Monitoring Study (AIMS). 57: 1060-6: Anaesthesia, 2002.
2) RosowA. Alston Keith H. Baker J. Kenneth Davison Jwan Kwo Carl E. Theodore. Clinical Anesthesia Procedurees of the Massachusetts General Hospital. 出版地不明：MEDSi, Eighth Edition.
3) 森兼啓太，林淑朗. INTENSIVIST. Vol. 3 No.1 33-38：MDSi，2011.
4) Ofelia C. TablanJ Anderson, Richard Basser. et alLarry. Guidelines for preventing health-care-associated pneumonia. 2004; 53: 1-36: MMWR Recomm Rep, 2003.
5) Amir Qaseem Vincenza Snow, Nick Fitterman, Rodney Hornbake. etc: Risk Assessment for and Strategies To Reduce Perioperative Pulmonary Complications for Patients Undergoing Noncardiothoracic Surgery: A Guideline from the American College of Physicians. 144: 575-80: Ann Intern Med, 2006.

〈杉浦孝広、国沢卓之〉

循環器合併症

> **POINT**
> ▶ 循環器合併症は、血圧の異常、不整脈、虚血性心疾患に分けられる
> ▶ 計測された値が機器不良ではないことをはじめに確認する
> ▶ 一般的に、症状のない心房期外収縮や単発の心室期外収縮は治療を必要としない

術後循環器合併症とは

周術期の循環器合併症は、大きく分けて血圧の異常（高血圧・低血圧）、不整脈、虚血性心疾患に分けられます。

高血圧

高血圧とは 140/90 mmHg 以上の血圧をさします（図4-2）。高血圧の既往のある患者に特に高頻度にみられますが、その原因は多岐にわたります。主な原因として、疼痛、輸液過剰、低酸素血症、高二酸化炭素血症、カテコールアミン過剰投与などがあります。高血圧による一般的な症状はありませんが、まれに頭痛・胸痛などの症状を訴えることがあります。

▼高血圧時の対応

緊急的降圧が必要な場合は、降圧薬の投与を行いますが、同時に原因を把握し、取り除くことが重要となります。現在表示されている血圧は正しく測定されたものでしょうか。マンシェットの大きさは合っているでしょうか、観血的動脈圧ライントランスデューサーの高さは適正な位置にあるでしょうか。正しく血圧が測定されていれば、原因を取り除いていきましょう。

術後高血圧の原因の多くは疼痛管理ができていない場合や、低酸素血症、高二酸化炭素血症が原因のことが多いため、鎮痛薬、酸素投与などの対応をはじめながら、必要があれば薬物による血圧管理を行っていきます。

他にも、血圧が 140/90 mmHg 以上ではないけれども血圧が高いとされる場合について考えなければなりません。例えば、大血管手

図4-2　高血圧の分類

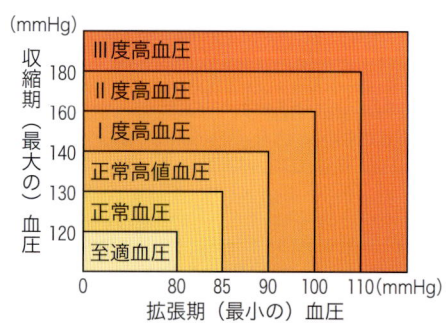

【高血圧治療ガイドライン2009／日本高血圧学会】

※高血圧もさらに細かく分類し、合併症の有無などからリスク評価を行っています。

術後の患者では高血圧に分類されなくても相対的に血圧が高いとされる場合があります。患者の状態や手術内容によって血圧の管理目標は違います。状況を把握し、主治医と連絡をとりながら患者管理を行っていくことが大切です。

低血圧

低血圧には明確な定義が存在しませんが、おおむね収縮期血圧が 90 mmHg 未満、あるいは平均血圧が 70 mmHg 未満の血圧とされています。

▼低血圧の原因と対応

低血圧の原因は大きく、心前性、心原性、心後性の 3 つに分けられます。

・心前性

循環血液量減少は低血圧の原因として最も多く見られます。輸液不足、持続する出血、体液分布異常によって引き起こされます。いずれの場合も下肢を挙上し、輸液負荷を行います。十分な輸液にもかかわらず低血圧が持続する場合には昇圧薬を併用していきます。

・心原性

不整脈、うっ血性心不全、虚血性心疾患などにより心機能不全となります。症状はさまざまですが、胸部不快感や呼吸困難、チアノーゼなどが引き起こされます。胸部 X 線写真や心電図などが診断に結びつくことがありますが、病態によって治療が異なるため心前性・心後性に比べて診断・加療に注意が必要です。

※急性心不全とは、心臓に器質的および機能的異常が生じて急速に心ポンプ機能が破綻し、各臓器への血流不全とそれに基づく症状や徴候が急速に出現した状態をいいます。その症状は、うっ血によるものと低心拍出量による末梢循環不全によるものからなります。

・心後性

十分な血液が駆出されているにもかかわらず、末梢の血管拡張によって血圧が低下する状態です。脊髄くも膜下麻酔・硬膜外麻酔施行時や敗血症性、アナフィラキシーによるショック状態などが考えられます。フェニレフリン塩酸塩やノルアドレナリンなどの末梢血管収縮薬による治療が必要です。

不整脈

不整脈には上室不整脈と心室不整脈があります。一般的に症状のない心房期外収縮や単発の心室期外収縮は治療を必要としません。また、周術期の不整脈は交感神経系の活動亢進、低酸素血症、高二酸化炭素血症、電解質異常などによって引き起こされることが多く、不整脈自体の治療が必要なものと不要なものを見分けていくことが必要となり、循環動態を保つことができているかどうかが 1 つの大きな鑑別点となります。

▼上室不整脈

・洞頻脈

疼痛、循環血液量減少、精神的興奮など種々の原因で起こります。原因への対応が最優先となり、安易な β 遮断薬の投与は慎むべきです。

・洞徐脈

　脊髄くも膜下麻酔や硬膜外麻酔によって交感神経が抑制された場合に発生しやすい不整脈です。治療を必要とすることはまれですが、洞不全症候群といった病気が隠れていることがあります。

・発作性上室頻拍

　心房と心室の間などに異常な回路が存在するため、刺激伝達が回路内をぐるぐるまわる状態です。自然に収まる場合がほとんどですが、治らないものは迷走神経刺激やアデノシン三リン酸二ナトリウム水和物を投与します。

・心房細動

　心房が無秩序に興奮している状態です。頻脈、徐脈ともに起こりえます。発作性に起こるものから慢性に経過するものが存在しますが、最も大きな問題点は左房内に血栓が形成され塞栓症へとつながることです。頻脈により循環動態が不安定な場合には、心拍数を管理する必要がありますが、そうでない場合には、心房細動発生時期や経過をしっかりと把握し、今後の血栓対策へとつなげていく必要があります。

▼心室不整脈

・不安定な心室不整脈や心室細動

　ただちにACLSアルゴリズム従って治療をする必要があります。人を集め、AEDなどの除細動器具や救急カートを用意しながら、絶え間ない胸骨圧迫を行います。

・心室期外収縮

　単発であれば治療の必要性はありませんが、多形性の期外収縮が出現する場合には、

表4-1　ACC／AHA非心臓手術のための術前リスク因子

活動性心疾患

- 不安定冠動脈症候群
  ・最近（発症から7日以上30日以内）の心筋梗塞
  ・不安定狭心症、重症狭心症
  　（CCS分類　クラスⅢあるいはⅣ）
- 非代償性心不全（NYHA分類クラスⅣ）
- 重症不整脈
  ・高度／MobitzⅡ／Ⅲ度房室ブロック
  ・最近の心室頻拍
  ・症候性心室不整脈
  ・症候性徐脈
  ・心拍数＞100のコントロール不良の上室不整脈
- 重症弁膜症、重症大動脈弁狭窄症・症候性僧帽弁狭窄症

臨床リスク因子

- 心疾患の既往
- 代償性心不全の既往
- 脳血管疾患の既往
- 糖尿病
- 腎機能障害

軽度のリスク因子

- 高齢（≧70歳）
- 心電図異常
  （左室肥大、左脚ブロック、ST-T異常）
- 洞調律以外のリズム
  （たとえば心房細動）
- コントロール不良の高血圧

複数の軽度リスク因子を有する場合、冠動脈疾患の可能性がより高くなるが、単独で周術期リスクを増加させるというエビデンスがないため、治療勧告に組み込まれていない。

R on Tによる心室細動が発生する可能性があるため、薬物治療が必要になります。

虚血性心疾患

虚血性心疾患、すなわち狭心症や心筋梗塞は術後にも起こりうる合併症です。冠動脈疾患合併患者では、非心臓手術における心血管イベントの発生率が高くなることが報告されており、その回避や術前の診断・評価についてのガイドラインが作成されてきました。

▼リスクの評価

ACC／AHA 2007に記載されている術前リスク因子に多く該当する患者は術後も心血管イベントの発生率が高くなると考えられ、その経過には注意を払う必要があります（**表4-1**）。

狭心痛や心電図ST変化により心筋虚血が疑われる場合には、主治医に連絡をするとともに、ただちに酸素投与を行い、心電図や血圧、酸素飽和度をモニターしましょう。II誘導だけでは虚血の診断は難しいことも多いため、12誘導心電図が必要です。治療はアスピリンの内服、胸痛持続時はモルヒネ塩酸塩投与、硝酸薬の投与と続きます。

文献
1) 日本高血圧学会：高血圧治療ガイドライン. 2009.
2) RosowA. Alston Keith H. Baker J. Kenneth Davison Jwan Kwo Carl E. Theodore. Clinical Anesthesia Procedurees of the Massachusetts General Hospital.: MEDSi, Eighth Edition.
3) 日本循環器学会：心房細動治療ガイドライン. 2008.
4) American Heart Association. ACC/AHA 2007 Guidelines on Perioperative Cardiovascular Evaluation and Care for Noncardiac Surgery. 116; e418-e500: Circulation, 2007.

〈杉浦孝広、国沢卓之〉

術後腸閉塞（イレウス）

POINT
- ▶ 術後イレウスは、麻痺性・癒着性・絞扼性イレウスに分けられる
- ▶ イレウスの診断において、絞扼性とそれ以外を判断することが重要
- ▶ イレウスと診断したら、輸液と腸管の安静をはかった上で適切な治療を行う

術後腸閉塞（イレウス）とは

　術後イレウスは手術後に生じる腸管運動が抑制された状態とされています。術後のイレウスは腹部手術後に起こる最も多い合併症の1つです。腸管の内容物の運搬が障害されているため、腸管の拡張による腹部膨満、腸管内への水分漏出や嘔吐によって脱水や電解質異常を引き起こします。さらには、血流障害を伴う絞扼性イレウスや、腸管穿孔といった重篤な事態に陥る可能性があるため注意が必要です。

術後イレウスの分類

　術後に発生するイレウスは以下の3つに大別されます。
1. 麻痺性イレウス：手術操作や麻酔薬の影響による腸蠕動の減弱・消失が遷延した状態
2. 癒着性イレウス：炎症により腸管と腸管、腹壁、他臓器に癒着が起こり、腸内腔が機械的に閉塞された状態
3. 絞扼性イレウス：腸管と同時に腸間膜内の血管も閉塞することによる血流障害をきたした状態

　麻痺性イレウスと癒着性イレウスの場合には、経口摂取の中止やイレウス管挿入といった保存的治療で約70％は回復すると考えられていますが、絞扼性イレウスでは、腸管が壊死するおそれがあり、早期に緊急手術が必要となるため注意が必要です。

術後イレウスの危険因子

　表4-2は術後イレウスの危険因子であるといわれています。
　また、胸部硬膜外麻酔は、腸管運動を促進

表4-2　術後イレウスの危険因子

- 手術時間
- 術中出血量
- 創の大きさ
- 開腹手術＞腹腔鏡手術
- 術後に使用する麻薬使用量
- 疼痛管理不良
- 離床の遅れ
- 全身感染症
- 心肺機能異常

するため麻痺性イレウスを軽減する作用がありますが、イレウス解消目的で使用された経鼻胃管や早期の食事開始はイレウス軽減に役立たないといわれています。

術後イレウスの診断

主な症状は、腹痛、嘔吐、腹部膨満を認めます。麻痺性・癒着性イレウスの場合には間欠的な痛みを伴うことが多く、絞扼性イレウスになると持続性の強い痛みを伴い、発熱や頻脈を認めます（**表4-3**）。腹部を診察すると、麻痺性・癒着性イレウスの場合には柔らかく、腹部が硬い場合には、腹膜刺激症状（☞NOTE）を呈した絞扼性イレウスを疑う必要があります。

絞扼性イレウスは、時間経過とともに状態が悪化するため、診断には注意が必要です。

術後イレウス時の対応

術後イレウスの病態生理は、腸管内への水分喪失による脱水と腸内細菌の増殖・腸管外移行による感染の2つの要素が組み合わさっているため、初期治療もこの2つに対応した治療を行います。

まず、輸液とともに電解質・酸塩基平衡の是正、ならびに絶飲食などによる局所の安静です。そののちに、原因に基づいてイレウス状態を解除するための処置を行います。絞扼性イレウスの場合には、輸液を行うと同時に手術治療を考えなければなりません。麻痺性・癒着性イレウスの場合には、イレウス管の挿入により腸管の減圧処置を必要とする場合があります。

術後イレウスになってしまうと、経口摂取も制限され、気分が落ちこんでしまう患者も多くいます。予防にむけて疼痛管理を行い、積極的に離床を促していきましょう。

文献
1) 菊池章史, 樋口哲郎, 杉原健一. イレウス. 消化器外科NURSING：vol. 15 no. 6, 2010.
2) 紫藤和久, 岡田真樹, 永井秀雄. 術後イレウス. Vol. 84：産婦人科治療, 2002.
3) 幸田圭史, 落合武徳. 術後における消化管機能回復. VOL. 23 NO. 1：栄養評価と治療.
4) PersonB, WexnerS. The management of postoperative ileus. 43: 12-65: Curr Probl Surg., 2006.

〈杉浦孝広、国沢卓之〉

> **NOTE**
> **腹膜刺激症状**
> 腹膜に細菌感染、外傷、出血、化学的刺激などが加わった時の徴候。筋性防御と呼ばれる腹部触診時における特有な腹筋の緊張がみられる。

表4-3 イレウスの分類別の特徴

	麻痺性	癒着性	絞扼性
腹痛	弱い	間欠的、周期的	強く持続的
バイタルサイン異常（発熱、頻脈など）	少ない		多い（ショックとなることが多い）
腹膜刺激症状	なし	まれ	多い（ほぼ必発）
腸蠕動音	減弱、消失	亢進（金属音）	減弱、消失
腹部単純X線検査	鏡面像		鏡面像、無ガス
血液検査	特徴的所見なし		白血球増多、赤血球沈降速度

術後感染

> **POINT**
> ▶術後感染は手術部位に発生するものと手術部位外に発生するものに分けられる
> ▶感染が発生しやすい患者を把握し、対策を講じる
> ▶カテーテル感染を疑う場合には、すみやかに抜去し原因菌を検索し治療を行う

術後感染とは

術後感染とは手術操作や手術中・後の患者管理に関連して発生する感染の総称であり、患者の手術部位に発生する手術部位感染と、それ以外に発生する手術部位外感染に分けられます（表4-4）。

▼手術部位感染

手術部位感染（surgical site infection：SSI）とは、手術操作に伴い傷つけられた切開部や臓器、腹腔、胸腔、関節腔などへの操作後に発生する感染症のことを示します。切開部表層・深層に起こる切開部SSIと臓器（体腔）SSIに起こる臓器SSIに分けて考えることができます。

▼手術部位外感染

手術部位外感染とは、直接手術操作が及ばなかった部位に発生する感染をさします。肺炎などに代表される術後呼吸器感染症、尿路感染症、腸炎や中心静脈カテーテルなどの血管内留置カテーテル関連感染症などが該当します。

欧米では、術後感染＝手術部位感染としていますが、わが国では上記2つを合わせて術後感染ととらえることが多く、これらの感染症は一度引き起こされると入院期間を延長させるとともに、集中治療室の滞在時間を延長させ、死亡率を増加させます。欧米では早くからこれらが問題視されてきたため、1999年にはSSIに対して米国CDCのガイドラインが発表され、現在わが国でも多くの病院で取り入れられ、対応策が検討されてい

表4-4　術後感染症の分類

術野（創）感染＝SSI（surgical site infection）
- （狭義の）創感染＝
  - 切開部SSI ─ 皮膚表層SSI
  - ─ 切開部深層SSI
- 手術対象部位・臓器における感染＝器官（腔）SSI

術野（創）外感染
- 呼吸器感染
- 尿路感染
- 急性胆嚢炎・胆管炎
- 腸炎
- カテーテル感染

ます。

どうして術後感染が起こるのか

感染が成立するためには、主に起因菌、環境、患者の防御反応の低下の3つの要因が必要となります。

起因菌の多くは常在菌であり、手術という行為が感染の成立しやすい環境を作り出してしまいます（表4-5）。

そもそも、周術期には手術侵襲そのものや、麻酔により感染防御反応が低下することが知られています。それに加えて、がん・糖尿病・膠原病などの基礎疾患を有する患者や、ステロイドや免疫抑制薬を使用している患者では、手術部位やそれ以外の場所に容易に感染を成立させていきます。すなわち、術後管理においてこれらの因子を多く有する患者ほど術後感染の危険性が高いことを認識しなければなりません。

感染が起こってしまった場合

一般的には、感染部位にかかわらず感染であることを確認し、感染部位を決定し、起炎菌の同定、ドレナージ（カテーテル関連の場合は抜去）、適切な抗菌薬の投与を行うことが基本となります。そのためには、感染の発生に早期に気づくことが大切です。

感染症の多くは発熱などの症状や、血液生化学検査で感染所見を認めます。それに加えて、局所的な感染所見が感染部位特定の手がかりとなることが多いため、注意深く観察を続けていく必要があります（図4-3）。

手術部位感染（SSI）では、創部の発赤・腫脹・疼痛や排膿を認めます。SSIは術後30日以内に認められるもの（インプラントを使用した場合は1年）として定義されているため、長期にわたり注意が必要です。

・呼吸器感染症

呼吸器感染症では、咳嗽、喀痰をはじめとして、胸痛や呼吸困難などの症状が出現します。

・尿道カテーテル関連感染

尿道カテーテル関連感染は院内感染症の30％を占めるとされていますが、尿の白濁のみでは尿路感染と断定はできないため、細菌検査などを行い、確定診断に至る必要があります。感染予防を目的としたカテーテル交

表4-5 感染発症のハイリスク要因

- 医療行為の背景因子
  - 手術操作・手技の不備
    - 清潔操作の不備
    - 不十分な止血
    - 過度の手術侵襲
  - 麻酔
  - 周術期管理の不備
    - IVHカテーテル類
    - ドレーン類
    - 抗菌薬の濫用
  - 補助療法の発達
    - TPN
    - ステロイド・免疫抑制薬
    - 化学療法・放射線療法
- 患者側の背景因子
  - 合併症・基礎疾患（良性・悪性）を有する患者
  - 免疫不全
  - 低栄養・貧血・脱水
  - 高齢者の手術適応の拡大
- 細菌側の背景因子
  - 菌種・菌株・菌量・病原性
  - 高度耐性菌（MRSAなど）の大ブレイク
  - 日和見感染症（緑膿菌・セラチア・真菌など）

・カテーテル関連血流感染

　また、術後には麻酔業務において不可欠な血管内留置カテーテルが引き続き留置されていることが多く、これらのカテーテルも局所的な感染のみではなく、敗血症をはじめ、心内膜炎、肺炎、骨髄炎、眼内炎などの感染性合併症を引き起こす危険性があります。特に重篤な症状を伴うカテーテル関連血流感染の原因のほとんどは中心静脈カテーテルが占めているため、その管理には注意が必要です。

　感染の徴候として、発熱、炎症反応の上昇などの全身的な所見のみでなく、カテーテル刺入部の発赤・腫脹・排膿などの局所的な観察も行わなければなりませんが、発赤のみでは感染とは断定できない上、カテーテル関連敗血症が疑われて抜去されたカテーテルの70％が無菌であるという報告も存在することを忘れてはいけません。感染が疑われたカテーテルは抜去するのが原則ですが、患者の症状、状態など経時的な変化もしっかりと把握した上で抜去されるべきであり、やみくもにカテーテル関連血流感染と決めつけてしまわないようにしましょう。

　患者の経時的な変化を見落とさず、感染徴候が見られた場合にすみやかに対応することが大切です。また、不要なカテーテル類は感染源となりやすいため、できるだけ早期に抜去するよう医療者間のコミュニケーションをとっていきましょう。

術後感染を減らすために

　どうして感染が起こるかを理解し、感染が起こった場合の対処法を理解するとともに、感染を予防することが大切です。感染が起こりやすい患者を把握した上で、具体的にどうしたら術後感染を減らすことができるのでしょうか。

　患者の防御反応に影響する因子は限られてはいますが存在します。呼吸状態や血行動態を安定させることはもとより、以下の点にも注意が必要です。

図4-3　感染部位と特徴

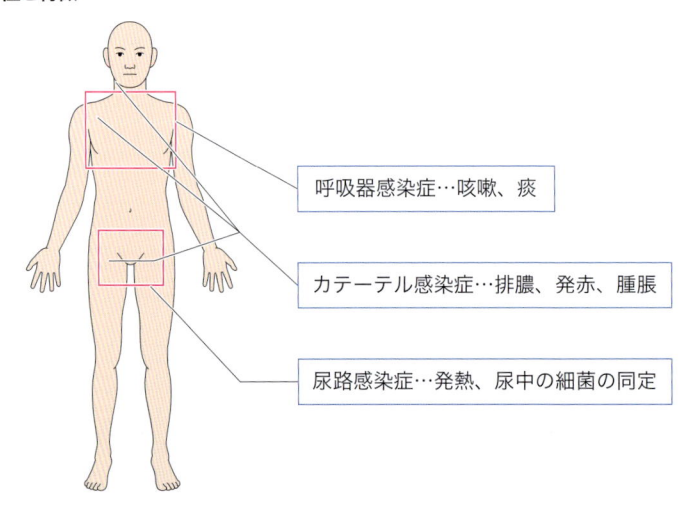

呼吸器感染症…咳嗽、痰
カテーテル感染症…排膿、発赤、腫脹
尿路感染症…発熱、尿中の細菌の同定

・低体温

　免疫機能を大きく低下させるため、術中・術後を含め体温管理には十分に注意しなければなりません。

・低栄養

　患者の栄養状態も感染に影響します。予定手術は、できる限り栄養状態を改善した後に行う必要があります。

・術後の酸素投与

　全身麻酔後にはほとんどの場合、酸素投与を必要とします。高濃度酸素（80％）が、組織の酸素化を改善するため術後感染（手術部位感染）が少ないといわれてきましたが、現在は80％と30％の酸素濃度に差はないといわれているため、むやみに高濃度酸素を使用する必要はないといえます。

・血糖管理

　糖尿病は感染症の危険因子として考えられています。周術期に厳格な血糖管理が予後を改善するとされていましたが、現在は低血糖を起こさない範囲で血糖値は140〜180 mg/dL程度に管理することがよいとされています。

・抗菌薬投与

　予防的抗菌薬投与は手術開始60分前までに行い、術中・術後と適切な期間に適切な抗菌薬の組織濃度が十分に維持されるように追加投与を行う必要があります。

文献
1) 炭山嘉伸：周術期感染症. Vol. 52 No. 2：日本化学療法学会雑誌, 2004.
2) Alicia J. MangramMD, Teresa C. HoranCICMPH,, Michele L. Pearsonet alMD. GUIDELINE FOR PREVENTION OF SURGICAL SITE INFECTION, 1999. Vol. 20 No. 4: INFECTION CONTROL AND HOSPITAL EPIDEMIOLOGY, 1999.
3) HICPAC. GUIDELINE FOR PREVENTION OF CATHETERASSOCIATED URINARY TRACT INFECTIONS 2009. 出版地不明：CDC, 2009.
4) Robert GreifAkca. et alOzan. Supplemental perioperative oxygen to reduce the incidence of surgical wound infection. VOL. 342 NO3 161-67: N ENGL J MED, 2004.
5) The NICE=SUGAR Study Investors. Intensive versus Conventional Glucose Control in Critically Ill Patients. VOL. 360 NO. 13 1283-97: N ENGL J MED, 2009.
6) WHO. WHO Guidelines for safe surgery 2009.: WHO, 2009.

〈杉浦孝広、国沢卓之〉

縫合不全

> **POINT**
> ▶縫合不全とは、手術時に縫合した組織が離開してしまった状態
> ▶縫合不全が発生しやすい患者を把握し、注意深く観察を行う
> ▶消化管の縫合不全と判断したら、すみやかに絶飲食とし適切な治療を行う

縫合不全とは

　縫合不全とは、手術時に何らかの方法で縫合した組織が、癒着せずに離開してしまった状態を指します。緊急手術が必要になる場合や、手術の必要がない場合でも、絶飲食期間や治療期間が延長するため、術後に発生する縫合不全は患者やその家族に大きな負担を与えることになります。

図4-4　縫合不全の原因

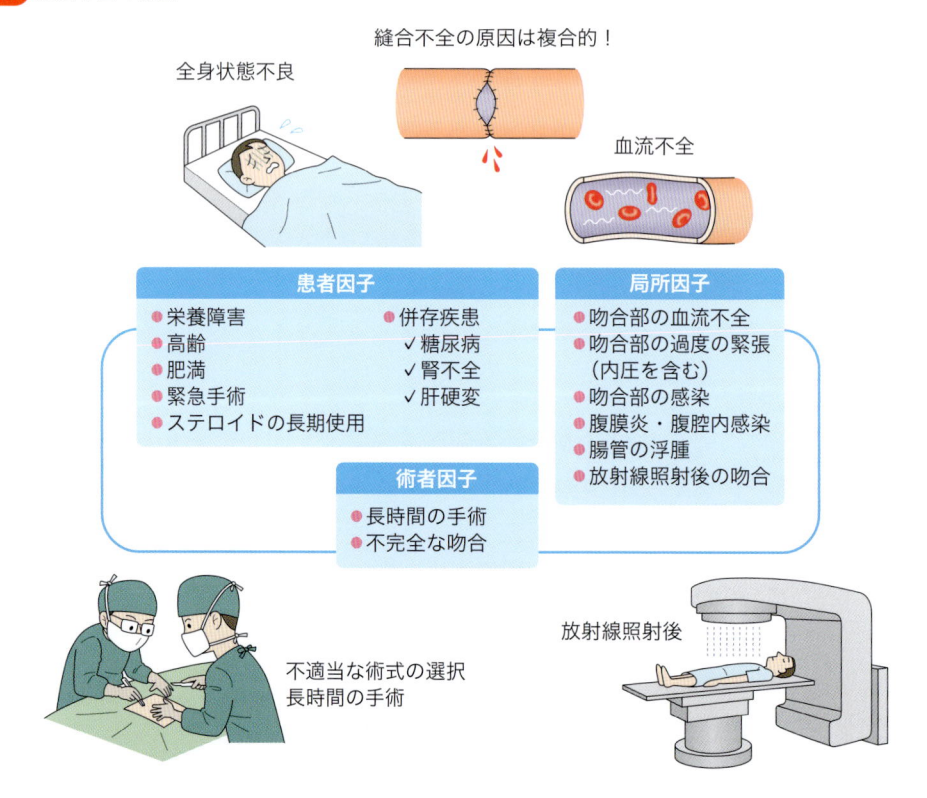

縫合不全の原因は複合的！

全身状態不良

血流不全

患者因子
- 栄養障害
- 高齢
- 肥満
- 緊急手術
- ステロイドの長期使用
- 併存疾患
  ✓糖尿病
  ✓腎不全
  ✓肝硬変

術者因子
- 長時間の手術
- 不完全な吻合

局所因子
- 吻合部の血流不全
- 吻合部の過度の緊張（内圧を含む）
- 吻合部の感染
- 腹膜炎・腹腔内感染
- 腸管の浮腫
- 放射線照射後の吻合

不適当な術式の選択
長時間の手術

放射線照射後

どうして縫合不全が起こるのか

　縫合不全をきたす原因はさまざまですが、患者の因子、局所の因子、環境の因子の3つに分けて考えられます。患者の因子として全身状態・投薬歴など、局所の因子として、吻合部の血流や浮腫など、環境の因子として、局所の感染や長時間の手術などが考えられます。原因はいくつかの因子が関与して縫合不全をきたすと考えられています（図4-4）。そのため、術前の患者のリスクを評価し、術後は注意深く観察を行うことが大切です。

　図を見ていただいて、気づいたことはありませんか？　術後感染の項目（☞p.255）でも触れましたが、術後感染や合併症を起こしやすい患者と同じ項目が並んでいます。術後に問題が起きやすい患者は、さまざまな合併症が起こることもあるため、注意が必要です。

創傷の治癒過程

　縫合不全が何なのかを理解するためには創傷がどのように治癒していくのか、その流れを知らなければなりません（図4-5）。

　一般に創傷治癒過程は、①出血凝固期、②炎症期、③増殖期、④成熟期に分けられます。①で出血は凝固因子、血小板により止血し凝血塊となり、血小板から血小板由来増殖因子などの増殖因子・サイトカインが放出されます。引き続き②の炎症期では、これらの因子により好中球やマクロファージなどの炎症細胞が浸潤し、壊死組織が貪食され創が清浄化されます。創の清浄化が進むと③の増殖期に移行します。増殖因子・サイトカインなどに刺激された細胞によって治癒のための足場が形成され、新しい血管などとともに組織の欠損部を充填していきます。創が閉鎖すると、④の成熟期として瘢痕組織

図4-5　創傷の治癒過程

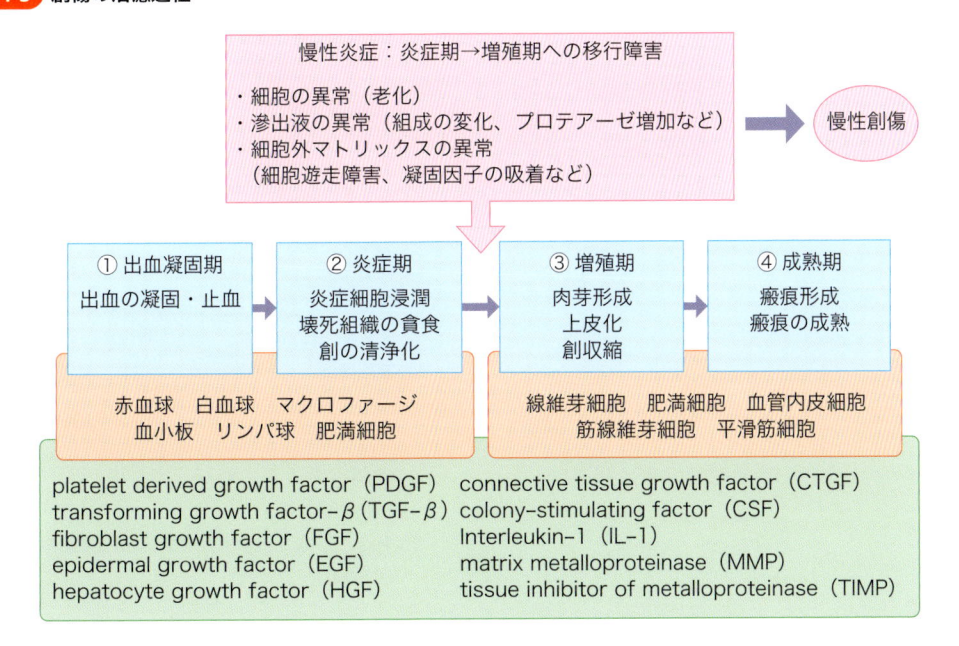

慢性炎症：炎症期→増殖期への移行障害
- 細胞の異常（老化）
- 滲出液の異常（組成の変化、プロテアーゼ増加など）
- 細胞外マトリックスの異常（細胞遊走障害、凝固因子の吸着など）

→ 慢性創傷

①出血凝固期	②炎症期	③増殖期	④成熟期
出血の凝固・止血	炎症細胞浸潤 壊死組織の貪食 創の清浄化	肉芽形成 上皮化 創収縮	瘢痕形成 瘢痕の成熟
赤血球　白血球　マクロファージ 血小板　リンパ球　肥満細胞		線維芽細胞　肥満細胞　血管内皮細胞 筋線維芽細胞　平滑筋細胞	

- platelet derived growth factor（PDGF）
- transforming growth factor-β（TGF-β）
- fibroblast growth factor（FGF）
- epidermal growth factor（EGF）
- hepatocyte growth factor（HGF）
- connective tissue growth factor（CTGF）
- colony-stimulating factor（CSF）
- Interleukin-1（IL-1）
- matrix metalloproteinase（MMP）
- tissue inhibitor of metalloproteinase（TIMP）

が形成されます。

増殖期にあたる術後3〜7日目前後に、組織の癒合が起こりますが、逆にこの期間が最も脆弱な間でもあります。そのため、縫合不全の多くは術後1週間程度経ったころに何らかの症状を起こすことが多いとされています。

消化管の縫合不全をみつけるには

消化管の縫合不全となると、吻合部から漏出した消化液によって炎症が起こります。炎症が進んでいくと、やがて膿瘍を形成し敗血症へとつながります。そのため、早期のうちに発見し治療を行う必要があります。吻合箇所によっては、漏出する消化液が変わるため、注意が必要です。

食道がんの術後では、頸部で吻合を行うため、唾液が胸腔内や縦隔に漏出することにより縦隔炎や胸腔内で炎症を起こすことがあります。結腸の縫合不全では、便が腹腔内に漏出することにより重篤な腹膜炎を起こすことがあります。吻合箇所によって、炎症が起こる場所も変わることから、術式を把握し注意深く観察していくことが大切です。具体的に下記の点に注意してください（表4-6）。

ドレーンから…排液の性状が変化します。感染によって膿性に変化し、臭いも独特な悪臭へと変化します。

局所から…局所には炎症が起こるため、発赤や疼痛を伴います。膿瘍を形成する場合などもあります。

全身から…炎症によって発熱が持続し、脈拍数も増加します。炎症所見として、白血球の増加や左方移動、炎症反応の上昇を認めます。

X線写真やCT撮影が診断の補助となりますが、最終的には造影剤を使用して吻合箇所からリークがあるかどうかを確認します。

縫合不全となってしまったら

縫合不全を認めた場合、保存的に治療を行うのか外科的治療を行うのかを判断する必要があります。

保存的治療の原則は炎症のコントロールが可能であるかどうかです。消化液の漏出が少量である場合や、ドレーンなどを利用したド

表4-6　縫合不全の徴候

> このようなことが起こっていれば、消化管の縫合不全に注意する

縫合不全の徴候について ①臨床症状、②検査所見、③画像所見の3つに分類できる。

① **臨床症状**
   ⓐ 術後3〜4日目以降も弛張熱が持続する
   ⓑ 悪寒を伴う発熱と、脈拍数の増加を認める
   ⓒ 腹部の圧痛が増強する
   ⓓ ドレーン排液の性状に混濁や悪臭を認める
   ⓔ 腸蠕動音が聞こえない
   ⓕ 皮膚の発赤を認める

② **検査所見**
   ⓐ 白血球の増加と左方移動を認める
   ⓑ CRP値の再上昇、高値の持続を認める

③ **画像所見**
   ⓐ 腹部単純X線検査において、小腸ガスの増加を認める
   ⓑ 胸部単純X線検査において、胸水貯留を認める
   ⓒ CT・超音波検査にて腹腔内胸腔内に膿瘍を認める

レナージが有効な場合には保存的治療を選択することが可能です。腸管の安静をはかる目的で絶飲食とし、中心静脈栄養などで栄養管理を行います。抗菌薬の必要性に関しては全身状態を考慮した上で、判断する必要があります。

手術療法の適応は、患者の状態、吻合部からの漏出の程度、膿瘍形成の程度によって決定されます。ドレナージが有効な場合でも、腹膜炎による症状が強い場合には手術を考慮し、腹腔洗浄ドレナージや人工肛門造設などの手術を行う必要があります。

また、新たな治療方法として、ステント挿入などの内視鏡的アプローチが報告されています。まだ、検証が繰り返されていますが、今後の治療方針は変化していくかもしれません。

文献
1) 田中英治，坂井義治：術後の重大合併症．vol. 15 no. 6 579-87：消化器外科 NURSING, 2010.
2) 大植雅之，ほか：結腸癌手術における縫合不全の診断と対策．62：807-11：日本大腸肛門病誌，2009.
3) 日本褥瘡学会：褥瘡ガイドライン．2009.
4) 辻仲眞康，河村裕，小西文雄：直腸癌術後縫合不全の予防と対策．62：812-817：日本大腸肛門病学会誌，2009.
5) Chopra SSK, Hunerbein MMrak. The effect of endoscopic treatment on healing of anastomotic leaks after anterior resection of rectal cancer. 145: 182-9: Surgery, 2009.
6) Weidenhagen RKU, Wiecken T, Spelsberg F, Jauch KW. Gruetzner. Endoscopic vacuum-assisted closure of anastomotic leakage following anterior resection of the rectum: a new method. Aug; 22 (8): 1818-25: Surg Endosc, 2008.

〈杉浦孝広、国沢卓之〉

肺塞栓症・深部静脈血栓症

> **POINT**
> ▶ 下肢深部静脈血栓は、① 血液凝固能亢進、② 静脈血流停滞、③ 静脈内皮損傷が原因となって形成される
> ▶ 基礎疾患として、糖尿病、肥満、うっ血性心不全、骨盤腔内手術や整形外科手術後の長期臥床に注意が必要である
> ▶ 発症状況の多くは、安静解除後の起立・歩行時あるいは排尿・排便時、体位変換時である
> ▶ 急性肺塞栓症は、突然の呼吸困難、胸痛、ショックなどの症状で発症する。全身麻酔管理中は、低酸素血症を伴う頻脈や低血圧が出現する
> ▶ 深部静脈血栓症の予防には、早期の歩行と下腿の自動的・他動的運動、弾性ストッキングの着用が有効である

肺塞栓症

肺塞栓症とは

▼原因

　肺塞栓症の90％以上は、下肢あるいは骨盤内の深部静脈血栓症（deep vein thrombosis：DVT）による血栓が原因です。血栓は、① 血液凝固能亢進、② 静脈血流停滞、③ 静脈内皮損傷が原因となって形成されます。血栓を形成しやすい基礎疾患や病態として、糖尿病、肥満、うっ血性心不全、骨盤腔内手術や整形外科手術後の長期臥床があげられます（表4-7）。

▼発症状況

　発生状況は、安静解除後の起立や最初の歩行時あるいは排尿・排便時、体位変換時に多いことから、下肢の筋肉の収縮による静脈還流量の増加が血栓の遊離を促進していると考えられています。

▼病態生理

　肺塞栓とは、血栓が肺動脈を閉塞し、肺動脈の血管床が減少した状態を指します。血栓以外に、空気塊や脂肪塊、羊水が肺動脈を閉塞することでも生じます。
　大量塞栓は、肺血管床の50％以上が閉塞された状態を指します。血栓により肺動脈が

表4-7 肺塞栓症の危険因子

	後天性因子	先天性因子
血流停滞	長期臥床 肥満 妊娠 心肺疾患（うっ血性心不全、慢性肺性心など） 全身麻酔 下肢麻痺 下肢ギプス包帯固定 下肢静脈瘤	
血管内皮障害	各種手術 外傷、骨折 中心静脈カテーテル留置 カテーテル検査・治療 血管炎 抗リン脂質抗体症候群 高ホモシステイン血症	高ホモシステイン血症
血液凝固能亢進	悪性腫瘍 妊娠 各種手術、外傷、骨折 熱傷 薬物（経口避妊薬、エストロゲン製剤など） 感染症 ネフローゼ症候群 炎症性腸疾患 骨髄増殖性疾患、多血症 発作性夜間血色素尿症 抗リン脂質抗体症候群 脱水	アンチトロンビン欠乏症 プロテインC欠乏症 プロテインS欠乏症 プラスミノゲン異常症 異常フィブリノゲン血症 組織プラスミノゲン活性化因子インヒビター増加 トロンボモジュリン異常 活性化プロテインC抵抗性（Factor V Leiden[*]） プロトロンビン遺伝子変異（G20210A）[*] [*]日本人には認められていない

閉塞されたことで、肺動脈圧が増加し、右心室の拡張と右室不全が引き起こされます。このため、心拍出量が低下します。さらに、拡張した右室によって左室側に張り出した心室中隔で左室の充満が障害されるために、心拍出量はさらに低下します。肺動脈における右から左への血流障害のため、右室圧や中心静脈圧の上昇を伴った低血圧が生じます。さらに、肺循環障害によりガス交換が十分に行えないために低酸素血症を引き起こし、右室の仕事量増加とともに右室の虚血を促進します。その結果、心停止を招来します。

▼症状

急性肺塞栓症の主要症状は、呼吸困難と胸痛です。頻呼吸と頻脈が高頻度にみられ、時に高度の低血圧やショックに陥ることもあり

ます。これらの症状は、急速に出現する肺高血圧症と低酸素血症によって生じるものです。また、全身麻酔管理中に誘因なく頻脈と低酸素血症を生じたときには、急性肺塞栓症を疑います。さらに、徐脈と昇圧薬が有効でない低血圧を伴った低酸素血症（SpO_2＜90％）が出現したときには、急性肺塞栓症を強く疑います。この際、発症初期の心電図に特異的な変化（I誘導とV_6誘導の深いS波）を認めることは困難です。

▼予後

わが国のデータでは、急性肺血栓塞栓症の死亡率は14％です。心原性ショックを発症した症例では30％（うち血栓溶解療法を施行された症例では20％であり、施行されなかった症例では50％）と増加し、心原性

ショックを発症しなかった症例では6％と低下します。

急性肺塞栓症の発症時の対応

▼検査

安静解除後の起立時や最初の歩行時に上記のような症状の出現、循環虚脱や心停止を覚知したときは、すみやかに図4-6に示す手順で検査を行います。信頼度の高い検査は、動脈血ガス分析、Dダイマー測定、マルチスライスCT（MRCT）、肺動脈造影、肺動脈シンチグラフィです。循環が維持されている症例では、すみやかに採血を実施することが大切です。経胸壁エコーやMRアンギオグラフィは、上記の検査と比較すると有用性に劣ります。

▼治療

急性肺塞栓症の治療の要点は、①早期診断と治療の着手、②再発防止のための深部静脈血栓症への迅速な対応です。急性肺塞栓症は急性期を乗り切れば比較的予後のよい疾患ですので、①が最重要となります。循環が安定すれば、再発を防止するために②に着手します（図4-7）。

治療の中心は薬物による抗血栓療法であり、重症度により血栓溶解療法と抗凝固療法を使い分けます。薬物治療は、①正常血圧で右心機能が障害されていない症例では、未分画ヘパリンを用いた抗凝固療法を第一選択

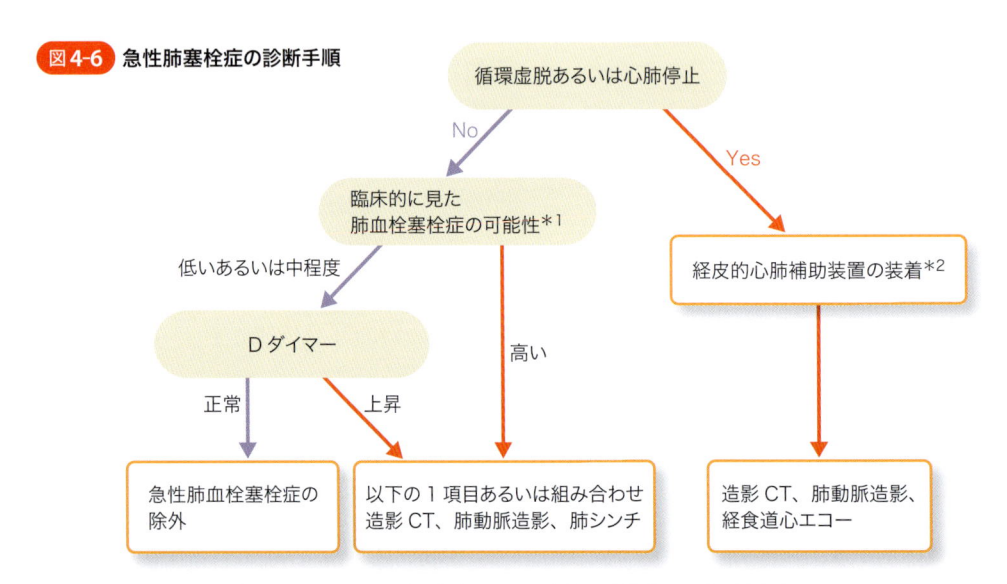

> **NOTE**
> **肺血栓塞栓症の疫学**
> 日本麻酔科学会の2017年の肺血栓塞栓症発症調査結果によれば、肺血栓塞栓症の発生頻度は、1万手術症例あたり2.80人である。2016年は2.85人、2015年は3.48人であった。年齢別では86歳以上で4.96人、66-85歳で3.86人、19-65歳で2.17人であった。手術部位別発生頻度は、胸部＋腹部手術で14.74％、脳神経・脳血管で5.21％、股関節・四肢で4.40％であった。周術期死亡率は、8.4％であった。

図4-6 急性肺塞栓症の診断手順

循環虚脱あるいは心肺停止
- No → 臨床的に見た肺血栓塞栓症の可能性*1
  - 低いあるいは中程度 → Dダイマー
    - 正常 → 急性肺血栓塞栓症の除外
    - 上昇 → 以下の1項目あるいは組み合わせ 造影CT、肺動脈造影、肺シンチ
  - 高い → 以下の1項目あるいは組み合わせ 造影CT、肺動脈造影、肺シンチ
- Yes → 経皮的心肺補助装置の装着*2 → 造影CT、肺動脈造影、経食道心エコー

肺塞栓症を疑った時点でヘパリンナトリウムを投与する。深部静脈血栓症も同時に検索する。
*1：スクリーニング検査として胸部X線、心電図、動脈血ガス分析、経胸壁心エコー、血液生化学検査を行う。
*2：経皮的心肺補助装置が利用できない場合には胸骨圧迫（心臓マッサージ）、昇圧薬により循環管理を行う。

とする、②正常血圧であるが右室機能が障害されている症例では、効果と出血のリスクを勘案してtPA（組織プラスミノーゲンアクチベータ）による血栓溶解療法を選択肢に加える、③ショックや低血圧が遷延する症例では、禁忌例（**表4-8**）を除いて血栓溶解療法を第一選択とする、ことを基本に実施します。治療の手順を**図4-7**に示します。とりわけ、出血リスクが高い場合には非永久留置型下大静脈フィルターやカテーテル治療により薬物治療の効果を補い、重症例では人工呼吸管理や経皮的心肺補助（PCPS）装置の装着、外科的血栓摘除術も選択します。

全身麻酔管理中では、循環動態が安定していれば経胸壁心エコーや経食道心エコーで右室の拡大や肺動脈起始部の拡大の有無を確認します。術野の止血状態を確認した後に、ヘパリンナトリウムを投与します。心エコー評価でカテコールアミン投与が必要と判断された場合は、適宜カテコールアミン投与を行います。循環虚脱や心停止が生じたときには、心肺蘇生の手順にしたがってアドレナリンの

図4-7 急性肺塞栓症の治療手順

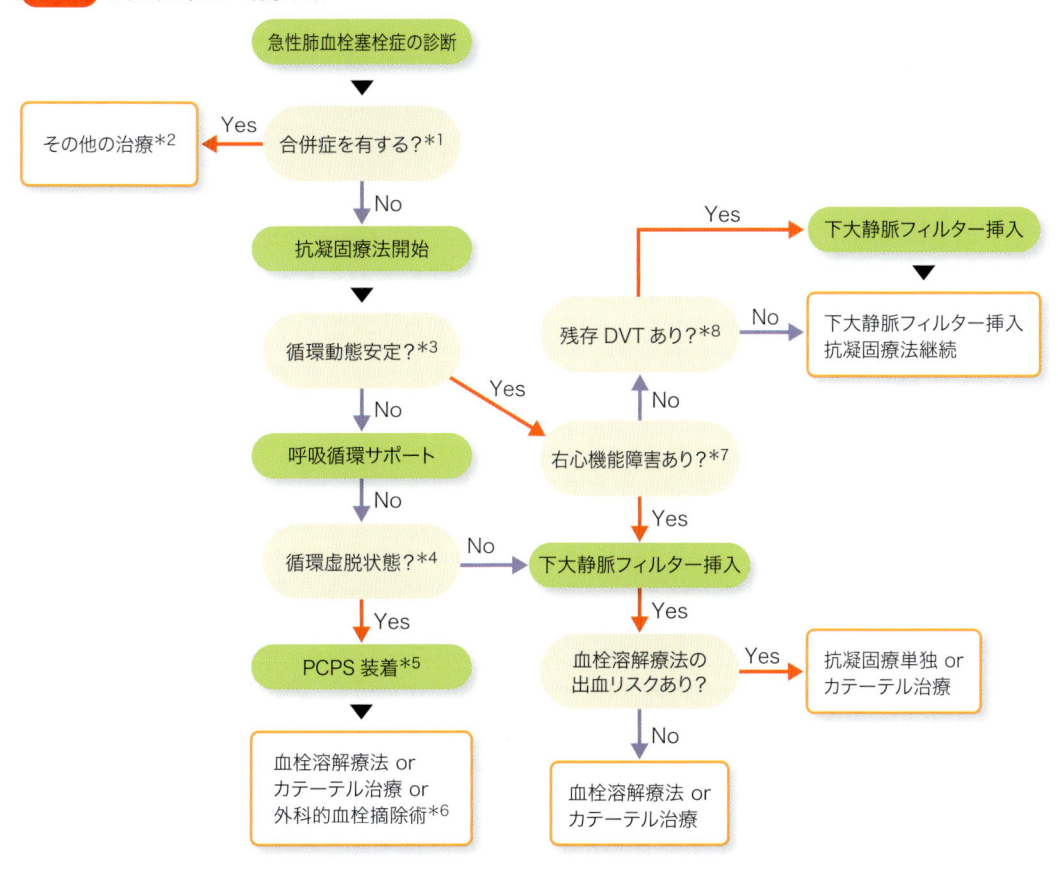

```
急性肺血栓塞栓症の診断
        ▼
    合併症を有する？*1 ──Yes──→ その他の治療*2
        │No
        ▼
    抗凝固療法開始
        ▼
    循環動態安定？*3 ──Yes──→ 右心機能障害あり？*7 ──Yes──→ 残存DVTあり？*8 ──Yes──→ 下大静脈フィルター挿入
        │No                         │                          │No                            ▼
        ▼                          │                          └─→ 下大静脈フィルター挿入
    呼吸循環サポート                 │No                             抗凝固療法継続
        │No                         ▼
        ▼                       下大静脈フィルター挿入 （※右心機能障害Yes側）
    循環虚脱状態？*4 ──No──→ 下大静脈フィルター挿入
        │Yes                        ▼
        ▼                     血栓溶解療法の
    PCPS装着*5                 出血リスクあり？ ──Yes──→ 抗凝固療単独 or カテーテル治療
        ▼                        │No
    血栓溶解療法 or              ▼
    カテーテル治療 or         血栓溶解療法 or
    外科的血栓摘除術*6         カテーテル治療
```

*1：高度な出血のリスクがある場合
*2：病態に応じた施行可能な治療を行う
*3：循環動態不安定とは、ショックあるいは遷延する低血圧状態を示す
*4：心肺蘇生を要する状態、あるいは高度なショックが遷延する状態
*5：施設の設備や患者の状態により、装着するか否かを検討する
*6：施設の状況や患者の状態により、治療法を選択する
*7：心エコーによる右室拡大や肺高血圧の存続により評価
*8：遊離して再び塞栓をきたした場合、重篤化する危険性のある深部静脈血栓

表4-8 血栓溶解療法の禁忌

絶対禁忌
- 活動性の内部出血
- 最近の特発性頭蓋内出血

相対禁忌
- 大規模手術、出産、10日以内の臓器細胞診・圧迫不能な血管穿刺
- 2か月以内の脳梗塞
- 10日以内の消化管出血
- 15日以内の重症外傷
- 1か月以内の脳神経外科的あるいは眼科的手術
- コントロール不良の高血圧（収縮期圧>180 mmHg：拡張期圧>110 mmHg）
- 最近の心肺蘇生術
- 血小板数<100,000/mm³、プロトロンビン時間<50%
- 妊娠
- 細菌性心内膜炎
- 糖尿病性出血性網膜症

投与や閉胸式心マッサージを行いつつ、PCPS装置装着の準備を開始します。

急性肺塞栓症の予防

未分画ヘパリン（ヘパリンナトリウム）投与に引き続き、ワルファリンカリウムが使用されます。ワルファリンカリウムは未分画ヘパリンの投与初期から併用し、プロトロンビン時間の国際標準化比（PT-INR）が至適域となるように、3〜5 mgから開始して投与量を調節していきます。本症の再発リスクが出血リスクを上回る場合に投与が続けられますが、投与期間は発症素因により異なります（表4-9）。ワルファリンカリウムの至適治療域は海外ではPT-INR値2.0〜3.0とされていますが、わが国では出血への危惧からPT-INR値1.5〜2.5を推奨しています。また、可及的早急に残存する深部静脈血栓の状態を評価して、下大静脈フィルターの適応を判断することも大切です。

表4-9 抗凝固療法の継続期間

危険因子の種類	抗凝固療法の継続期間
危険因子が可逆的である場合	3か月間
特発性の静脈血栓塞栓症 先天性凝固異常症	少なくとも3か月間（リスクとベネフィットを勘案して期間を決定）
がん患者 再発をきたした場合	より長期間

深部静脈血栓症（DVT）

深部静脈血栓症（DVT）とは

▼原因

四肢の静脈は、筋膜よりも浅い位置に存在する浅在静脈と筋膜よりも深い位置に存在する深部静脈に区別されます。急性の静脈血栓症は、浅在静脈に発症する血栓性静脈炎と深部静脈の深部静脈血栓症（deep vein thrombosis：DVT）を区別する必要があります。静脈血栓は、①血液凝固能亢進、②静脈血流停滞、③静脈内皮障害が原因となって形成されます。DVTの発症を促進させる危険

因子には、表4-10 に掲げるような多数の因子が存在しています。

▼発症状況

上肢のDVTの大部分は、輸液路やペースメーカー、カテーテル留置、透析用シャントなどの医原性の原因で発症します。骨盤や下肢静脈のDVTは、大腿静脈穿刺やカテーテル留置、先天性疾患でも発症しますが、下腿部の運動制限下での臥床が原因で発症する場合がほとんどです。下腿部での好発部位は内側、中央部、外側部で構成されるひらめ筋静脈群であり、中央部で大部分が発症します。

▼病態生理

静脈血栓は、数日で炎症性変化により静脈壁に固定され、以後器質化によって退縮します。静脈血栓は、膝窩静脈より末梢側では数日から数週で大部分消失しますが、中枢側では1年以内に約半数が退縮しても索状物として残存します。血栓の中枢端が、塞栓あるいは塞栓源となります。白色血栓や混合血栓は器質化し易く静脈壁に固定されやすいのですが、一方、赤色血栓は静脈壁に固定されにくいので塞栓化しやすくなります。

骨盤・下肢静脈では、塞栓は仰臥位や座位では股関節や膝関節の運動により血栓が遊離され、立位では歩行運動に伴う下腿筋ポンプ作用により血栓が駆出されます。塞栓の形成は、発生や進展から1週間以内が多いのですが、下肢運動や中枢端の血流状況により反復性となることがあります。

▼症状

骨盤・下肢のDVTは、病型が膝窩静脈より中枢側の中枢型（腸骨型、大腿型）と末梢側の末梢型（下腿型）とに区別されています。急性静脈還流障害の症状として、中枢型では腫脹、疼痛、色調変化が出現します。腸骨型では、広範閉塞では動脈灌流障害による静脈性壊死が発生します。臨床的重症度は、有痛性腫脹、有痛性変色腫脹（白股腫、青股腫）、静脈性壊死と分類するのが実際的です。末梢型の主な症状は疼痛ですが、無症状であることも多いといわれています。理学的所見では直接所見である血栓化静脈の触知や圧痛とともに、間接所見である下腿筋の硬化が重要です。

▼予後

骨盤・下肢静脈のDVTでは、急性期予後には急性静脈還流障害、急性肺血栓塞栓症、動脈塞栓症が関与します。急性還流障害は、多くは数か月以内に消失します。急性肺血栓塞栓症はもっとも重篤な病態であり、一次予防、二次予防が重要になります。動脈塞栓が

表4-10 深在静脈血栓症の危険因子

事項	危険因子
背景	・加齢 ・長時間座位：旅行、災害時
病態	・外傷：下肢骨折、下肢麻痺、脊椎損傷 ・悪性腫瘍 ・先天性凝固亢進：凝固抑制因子欠乏症 ・後天性凝固亢進：手術後 ・心不全 ・炎症性腸疾患、抗リン脂質抗体症候群、血管炎 ・下肢静脈瘤 ・脱水・多血症 ・肥満、妊娠・産後 ・先天性 iliac band や web、腸骨動脈による iliac compression ・静脈血栓塞栓症既往：静脈血栓症・肺血栓塞栓症
治療	・手術：整形外科、脳外科、腹部外科 ・薬剤服用：女性ホルモン、止血薬、ステロイド ・カテーテル検査・治療 ・長期臥床：重症管理、術後管理、脳血管障害

疑われるときは、卵円孔開存を確認する必要があります。

DVTの発症時の対応

▼診断

問診の症状や危険因子とともに、診察の所見から急性期にあるか判断します。問診では、急性期の症候だけでなく、肺血栓塞栓症や動脈塞栓症の症候にも留意します。現病歴では、四肢の腫脹、疼痛、あるいは色調変化

> **NOTE**
> **DVTの疫学**
> 日本における発生頻度は10万症例あたり12症例であり、欧米のそれは10万人あたり50症例である。

表4-11 術前DVTリスク評価

リスクレベル	危険因子
最高リスク （1項目4点）	・DVTの既往 ・血栓性素因（抗リン脂質抗体症候群、プロテインC,S欠乏症、AT III欠乏症、など） ・下肢麻痺 ・下肢ギプス固定 ・1か月以内の呼吸不全 ・1か月以内の心筋梗塞あるいは心不全 ・寝たきり状態 ・ふくらはぎの痛み ・多量の腹水
高リスク （1項目3点）	・1か月以内の手術の既往 ・1週間以上のベッド上安静 ・化学療法中 ・重症感染症 ・中心静脈カテーテル留置中
中リスク （2点）	・悪性疾患
低リスク （1項目1点）	・BMI≧28 ・65歳以上 ・エストロゲン治療中 ・下肢静脈瘤

から、急性期にあるか判断します。危険因子をスコア化（表4-11）して、4点以上ならDVTの可能性の高い症例として下記の検査を実施します。

▼検査

スクリーニングとして、Dダイマーを測定します。Dダイマー値が高いときには、静脈エコーを実施します。精査を必要とするときには、静脈造影や造影CTを実施して血栓部位と大きさを確認します。

▼病因検査

病因検査はDVTの血栓傾向に関する血液検査であり、血栓性素因や自己抗体の有無を確認するときに実施します。先天性では、プロテインCやプロテインS欠乏症、アンチトロンビン欠乏症を検索します。後天性では、凝固抑制因子の低下や組織因子上昇の有無を検討します。自己抗体では、抗リン脂質抗体を念頭に置いて検査を実施します。

図4-8に鳥取大学医学部附属病院におけるDVTの評価の手順を示します。術前1週間以上前に下肢静脈超音波検査などの画像診断を施行するのは、急性期DVTでは治療が優先され、血栓の安定化をはかるには一般的に2週間を要するからです。

▼治療

深部静脈血栓症の抗凝固療法はヘパリンナトリウムとワルファリンカリウムの併用が必須です。わが国で使用されているヘパリンナトリウムは未分画ヘパリンであり、抗凝固作用は各個人で大きく異なるので、APTTや血中濃度でモニターする必要があります。欧米ではAPTT値の1.5～2.5倍延長が推奨され

ていますので、わが国でもこれに準じてコントロールしています。初回5,000単位静注後、10,000から15,000単位を24時間で持続点滴し、APTT値を測定して投与量を増減します。ワルファリンカリウムを開始する場合は、ヘパリンナトリウムと5日間併用して投与します。投与量はプロトロンビン時間国際標準比（PT-INR）が1.5から2.5（目標2.0）になるように調節します。全身的血栓溶解療法は、深部静脈血栓症の再発や血栓

図4-8 DVTの評価手順

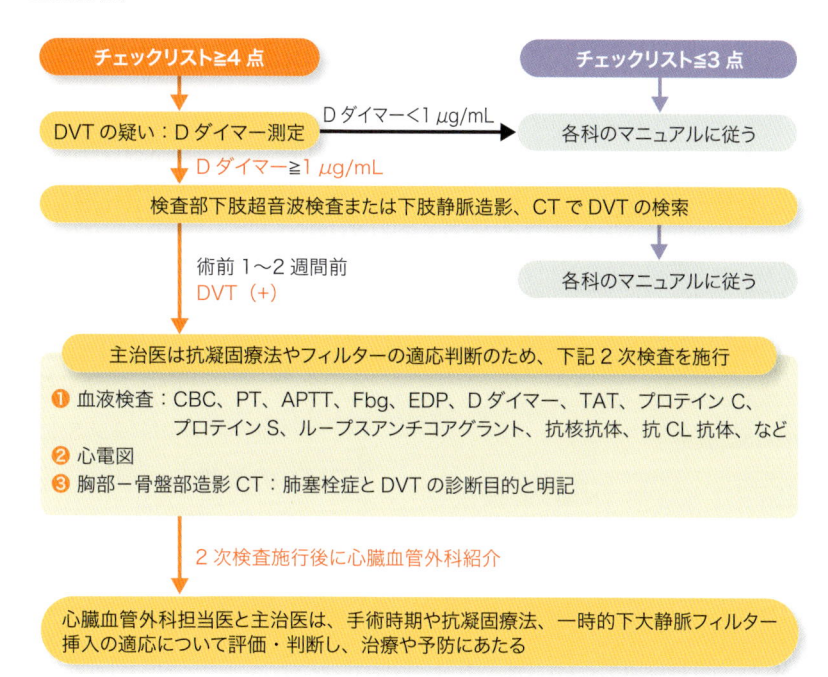

```
チェックリスト≧4点                          チェックリスト≦3点
    ↓                                           ↓
DVTの疑い：Dダイマー測定 ──Dダイマー<1μg/mL──→ 各科のマニュアルに従う
    ↓
Dダイマー≧1μg/mL
    ↓
検査部下肢超音波検査または下肢静脈造影、CTでDVTの検索
    ↓                                           ↓
術前1～2週間前                              各科のマニュアルに従う
DVT（+）
    ↓
主治医は抗凝固療法やフィルターの適応判断のため、下記2次検査を施行
❶ 血液検査：CBC、PT、APTT、Fbg、FDP、Dダイマー、TAT、プロテインC、
   プロテインS、ループスアンチコアグラント、抗核抗体、抗CL抗体、など
❷ 心電図
❸ 胸部－骨盤部造影CT：肺塞栓症とDVTの診断目的と明記
    ↓
2次検査施行後に心臓血管外科紹介
    ↓
心臓血管外科担当医と主治医は、手術時期や抗凝固療法、一時的下大静脈フィルター
挿入の適応について評価・判断し、治療や予防にあたる
```

表4-12 リスク別血栓塞栓症の発生率と予防法

リスクレベル	下腿DVT（%）	中枢型DVT（%）	症候性PE（%）	致死性PE（%）	推奨される予防法
低リスク	2	0.4	0.2	0.002	早期離床および積極的な運動
中リスク	10～20	2～4	1～2	0.1～0.4	弾性ストッキング あるいは間欠的空気圧迫法
高リスク	20～40	4～8	2～4	0.4～1.0	間欠的空気圧迫法 あるいは抗凝固療法*
最高リスク	40～80	10～20	4～10	0.2～5	（抗凝固療法*と間欠的空気圧迫法の併用） あるいは （抗凝固療法*と弾性ストッキングの併用）

＊整形外科手術および腹部手術施行患者では、エノキサパリンナトリウム、フォンダパリヌクスナトリウム、あるいは低用量未分画ヘパリン（ヘパリンナトリウム）を使用。その他の患者では、低用量未分画ヘパリンを使用。最高リスクにおいては、必要ならば、用量調節未分画ヘパリン（単独）、用量調節ワルファリンカリウム（単独）を選択する。
エノキサパリンナトリウム使用法：2,000単位を1日2回皮下注、術後24時間経過後投与開始（参考：わが国では15日間以上投与した場合の有効性・安全性は検討されていない）。
フォンダパリヌクスナトリウム使用法：2.5 mg（腎機能低下例は1.5 mg）を1日1回皮下注、術後24時間経過後投与開始（参考：わが国では、整形外科手術では15日間以上、腹部手術では9日間以上投与した場合の有効性・安全性は検討されていない）。
DVT：deep vein thrombosis（深部静脈血栓症）、PE：pulmonary embolism（肺血栓塞栓症）

表 4-13 術式別の静脈血栓塞栓症のリスク

	一般外科	泌尿器科	婦人科	産科	整形外科	脳外科
低	60歳未満の非大手術 40歳未満の大手術	60歳未満の非大手術 40歳未満の大手術	30分以内の小手術	正常分娩	上肢の手術	開頭術以外の脳神経手術
中	60歳以上あるいは危険因子がある非大手術 40歳以上あるいは危険因子がある大手術	60歳以上あるいは危険因子がある非大手術 40歳以上あるいは危険因子がある大手術	良性疾患手術(開腹、経腟、腹腔鏡) 悪性疾患で良性疾患に準じる手術 ホルモン療法中の患者に対する手術	帝王切開術(高リスク以外)	脊椎手術 骨盤・下肢手術(股関節全置換術、膝関節全置換術、股関節骨折手術を除く)	脳腫瘍以外の開頭術
高	40歳以上のがんの大手術	40歳以上のがんの大手術	骨盤内悪性腫瘍根治術 静脈血栓塞栓症の既往、あるいは血栓性素因のある良性疾患手術	高齢肥満妊婦の帝王切開術 静脈血栓塞栓症の既往、あるいは血栓性素因のある経腟分娩	股関節全置換術 膝関節全置換術 股関節骨折手術	脳腫瘍の開頭術
最高	静脈血栓塞栓症の既往、あるいは血栓性素因のある大手術	静脈血栓塞栓症の既往、あるいは血栓性素因のある大手術	静脈血栓塞栓症の既往、あるいは血栓性素因のある大手術	静脈血栓塞栓症の既往、あるいは血栓性素因のある帝王切開	「高リスク」の手術を受ける患者に、静脈血栓症の既往、血栓性素因が存在する場合	静脈血栓塞栓症の既往や血栓性素因のある脳腫瘍の開頭術

表 4-14 予防法の禁忌症例

理学的予防法禁忌症例

弾性ストッキング
- 閉塞性動脈硬化症
- バージャー病
- その他下肢の血行障害

間欠的空気圧迫装置
- 閉塞性動脈硬化症
- バージャー病
- 深部静脈血栓(+)
- 深部静脈血栓(+)疑い
- 長期臥床(3日以上)
- 下肢麻痺
- 下肢固定
- 下肢浮腫
- 下腿周囲径左右差(+)

後遺症の頻度を減少させるため、ウロキナーゼを初回1日量6〜24万単位を点滴静注し、以後漸減し7日間投与します。

そのほかの治療法には、カテーテルを用いた血栓溶解療法や血栓吸引療法、ステント挿入による血管内治療法、外科的血栓除去術などがあります。

DVTの予防

表4-12にDVT発症のリスクの高低とそのリスクに適した予防法を示します。これとは別に、手術術式ごとにリスクの高低(表4-13)が存在するため、表4-14に示した危険因子を考慮した上で予防法を選択することが重要です。予防法には以下のような方法が推奨されています。

a) 早期歩行と積極的な運動、あるいは自動的・他動的下腿のマッサージや足関節運動

b) 弾性ストッキングの着用:簡便で安価、合併症が少ない。しかし、安易な装着は反対に重篤な合併症を引き起こすことがあります。以下のような患者や病態には禁忌となります。①重度の血行障害、うっ血性心不全および有痛性青股腫の患者(圧迫により症状を悪化さ

図4-9 術後のDVT予防のタイムテーブルの例

種類	施行方法	施行対象
低用量未分画ヘパリン（ヘパリンナトリウム）	8時間もしくは12時間ごとに未分画ヘパリン5000単位を皮下注射する。脊椎麻酔や硬膜外麻酔の前後では、未分画ヘパリン2500単位皮下注（8時間ないし12時間ごと）に減量することも考慮する。	高リスクにおいて、単独で使用する。リスクでは、間欠的空気圧迫法あるいは弾性ストッキングと併用する。
用量調整未分画ヘパリン（ヘパリンナトリウム）	最初に約3500単位の未分画ヘパリン5000単位を皮下注射し、投与4時間後のAPTTが正常上限となるように、8時間ごとに未分画ヘパリンを前回投与量±500単位で皮下注射する。	最高リスクにおいて単独で使用する。
用量調節ワルファリンカリウム	ワルファリンを内服し、PT-INRが1.5〜2.5となるように調節する。	最高リスクにおいて単独で使用する。

開始時期：疾患ごとに異なるが、出血の合併症に十分注意し、必要ならば手術後（なるべく出血性の合併症の危険性が低くなってから）開始する。
施行期間：少なくとも十分な歩行が可能となるまで継続する。血栓形成のリスクが継続し長期予防が必要な場合には、低用量（あるいは用量調整）未分画ヘパリンはワルファリンに切り替えて継続投与することを考慮する。
APTT：活性化部分トロンボプラスチン時間。PT-INR：プロトロンビン時間の国際標準比

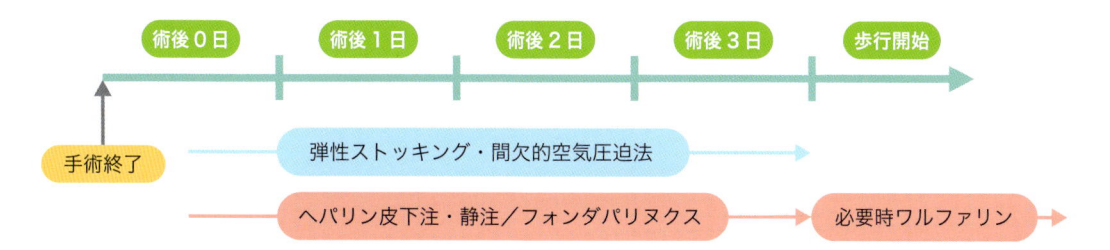

```
手術終了 → 術後0日 → 術後1日 → 術後2日 → 術後3日 → 歩行開始
        弾性ストッキング・間欠的空気圧迫法
        ヘパリン皮下注・静注／フォンダパリヌクス → 必要時ワルファリン
```

せる危険性が高いため）、②感染性静脈炎の患者（菌血症や敗血症を発生、増悪させる危険性があるため）、③装着部位に極度の変形がある患者（適切な圧迫圧が得られないため）、④急性の皮膚障害

c）間欠的空気圧迫法：肺塞栓症の危険性を念頭に置き、安静臥床中は終日装着する

d）薬物療法：未分画ヘパリン（ヘパリンナトリウム）、ワルファリンカリウム、低分子量ヘパリン（エノキサパリンナトリウム）、Xa阻害薬（フォンダパリヌクスナトリウム）

図4-9に術後のDVT予防のタイムテーブルの一例を示します。歩行開始までは、必要な物理的療法や薬物療法を継続します。経口摂取が開始されるとすみやかに抗凝固薬の経口投与に切り替えます。

文献
1. 肺血栓塞栓症および深部静脈血栓症の診断，治療，予防に関するガイドライン（2009年改訂版）
www.j-circ.or.jp/guideline/pdf/JCS2009_andoh_h.pdf
2. 鳥取大学医学部附属病院血栓塞栓症／深部静脈血栓症（静脈血栓塞栓症）予防マニュアル（平成22年12月改訂）

〈稲垣喜三〉

術後せん妄

POINT
- ▶術後せん妄は、手術後患者の5〜15％に発症し、高リスク群では35％にも達する
- ▶原因として、手術によるストレス、周術期の使用薬物や電解質異常、手術前の精神状態などがあげられる
- ▶せん妄の顕著な症状は注意力の低下で、時間と空間の認知度が低下する。夕方に悪化する傾向がみられる
- ▶治療は誘発危険因子の除去と家族や医師とのふれ合う時間を作り、患者を孤立させないことが大切である

術後せん妄とは

　せん妄とは、突然起こり、良くなったり悪くなったり状態が変動し、見当識障害、注意力と思考力の低下、意識レベルの変化を伴う認識障害です。せん妄は疾病ではなく、一時的な異常な精神状態を指します。せん妄の出現は、新しい疾病の発症の徴候であるともいわれています。特に、手術後に発症するせん妄を、術後せん妄（postoperative delirium）と呼びます。

▼原因

　手術による種々のストレス、手術中の麻酔薬の使用、術後の鎮痛薬の使用が重要な因子です。そのほかに、ベンゾジアゼピン系やバルビタール系薬物、あるいはモルヒネ塩酸塩に代表されるオピオイドなどの鎮静・鎮痛薬を術前に突然に服薬中止することによっても引き起こされることがあります。

　また、血液中のカルシウム、ナトリウム、マグネシウムなどの電解質の濃度が異常値になると、神経細胞の代謝活動が妨げられて、せん妄が起こります。電解質の異常は、利尿薬の使用、脱水、あるいは腎不全やがんの広範な進展で起こります。甲状腺機能低下の場合は、傾眠傾向とともにせん妄が起こり、逆に甲状腺機能亢進の場合は、多動を伴うせん妄が起こります。

　若年者よりも高齢者に頻発するのは、神経変性や脳機能低下、脳血管障害などせん妄を発症しやすい基礎疾患を有している割合が高いためです。また、抗精神病薬や抗うつ薬、オピオイドのような鎮痛薬、降圧薬などを日常的服薬していることも、大きな要因となっています。

NOTE
術後せん妄の疫学
70歳以上の高齢者の入院患者の約10〜30％が、せん妄を発症するといわれている。術後せん妄は5〜15％の術後患者に発症すると報告されている。大腿骨頸部骨折などのハイリスク群の患者での発症は、平均で35％（16〜62％）に達する。

▼症状

せん妄と混同しやすい認知症との症状の比較を、表4-15 に示します。

せん妄の顕著な特徴は注意力がなくなることです。せん妄が起こると集中力が働かなくなるため、新しい情報が処理できず最近の出来事を思い出せなくなります。時間や自分が今いる場所がわからない言動や行動は、せん妄の前兆の可能性が高いと考えられます。

重症のせん妄の場合は、自己認識ができなくなり、思考が混乱して支離滅裂な行動や不穏な行動をとることが多くなります。意識レベルは不安定で、覚醒から傾眠まで1日のうちにさまざまな状態を呈します。

せん妄の症状は分刻みで変化しますが、遅い時刻に悪化する傾向があります（日没現象）。せん妄を発症すると、睡眠－覚醒のサイクルが逆転する傾向が強くなります。また、せん妄状態では、奇妙な幻覚におびえたり、実際に存在しない人やものが見えたりします。中には偏執的になり、妄想（認識や経験を誤解したまま信じてしまう）を抱くこともあります。時間経過とともに、術後せん妄は術後認知機能低下へと進行していくことが知られています（図4-10）。

図4-10 術後せん妄の時間軸

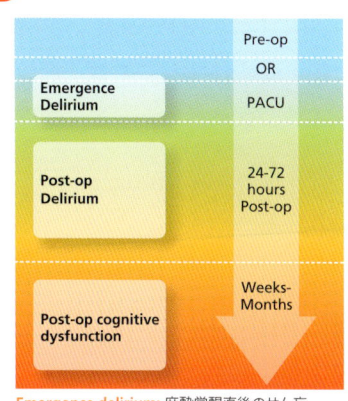

Emergence delirium: 麻酔覚醒直後のせん妄
Post-op delirium: 術後せん妄
Post-op cognitive dysfunction: 術後認知機能低下

表4-15 せん妄と認知症の症状の比較

特徴	せん妄	認知症
発症	突然	徐々に起こる
持続期間	数日〜数週間	数か月〜数年
ほかの病気や身体的トラブル	重症疾患や中枢神経系の疾患 薬物の使用や禁断症状 内分泌・代謝異常	おそらくない
夜間の変動	ほぼ必ず悪化する	悪化することが多い
注意力	大きく損なわれる	後期まで維持される
意識レベル	傾眠傾向から興奮まで多様	後期まで正常
周囲に対する見当識	多様	障害される
言語能力	つじつまが合わない 不適当な会話	適切な言葉が思いつかない
記憶	混乱する	失われる 特に最近の出来事が顕著
精神機能	失われる 変動があり予想がつかない	全機能が着実に失われる
原因	急性疾患や薬物 高齢者：感染や脱水、ストレス 感覚遮断（視聴覚障害） 継続する不眠（睡眠遮断）	アルツハイマー病 脳血管性認知症 レヴィ小体型認知症
治療の必要性	緊急治療を要する	治療は急を要さない

▼臨床像

せん妄の臨床像は以下のように分類されています。

1) **過活動型**：興奮、幻覚、幻触、妄想、不眠：夜間徘徊や転倒が多く、抑制を必要とすることも多い。
2) **活動低下型**：傾眠、無表情、無気力：意識障害や内的不穏は持続している。うつ病や不眠症との鑑別が重要である。
3) **混合型**：過活動型と活動低下型の特徴が混在：せん妄＝興奮と捉えた治療方針では難渋する。

▼危険因子

術後せん妄を引き起こす術前の危険因子を表4-16に、周術期のせん妄のトリガーを表4-17にそれぞれ示します。

術後せん妄を発症したときの対応

上述したせん妄を疑わせる症状が出現したときには、その症状がせん妄であるのか否かを正確に診断して、迅速に治療を開始します。

▼診断

a) 直接因子の鑑別

1) 精神医学的問診：見当識、記銘力、計算能力、空間認知、抽象思考能力、そのほかのチェック。
2) 飲酒歴、服薬内容、基礎疾患の状態の検討。
3) 脳の画像検査、脳波検査の施行。血液生化学検査。

b) 症状についてのチェック

症状の動揺性、浮動性、急激な発症および変動性のチェック。このチェックには、CAM-ICU（Consciousness Assessment Method for the ICU）とICDSC（Intensive Care Delirium Screening Checklist）が有用。24時間の行動でチェック。

c) 危険因子についての評価

表4-16・4-17に示した項目の有無や程

表4-16 術後せん妄を引き起こす術前の危険因子

せん妄	認識力の低下
認知症	高齢者
うつ病	認識力の障害
年齢＞70歳	体力低下
麻薬やベンゾジアゼピン系薬物、抗コリン性薬物の使用	入院中の認識力低下
アルコールやタバコの常習	せん妄
せん妄の既往	
視覚・聴覚の障害	
重篤な疾病や合併症（ASA PS≧III）	
BUN／クレアチニン比＞18	
血管外科手術や高リスク手術	
軽うつ徴候	
注意力散漫あるいは欠如	
不眠や不動化、機能低下	
低アルブミン血症や電解質・血糖値異常、脱水	

表4-17 術後せん妄のトリガー

急性痛
身体拘束用具の使用
低栄養
24〜48時間以内に3種類以上の薬物の追加投与
膀胱留置カテーテルの使用
貧血
体水分量と電解質の異常
術中の大量出血と大量輸血

度について評価。

d) 鑑別診断
1) 認知症：可逆性の有無で判断。
2) うつ病：低活動性せん妄のときに注意。
3) 不眠症：昼夜の覚醒リズム障害を不眠のみととらえがち。
4) 薬剤惹起性の精神医学的問題（ステロイド、化学療法薬、インターフェロンなど）
5) 拘禁反応（ICU、CCU、無菌室）などの心因性の反応。

せん妄の診断では、認知症や精神病との鑑別診断を行うことが重要です。表4-18 にせん妄と一般的な精神病の徴候の相違を示します。せん妄かどうか判断に迷うときには、精神科医に相談するのが適切です。

▼治療

a) 誘発因子の改善
1) 家族、医療関係者からの話しかけや声かけ、昼夜の区別をつけるなどの刺激を与えるようにします。
2) 誘発因子の除去。

b) 薬物療法（下記の薬剤量は症状によって適宜増減）
1) 夜間の睡眠確保と興奮抑制
　── 経口摂取が可能な場合
　① セロクエル錠：25～100 mg（糖尿病には禁忌）
　② リスパダール錠：0.5～2 mg（内用液も可）
　── 興奮を伴わないとき
　① デジレル錠：25～100 mg
　② テトラミド錠：10～30 mg
　── 経口摂取が不可能な場合
　① セレネース注：1～3A／500 mL／4～6時間で持続静注
　② セレネース注：1～3A／100 mL／15～30分で持続静注
　──上記でも不穏の場合
　セレネース注：1/2～2A の静注
※上記で症状改善がみられない場合は、精神科医に相談

2) 注意点：
　循環器（心伝導系、不整脈）や呼吸器系の評価と管理

図 4-18 せん妄と精神疾患の相違

せん妄の一般的な徴候	精神障害による精神病の一般的な徴候
現在の時間、日付、場所がわからない 混乱して自己認識ができない	時間、日付、場所が認識できる 本人の自覚がある
注意力が低下する	注意力がある
最近の出来事が思い出せない	最近の出来事を思い出せる
論理的に考えられない	論理的に考えられない
単純計算ができない	計算力は保たれている
考え方が一定しない	一貫した固定観念がある
幻覚は、主に視覚と触覚である	幻覚は、主に聴覚である
熱などの感染症の徴候がある	過去に精神障害の病歴がある
最近薬物を使用した証拠がある	薬の使用は必ずしも関係しない
ふるえが起こる	通常はふるえは起こらない

表 4-19 せん妄改善のためのチェックリスト

チェック項目	求められる対応
酸素飽和度	適切な酸素飽和度維持のため高い濃度の酸素―空気混合気を吸入させる
血圧	低血圧の発見；感染の有無の確認、降圧薬の中止、輸液による体液量是正を行う
疼痛	各施設ごとの疼痛管理手順に従う
脱水	血清電解質のチェックと是正を行い、輸液や経口摂取をすすめる
排尿障害	超音波で頻回に膀胱をスキャンする
体温	低体温や感染の有無を確認する
尿路感染症	検尿により感染を早期に発見する
不動化	可及的早急に体を動かす
薬物副作用	抗コリン薬、鎮静薬、抗ヒスタミン薬、降圧薬などを最小限にするか中止する
低栄養	頻回に体重を測定する
口腔内衛生	口腔内を頻回に観察する
便秘	緩下薬の投与や便秘予防の手順を実施
錯覚や不安	時刻や日時を時計やカレンダーで示したり、家族に寄り添うように依頼する
視聴覚機能	適切な照明や機能改善用具装着をすすめる
睡眠の質	雑音を少なくし、音楽やマッサージ、個室化でリラックスさせる

図 4-11 術後せん妄の診断と治療アルゴリズム

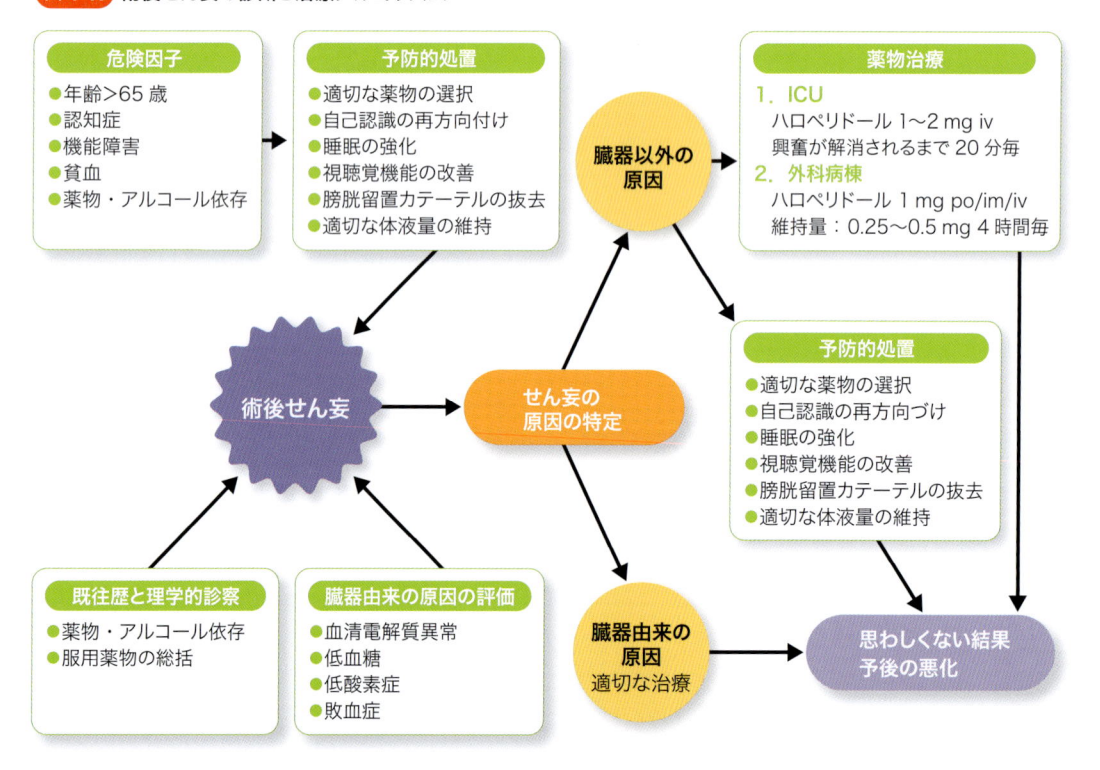

危険因子
- 年齢 > 65 歳
- 認知症
- 機能障害
- 貧血
- 薬物・アルコール依存

予防的処置
- 適切な薬物の選択
- 自己認識の再方向付け
- 睡眠の強化
- 視聴覚機能の改善
- 膀胱留置カテーテルの抜去
- 適切な体液量の維持

薬物治療
1. ICU
   ハロペリドール 1〜2 mg iv
   興奮が解消されるまで 20 分毎
2. 外科病棟
   ハロペリドール 1 mg po/im/iv
   維持量：0.25〜0.5 mg 4 時間毎

術後せん妄 → **せん妄の原因の特定** → **臓器以外の原因**

既往歴と理学的診察
- 薬物・アルコール依存
- 服用薬物の総括

臓器由来の原因の評価
- 血清電解質異常
- 低血糖
- 低酸素症
- 敗血症

臓器由来の原因 適切な治療

予防的処置
- 適切な薬物の選択
- 自己認識の再方向づけ
- 睡眠の強化
- 視聴覚機能の改善
- 膀胱留置カテーテルの抜去
- 適切な体液量の維持

思わしくない結果 予後の悪化

悪性症候群：CK の測定

錐体外路症状：アキネトン 1/2〜1A の筋注

※アキネトンの事前投与や静注は、せん妄悪化の危険性あり

3) ベンゾジアゼピン系睡眠薬や抗不安薬は、せん妄の増悪や脱抑制を引き起こします。少量から開始するなど、最小限度の使用にとどめます。やむをえない場合には、向精神薬との併用も考慮します。米国集中治療医学会（Society of Critical Care Medicine）の 2013 年度版の「ICU の成人患者における疼痛・興奮・せん妄の管理のための臨床指針」では、ベンゾジアゼピン系薬物の使用を避け、非ベンゾジアゼピン系薬物の使用を推奨しています。

4) 転倒や静脈内留置カテーテル抜去に注意し、抑制帯使用も検討します。

術後せん妄の改善のためのチェックリストを表 4-19 に、診断と治療のアルゴリズムを図 4-11 に示します。注意深い患者観察と患者の状態に応じた診断と治療戦略が、術後せん妄の発生頻度を低下させ、せん妄の程度を軽症化すると考えられます。

文献

1) Deiner S, Silverstein JH. Postoperative delirium and cognitive dysfunction. Br J Anaesth; 103: i41-i46, 2009.
2) Silverstein JH, Timberger M, Reich DL, Uysal S. Central nervous system dysfunction after noncardiac surgery and anesthesia in the elderly. Anesthesiology; 106: 622-628. 2007.
3) せん妄と認知症（213 章）．第 16 セクション神経疾患．メルクマニュアル 18 版．http://merckmanual.jp/mmpej/sec16/ch213/ch213a.html
4) 川嵜弘詔．せん妄の診断と治療．http://www.med.kyushu-u.ac.jp/psychiatry/_userdata/delirium.pdf
5) Robinson TN, Eiseman B. Postoperative derilium in the elderly: diagnosis and management. Clin Interv Aging; 3: 351-355. 2008.
6) Barr J, Fraser GL, Puntillo K, et al. Clinical practice guidelines for the management of pain, agitation, and delirium in adult patients in the intensive care unit. Crit Care Med. 41: 263-306, 2013.

〈稲垣喜三〉

索引 （ゴシック体は主要説明ページを表す）

▶数字、欧文

4-2-1 ルール　65
Ach　34
ALS　201
APCO　139
APL 弁　129
APRV　132
APTT　178
AR　179
AS　179
ASA/SCA ガイドラインによる 28 基本断面　141
ASA 分類　10
A ライン　142
BIPAP　132
BIS モニター　157
BNP　178
B 型肝炎　189
Ca 拮抗薬　41,56
CCO　138
CMV　130
CO_2 ナルコーシス　171
COX-2 阻害薬　61
CPAP　131
CPAP モード　76
CSHT　29
CTR　175
CVCI　204
CVP　135
C 型肝炎　189
DVT　225,262,266
D ダイマー　268
Edelman の等式　232
EPAP　132
ERAS　225
$FEV_{1.0}$%　165
F-V 曲線（ループ）　153
hANP　59
HIV　189
HOT　171
ICU 滞在日数　247
IPAP　132
K チャンネル開口薬　58
LAP　136
MAC　23
MAOIs　61
Marfan 症候群　195
MCV　182
METs　10
MR　179
MRSA　90
MS　179
MSBOS　185

NHF　76
NIPPV　132
NPPV　76
NRS　225
NSAIDs　61,100,168
NYHA 分類　10,180
P/F 比　155
Paget 病　197
PAP　136
PCA　101
PCEA　101
PCV　74,130,133
PCWP　136
PDE Ⅲ 阻害剤　52
PEEP　73,131
pH　165
PONV　227
PSV　131
PSV モード　75
PT　178
PTC　159
PT-INR　178
PTV　130
PVR　136
P-V 曲線（ループ）　153
RAP　136
R on T　250
SBOE　185
$ScvO_2$　139
SIADH　233,234
SIMV　75,131
SSI　254
SSI 対策　90
ST 変化　147
SvO_2　136
SVR　136
TCI　10
TCI ポンプ　28
TEE　139
TIVA　25,27
TOF　37,158
TOF 比　215
tPA　265
TUR 症候群　234
VAP　246
VAP の予防　247
VAS　225
Vaughan Williams 分類　39
VCV　74,130,133
VF（心室細動）　46
VIMA　24,**25**
von Willebrand 病　183,184
VT　46,130

▶和文

【あ】
悪性高熱症　25,211
悪性症候群　241
亜酸化窒素（笑気）　24
アシドーシス　156,165
アスピリン喘息　168
アセチルコリン（Ach）　34
アセトアミノフェン　100
圧規定式（PCV）　74
圧トリガー　74
アデノイド肥大　244
アドレナリン受容体　48
アナフィラキシー　191
アナフィラキシーショック　192,210,249
アラーム設定（呼吸器）　77
アルカローシス　165
アルコール製剤　92
アレルギー　191
アレルギーの術前評価　191
アレンテスト　180

【い・う】
イートン・ランバート症候群　214
維持液　66
維持輸液　64
一回換気量（VT）　130
イレウス　205,252
インスリン　61
咽頭異物・腫瘍　217
咽頭鏡　207
咽頭痙攣　216,245
咽頭浮腫　216
咽頭浮腫の予防　218
院内感染症　246,255
ウィージング　167
うっ血性心不全　249
うつ病　275
右房圧（RAP）　136
運動耐容能　10
運動ニューロンの変性疾患　201
運動能の評価　180

【え・お】
エアウェイスコープ　207
エアロチャンバー　210
栄養　94
エーラース・ダンロス症候群　196
エコーの術中使用　12
エコープローブ　120
エステル型局所麻酔薬　192
エントロピーモニター　158

黄色ブドウ球菌　90
嘔吐　227
悪心　227
悪心・嘔吐スコア　227
オピオイド拮抗薬　31

【か】
外頸静脈　119
外頸静脈の怒張　181
開始液　66
咳嗽　255
咳嗽介助　84
開放式ドレナージ　106,107
外用薬　61
過活動型せん妄　274
過換気症候群　219
下気道のトラブル　245
覚醒時せん妄　241
覚醒遅延　161,212
喀痰　255
下垂体機能異常　187
家族歴　174
褐色細胞腫　187
活動性心疾患　250
活動低下型せん妄　274
カテーテル関連血流感染　256
カテガード　123
カテコールアミン過剰投与　248
カプノグラフ　154
カリウム（K）値　178
換気モード　73
環境問題　23
換気量計　152
冠血管拡張薬　55,57
間欠的空気圧迫法　271
観血的動脈圧測定　142
間質性肺炎　170
患者調節硬膜外鎮痛法（PCEA）　101
患者調節鎮痛法（PCA）　101
関節リウマチ　195
感染　109,119,188,189,253
感染性合併症　256
感染防止策　91
冠動脈CT　178
肝動脈造影　178
眼内炎　256
陥没呼吸　244

【き】
キーインデックスシステム　128
起因菌　255
既往歴　164,174
機械的合併症　120
気化器　128
気管支痙攣　210,216
気管支痙攣の予防　218
気管支喘息　61
危機的出血の対応　70
気胸　120,246
起坐呼吸　246

希釈性低ナトリウム血症　234
偽性低ナトリウム血症　234
喫煙　169
気道ケア　82
気道内圧計　152
気道内圧の上昇　210
気道の過敏性亢進　168
気道浮腫　245
揮発性吸入麻酔薬　126
逆流性食道炎薬　61
吸引麻酔　10
急性心不全　249
急性中毒性代謝性脳症　241
急性低ナトリウム血症　156
急性肺塞栓症　264
吸入麻酔薬　22
強化インスリン療法　96
胸腔ドレーン　112
狭心症　55,251
強制換気モード　74
強直性脊椎炎　194
胸痛　263
共通ガス流出口　128
胸部X線写真　164,174
局所酸素飽和度モニター　213
局所麻酔薬　20
局所麻酔薬アレルギー　191
局所麻酔薬中毒　208
虚血性心疾患　186,249,251
筋萎縮　87
筋萎縮性側索硬化症（ALS）　201
緊急帝王切開　207
緊急薬　48
筋弛緩の延長　214
筋弛緩モニター　35,158
筋弛緩薬　34,193,213,244
筋弛緩薬拮抗薬　36
筋弛緩薬使用の実際　35
緊張性気胸　144

【く】
空気塞栓　121
クスマウル徴候　181
口すぼめ呼吸　84
クボステック徴候　220
クラックインダクション（迅速導入）　205
グラフィック波形　72
クリコイドプレッシャー（輪状軟骨圧迫）　206
クロルヘキシジン製剤　92

【け】
経気管ジェット換気　205
経口血糖降下薬　61
経口摂取　95
経食道心エコー（TEE）　139
経食道心エコー試験（JB-POT）　12
経腸栄養　95
経皮的心肺補助（PCPS）　265

頸部の術後出血・浮腫　217
傾眠　102
劇薬　21
血圧　54,180
血圧測定　142
血圧モニター　142
血液／ガス分配係数　22
血液凝固系の術前評価　182
血液凝固能　183
血液凝固能亢進　262
血液検査　178
血液準備　185
血管拡張薬　54,56
血管拡張薬使用の実際　56
血管内容量不足　144
血管内留置カテーテル関連感染症　254

血腫　120
血腫腔ドレナージ　110
血小板（Plts）値　178
血栓溶解療法　264
血中濃度　28
血糖管理　257
血糖降下薬　62
血糖コントロール　186
欠乏性低ナトリウム血症　232
血友病A、B　183,184
血流不全　258
限局した運動神経麻痺　236

【こ】
コアース　クラックル　167
コアグラーゼ陰性ブドウ球菌　90
コアテンプ　161
降圧薬　60,248
効果部位濃度　28
高カリウム血症　156
交感神経受容体　48
抗凝固薬　61,62,184
抗凝固療法　264
拘禁反応　275
抗菌薬投与　257
抗けいれん薬　61
高血圧　60,245,248
抗血小板薬　184
抗血栓療法　264
高血糖　156
抗コリンエステラーゼ薬　35,36
甲状腺機能異常　187
甲状腺機能亢進症　187
甲状腺機能低下症　187
甲状腺クリーゼ　187
甲状腺薬　61
向精神薬　62,277
抗ぜんそく薬　61
拘束性肺障害　246
後天性血友病A　184
高度肥満患者　205
高二酸化炭素血症　248
抗不安薬　277

後負荷　173
抗不整脈薬　38
硬膜外カテーテル　121
硬膜外血腫　237
硬膜外出血　237
硬膜外投与　101
硬膜外ドレナージ　110
硬膜外麻酔　226,237,249
硬膜下ドレナージ　110
絞扼性イレウス　252
高流量システム　80
誤嚥　227,246
誤嚥性肺炎　205
呼気CO_2モニター　154
呼吸回路　128
呼吸器合併症　244
呼吸器感染症　255
呼吸器系の術前評価　164
呼吸器系の聴診　167
呼吸器系の問診　167
呼吸機能検査　165
呼吸の初期換気設定　73
呼吸困難　245,262
呼吸トレーニング　84
呼吸モニター　150
呼吸リハビリテーション　82
骨格系の術前評価　194
骨髄炎　256
骨粗鬆症　197
骨軟化症　197
鼓膜温測定　162
混合型せん妄　274

【さ】

サードスペース　64
サーミスタ　161
最小肺胞濃度（MAC）　23
在宅酸素療法（HOT）　171
再分布性低体温　160
細胞外液補充液　66
鎖骨下静脈　118
嗄声　222
サプリメント　60
左房圧（LAP）　136
酸素解離曲線　151,219
酸素加湿　81
酸素投与方法　79
酸素フラッシュ弁　128
酸素飽和度　167,181
酸素療法　79
残存筋弛緩　216
サンプドレーン　107

【し】

視角的アナログスケール（VAS）
　　225
歯科治療　191
ジギタリス　61
ジギタリス中毒による不整脈　45
脂質代謝異常治療薬　61

持続陰圧吸引法　112
失見当　102
自発呼吸　76
シバリング　161,230
従圧式換気（PCV）　130
従量式換気（VCV）　130
手指衛生　190
手術開始後のトラブル　210
手術侵襲　10
手術創の疼痛　224
手術創分類　90
手術当日の服用　60
手術部位外感染　254
手術部位感染（SSI）　90,254
出血　245
術後イレウス　252
術後栄養管理　95
術後悪心・嘔吐（PONV）　227
術後回復強化（ERAS）　225
術後合併症　94
術後感染　254,259
術後器質的脳障害　240
術後機能的脳障害　241
術後高次機能障害　241
術後呼吸器合併症　244
術後呼吸器感染症　254
術後呼吸不全　164
術後循環器合併症　248
術後精神症状　240
術後せん妄　86,241,**272**
術後腸閉塞　252
術後鎮痛薬　226
術後の過換気症候群　219
術後の酸素投与　257
術後の疼痛管理　98
術後不眠　102,105
術後末梢神経症状　236
術前合併症　60
術前からの精神的ケア　98
術前投与薬　60
術前の栄養評価　94
術前の患者訪問　99
術前評価　10
術中の疼痛管理　98
術中輸液　68
循環器合併症　248
循環器系の術前評価　172
循環器疾患患者が服用している主な薬剤　175
循環器モニター　135
循環作動薬　38,246
昇圧薬　48
昇圧薬使用の実際　49
消化管の縫合不全　260
笑気　24
上気道炎　168
上気道のトラブル　244
上気道閉塞　245
常在菌　255
硝酸薬　56,251

上室頻拍　40
上室不整脈　249
消毒　92
小児　241,245
小児麻酔　24
上部消化管狭窄　205
上部消化管出血　205
情報ドレナージ　106
静脈栄養　95
静脈血流停滞　262
静脈投与　101
静脈内皮損傷　262
静脈麻酔　10
静脈麻酔薬　26
上腕尺側皮静脈　119
ショック　156,211
徐脈性不整脈　38,39
自律性体温調節反応　230
心因性精神障害　102
心エコー　176
心エコーレポートのポイント　177
心機能不全　249
心胸郭比（CTR）　175
真菌　90
心筋虚血　55,251
心筋梗塞　251
神経筋モニター　157
神経根損傷　237
神経ブロック時のトラブル　208
心原性低血圧　249
人工関節置換術　237
人工膠質液　66
人工呼吸管理　72
人工呼吸器　130
人工呼吸器からの離脱　133
人工呼吸器関連肺炎（VAP）　246
進行性球麻痺　201
進行性筋萎縮症　201
心後性低血圧　249
心室細動（VF）　46,250
心室期外収縮（PVC）　42,250
心室頻拍（VT）　46
心室不整脈　249,250
心前性低血圧　249
心臓のポンプ機能　173
心タンポナーデ　120,144
心電図　146,174
浸透圧性脱髄症候群　234
心内膜炎　256
心拍出量　23
深部静脈血栓症　86,225,262,266
腎不全　156,186
心房細動　250

【す】

水封式吸引装置　112
水泡音　167
睡眠時無呼吸症候群　170
数値的評価スケール（NRS）　225
スープレン　25

スガマデクスナトリウム
　　　　37,191,193,213
スタンダードプリコーション　190
ステロイド　61
ステロイドカバー　63,187
ステント　270
ストレッチ　85
スワン・ガンツカテーテル
　　　　116,121,135

【せ・そ】
正常循環血液量性低ナトリウム血症
　　　　232
精神症状　102
精神的不安　98
声帯損傷　222
正中神経障害　237
声門閉鎖　245
脊髄くも膜下麻酔　249
脊髄血腫　237
脊髄出血　237
脊髄損傷　237
脊椎側弯症　196
脊椎麻酔　237
切開創の管理　93
舌根沈下　216
セットポイント　230
セロトニン症候群　241
全静脈麻酔（TIVA）　25,27
全身状態不良　258
全身麻酔　244
全身麻酔での体温低下　160
全身麻酔薬　20
喘息　168
前負荷　172
浅麻酔　245
喘鳴　167
せん妄　102,103,104,275
創感染　254
創管理　90
早期離床　86
創傷　259
創部痛　224
僧帽弁逆流症（MR）　179
僧帽弁狭窄症（MS）　179

【た】
ターニケット　237
体位　238
体位管理　83
体位固定　197
体位変換　86
体液管理　95
体温測定　161
体温調節　230
体温調節反応　230
体温の急激な上昇　211
体温モニター　160
体血管抵抗（SVR）　136
代謝異常　213

代謝性・変性骨疾患　197
体性痛　99,225
大腿静脈　119
体動時痛　226
大動脈弁逆流症（AR）　179
大動脈弁狭窄症（AS）　179
大動脈弁閉鎖ノッチ　144
タイプアンドスクリーン　185
大量出血　69
大量輸血療法　71
多剤耐性菌　90
脱水　253
脱分極性筋弛緩薬　34,36,214
多発性硬化症　200
単収縮刺激　215
弾性ストッキング　270

【ち】
チアノーゼ　245
チオバルビツレート　27
致死性不整脈　46
窒息　205
遅発性気胸　120
中心静脈圧（CVP）　135
中心静脈カテーテル　116,118
中心静脈酸素飽和度（ScvO$_2$）　138
中心静脈穿刺部位　118
中枢神経障害　213
中枢・末梢神経系の術前評価　199
腸管穿孔　252
長期臥床の弊害　86
長期ステロイド投与　63
腸球菌　90
聴診　180
調整換気モード　74
調節換気（CMV）　130
治療的体位管理　83
治療的ドレナージ　106
鎮静　27
鎮静時の興奮　209
鎮静薬使用の実際　31
鎮静レベル　157
鎮痛　11
鎮痛法　100
鎮痛薬　226
鎮痛薬使用の実際　28

【て】
手洗い　92
低栄養　257
低カリウム血症　156
低換気　246
低血圧　249
低酸素　152
低酸素血症　165,245,248,264
低体温　230,257
低体温予防　93
低ナトリウム血症　232,241
低流量システム　80
電解質異常　232

てんかん　200
伝達麻酔　237
転倒　277

【と】
頭高位　246
橈骨神経障害　237
洞徐脈　249
洞頻脈　249
透析　186
疼痛　248
疼痛管理　98,253
疼痛の鑑別　224
疼痛の評価　225
糖尿病　156,186
洞不全症候群　250
頭部ドレーン　110
動脈圧心拍出量（APCO）　139
動脈圧測定装置　139
動脈血ガス分析　154,165
動脈穿刺　120
毒物と劇薬の違い　21
ドパミン受容体拮抗薬　241
トラキライト　207
トリガー　73,74
トルソー徴候　220
ドレーン　90,107
ドレナージ　106

【な・に】
内関　229
内頸静脈　119
内臓痛　99,225
内分泌系の術前評価　186
ナトリウムの欠乏量　234
二次ガス効果　23
日没現象　273
入院期間　91
入院日数　247
乳酸値　178
尿道カテーテル　114
尿道カテーテル関連感染　255
尿量過多　156
尿路感染症　254
認識障害　272
妊娠患者　205
認知機能の障害　102
認知症　102,203,273,275

【ね・の】
ネーザルハイフロー　76,77
熱希釈法　136
捻髪音　167
脳圧管理　110
脳血栓症　199
脳梗塞　199,213,236
脳室ドレナージ　110
脳出血　236
脳槽ドレナージ　110
脳塞栓症　199

濃度効果　23

【は】

パーキンソン病　202,241
パーセント肺活量（％VC）　165
バイアグラ　61
排液・ドレーン管理　106
肺炎　169,244,246,256
肺気腫　169
肺血管抵抗（PVR）　136
敗血症　241,249,256
敗血症性脳症　241
肺高血圧症　264
肺線維症　170
肺塞栓症　262
排痰　84
肺動脈圧（PAP）　136
肺動脈カテーテル　116,121
肺動脈楔入圧　116,136
梅毒　188
肺の圧外傷（バロトラウマ）　152
パイピング圧　127
ハイポボレミー　144
廃用症候群　87
バクテリアルトランスロケーション
　　　　　　　　　　　　95,97
パジェット病　197
橋本病　187
バセドウ病　187
抜管後呼吸困難　216,217
鼻カニュラ　80
鼻茸　168
馬尾症候群　236
ハフィング　84
バランス麻酔　20
針刺し事故　189,190
パルスオキシメーター　150,154
ハロゲン化麻酔薬　11
バロトラウマ　152
反回神経麻痺　217,222,245
半閉鎖式ドレナージ　106,107

【ひ】

ビジレオモニター　139
非脱分極性筋弛緩薬　34,35,214
ビタミン剤　60,61
ヒト免疫不全ウイルス（HIV）　189
避妊薬　61
非バルビタール剤　31
皮膚表面接着剤　93
非麻薬性鎮痛剤　30
肥満　170,244
披裂軟骨脱臼　223
ピンインデックスシステム　127
貧血　182
頻拍性不整脈　38
頻脈　245,264

【ふ】

ファイン　クラックル　167

フィジカルアセスメント　14
不穏　102
腹腔ドレーン　113
腹式呼吸　85
腹膜刺激症状　253
不整脈　38,121,148,245,249
不眠症　275
ブルガダ症候群　174
フルストマック　205
ブレイクドレーン　107
プレチスモグラフ　150
フロートリガー　74
フロートレックセンター　139

【へ】

平均血圧　143
平均赤血球容積（MCV）　182
閉鎖式ドレナージ　106,107
閉塞性睡眠時無呼吸症候群　244
βブロッカー　57
ヘパリン　268
ヘモグロビン（Hb）値　178
弁疾患　179
ベンゾジアゼピン拮抗薬　32
ベンゾジアゼピン系睡眠薬　277
ベンチュリマスク　80
扁桃肥大　244
片麻痺　236
ペンローズドレーン　107

【ほ】

縫合不全　258,260
包接　35
ボーア効果　219
ボーン・ウィリアムズ分類　39
補助換気（PTV）　75,130,131
ポストテクニックカウント（PTC）
　刺激　215
発作性上室頻拍　250
ポビドンヨード製剤　92

【ま】

麻酔ガス濃度　154
麻酔器　126
麻酔深度　11
麻酔性鎮痛薬　61
麻酔導入　22
麻酔導入時のトラブル　204
麻酔薬　20
麻酔薬の保管　21
末梢循環不全　155
末梢静脈カテーテル　116,118
末梢神経刺激装置　215
末梢神経障害　237
麻痺性イレウス　87,252
麻薬　213
麻薬系鎮痛剤　28
マランパチ分類　204
マルファン症候群　195
マンシェット　144

慢性呼吸不全　170
慢性副鼻腔炎　168
慢性閉塞性肺疾患（COPD）
　　　　　　　　　　164,246

【み・む】

水中毒　156
未分画ヘパリン　266,271
脈圧　143
脈拍　180
無気肺　82,87,169,246

【め・も】

目薬　61
滅菌シート　123
滅菌手袋　92
メッツ（METs）　10
妄想　274
モニタリング　12

【や・ゆ】

薬剤過量投与　212
輸液　64,253
輸液過剰　248
輸血　68,182
癒着性イレウス　252

【よ】

抑うつ　102
余剰ガス排出装置　128
予防的抗菌薬投与　92
予防的体位管理　83
予防的ドレナージ　106
四連（TOF）刺激　215

【ら・り】

ラテックス　210
ラテックスアレルギー　192
ラテックスフルーツ症候群　193
ラリンジアルマスク　205,222
リザーバシステム　81
離床　88,253
利尿薬　61
流量計　128
量規定式（VCV）　74
緑膿菌　90
輪状軟骨圧迫（クリコイドプレッ
　シャー）　206

【れ・ろ】

連続体温測定　160
連続的心拍出量（CCO）　138
漏斗胸　195
ロンカイ　167

▶薬剤索引

【あ】

亜酸化窒素　24
アスペノン®　39,46
アデホス®　39,41,44
アドレナリン　48,51
アトロピン　39
アナペイン®　20
アネキセート®　32
アプリンジン　46
アミオダロン　46
アミサリン®　39,41,44,45
アミノフィリン　210,211
アムコラル®　52
アムリノン　52
アルチバ®　26,28
アレビアチン®　45
アンカロン®　39,46
アンチレクス®　41,44
イソゾール®　28,31
イソフルラン　20,24,128,210
イソプレナリン　40
イノバン®　48,50
インデラル®　39,41,42,43,55,58
エスモロール　40,43,58
エスラックス®　35
エチレフリン　50
エドロホニウム　41,44
エピネフリン　51
エフェドリン　49
エプタゾシン　26,30
エホチール®　50
オノアクト®　39,40,42,55,57
オピスタン®　30
オルプリノン　53

【か】

カルトニック®　52
カルペリチド　59
カルボカイン®　20
キシロカイン®　20,39,42,45
グラクティブ®　62
ケタミン　28,32
ケタラール®　28,32
コアテック®　53
コカイン　20
コルチゾール　187

【さ】

サイレース®　28,32
サムスカ®　234
サルタノール®　210,211
サンリズム®　39,45
ジアゼパム　28,32,208
ジギラノゲンC®　39,44
シグマート®　58
ジゴキシン　44
ジゴシン®　39,44

ジソピラミド　42,44,45
シタグリプチン　62
シベノール®　39,46
シベンゾリン　46
ジャヌビア®　62
笑気　24
硝酸イソソルビド　55,57
ジルチアゼム　41,44,56
シンビット®　39
スープレン®　20,25
スガマデクスナトリウム　37
スキサメトニウム　36,214
セダペイン®　26,30
セボフルラン　20,24,128,154,210
セボフレン®　24
セルシン®　28,32,208
ソセゴン®　26,30,208
ソル・メドロール　210,211

【た】

タンボコール®　39,45
チアミラール　28,31
チオバルビツレート　27,31
チオペンタール　20,28,31
ディプリバン®　20,28,31
デクスメデトミジン　27,28
デスフルラン　11,20,24,25,128,154
デスラノシド　44
テトカイン　20
ドパミン　48,50
ドブタミン　50
ドブトレックス®　48,50
トルバプタン　234
ドルミカム®　20,28,32,208
ドロペリドール　28
ドロレプタン®　28

【な】

ナロキソン®　31
ニカルジピン　56
ニコランジル　58
ニトロール®　57
ニトログリセリン　55,56
ネオシネジン®　51
ネオスチグミン　36
ネオフィリン®　210,211
ノルアドレナリン　48,52,211,249
ノルエピネフリン　52

【は】

ハロタン　20
ハンプ®　55,59
ピルジカイニド　45
フィズリン®　234
フェニトイン®　39,45
フェニレフリン　51,249
フェンタニル　26,30,208
フォーレン®　20,24
ブピバカイン　20
ブプレノルフィン　26,30

ブリディオン®　37
フルニトラゼパム　28,32
フルマゼニル　32
フレカイニド　45
プレセデックス®　33
ブレビブロック®　39,40,43,55,58
フローセン®　20
プロカイン　20
プロカインアミド　41,44,45
プロスタグランジン　58
プロスタンディン®　55,58
プロタノール®　40
プロプラノロール　41,42,43,58
プロポフォール　20,27,28,31
ベクロニウム　36
ペチジン　30
ペチロルファン®　30
ベラパミル　41,43
ペルジピン®　55,56
ヘルベッサー®　39,41,44,55,56
ペンタジン®　26,30
ペンタゾシン　26,208
ボスミン®　48,51,211
ポプスカイン®　20
ホリゾン®　32,208

【ま】

マーカイン®　20
マスキュラックス®　36
ミダゾラム　20,27,28,32,208
ミリスロール®　55,56
ミルリーラ®　52
ミルリノン　52
メキシチール®　39,45
メキシレチン　45
メチルプレドニゾロン　187,218
メピバカイン　20
モザバプタン塩酸塩　234
モルヒネ塩酸塩　26,30

【ら】

ラボナール®　20,28,31
ランジオロール　40,42,57
リスモダンP®　39,42,44,45
リドカイン　20,42,45
レバロルファン　30
レペタン®　26,30
レボブピバカイン　20
レミフェンタニル　11,26,29,231
レラキシン®　36
ロクロニウム　35,193,214
ロピバカイン　20
ロヒプノール®　28,32

【わ】

ワゴスチグミン®　36
ワソラン®　39,41,43
ワルファリン　61,62,268,271